Leben
LERNEN
Klett-Cotta

Zu diesem Buch

Erlebnisorientierte Interventionen, Körper- und Gefühlsübungen eröffnen gute Möglichkeiten für Paare, im geschützten Raum der Therapie oder Beratung neue Erfahrungen zu machen: über sich selbst, über den Partner, über die Qualität der Partnerschaft. Wo verbale Auseinandersetzungen nicht weiterführen, weil sie meist nur alte Positionen verfestigen, helfen Übungen, die alle Sinneskanäle einbeziehen, auf sprachlichen Austausch aber zunächst weitgehend verzichten. Der erfahrene systemische Therapeut Roland Weber hat einen Fundus an erlebnisintensiven Interventionen und Übungen zusammengetragen, abgewandelt bzw. neu entwickelt, die bereits in der ersten Therapie- oder Beratungsstunde neue Sichtweisen eröffnen können.

Das Buch bietet nicht nur eine Vielzahl an praktischen Interventionsmöglichkeiten für Paartherapeuten und Familienberater, sondern bettet diese in ein systemisches Konzept ein und veranschaulicht das Vorgehen anhand zahlreicher Fallbeispiele.

Die Reihe »Leben Lernen« stellt auf wissenschaftlicher Grundlage Ansätze und Erfahrungen moderner Psychotherapien und Beratungsformen vor; sie wendet sich an die Fachleute aus den helfenden Berufen, an psychologisch Interessierte und an alle nach Lösung ihrer Probleme Suchenden.

Alle Bücher aus der Reihe »Leben Lernen« finden sich unter
www.klett-cotta.de/lebenlernen

Roland Weber

Paare in Therapie

Erlebnisintensive Methoden und Übungen

Klett-Cotta

Leben Lernen 191

Klett-Cotta
www.klett-cotta.de

Printed in Germany
Umschlag: Roland Sazinger
Unter Verwendung eines Fotos von © Thomas Francois/fotolia.com
Gesetzt aus der Minion von PC-Print, München
Illustrationen im Innenteil: Bild 1 bis 15: Thomas Di Paolo
Gedruckt und gebunden von Esser printSolutions GmbH, Bretten
ISBN 978-3-608-89151-5

Vierte Auflage, 2020

Bibliografische Information der Deutschen Nationalbibliothek
Die Deutsche Nationalbibliothek verzeichnet diese Publikation in der Deutschen Nationalbibliografie; detaillierte bibliografische Daten sind im Internet über <http://dnb.d-nb.de> abrufbar.

Inhalt

Vorwort

Seit über 20 Jahren arbeite ich therapeutisch mit Paaren. Die meisten von ihnen waren mit der Therapie zufrieden, und viele konnten ihre Probleme lösen und wieder besser miteinander zusammenleben. Einige haben sich auch getrennt, und das in einem guten Sinn.

Sowohl in den Abschlussgesprächen mit diesen Paaren als auch in den von diesen am Ende der Therapie ausgefüllten Fragebögen kam immer wieder sehr deutlich heraus, dass sich diese Paare gerade auch von den spielerischen und nonverbalen Übungen und Interventionen angesprochen fühlten, die ihnen in der Therapie angeboten worden waren. Was wirklich hängen blieb, waren meist Bilder, Metaphern und Übungen. Diese wirkten oft auch noch nach dem Abschluss der Therapie nach, was in den Nachgesprächen oder Wiederaufnahmen der Therapie deutlich wurde. Offensichtlich haben gerade die Aktivierung innerer Bilder und kinästhetischer Prozesse sowie das gemeinsame emotionale Tun und Erleben eine viel stärkere Wirkung hinterlassen als so manch andere Intervention oder auch klug gemeinte Anweisung an die Paare.

Diese Erfahrung hat letztlich den Anstoß gegeben, die von mir im Rahmen von Paartherapien verwendeten Übungen und Methoden zu einem praxisorientierten Buch zusammenzustellen. Ich hoffe, dass ich damit den einen oder anderen Paartherapeuten dafür gewinnen kann, sein methodisches Repertoire zu erweitern.

Denken, Fühlen und Handeln sind im Sinn der modernen Hirnforschung untrennbar miteinander verknüpft. Ein systemischer mehrperspektivischer Umgang, der diese Aspekte verbindet, mit unseren Klienten wie mit uns selbst kann heute eigentlich nicht mehr Gegenstand von Kontroversen sein. Die moderne Hirnforschung besagt zudem, dass etwa 20 % aller Informationen über das Bewusstsein, die anderen 80 % also über das Vor- und Unbewusste laufen.

Angesichts dieser Ausgangslage stellt sich die Frage, ob wir unsere therapeutische Wirksamkeit nicht verbessern können, wenn wir neben kognitionsgeleiteten und edukativen Interventionen stärker als bisher auch metaphorische, imaginative, affektive und bewegungs- und körperbezogene Interventionen einsetzen und dadurch implizite und unbewusste Lernprozesse anregen, die wiederum eine stärkere prozessuale Aktivierung und Ressourcenaktivierung beim Klienten hervorrufen. Es ist eine Binsenweisheit, dass man Probleme besser bewältigt, wenn man nicht durch einengende Bilder blockiert ist und wenn man an seine Fähigkeiten glaubt.

Nicht nur im Klienten, sondern auch in seinen Beziehungen zum Partner liegen wichtige Selbstheilungskräfte, die es zu aktivieren gilt.

Um sowohl die emotionalen Ressourcen von Paaren als auch die individuellen Erlebnis- und Erfahrungsmöglichkeiten der Partner zu fördern, plädiere ich für eine Integration systemischer und erlebnisintensiver Vorgehenswesen. Ein besonderes Augenmerk wird dabei auf die Aktivierung innerer Bilder und kinästhetischer Prozesse gelegt sowie auf das Nutzen von Raum und Zeit. Erlebnisintensive Interventionen sind nicht nur geeignet, Veränderungsprozesse bei Klienten zu fördern, sondern tragen auch entscheidend zur Psychohygiene von uns Therapeuten bei.

Wichtige Impulse zu dem hier vorgestellten integrativen paar- und familientherapeutischen Ansatz verdanke ich meiner familientherapeutischen Ausbildung Ende der Siebziger- und Anfang der Achtziger-Jahre, die schwerpunktmäßig an der wachstumsorientierten und strukturellen Familientherapie von V. Satir und S. Minuchin orientiert war. Dadurch verfügte ich von Beginn meiner therapeutischen Tätigkeit an über einen breiten Fundus erlebnisaktivierender Methoden und Techniken.

In den Neunziger-Jahren habe ich weitere wertvolle Impulse durch die moderne Hypnotherapie Erikson'scher Prägung, das NLP, die Gestalttherapie und das Psychodrama erfahren und mein Vorgehen um hypnotische, imaginative und metaphorische Methoden und Übungen erweitert.

Erlebnisintensive Vorgehensweisen sind kein Selbstzweck, sondern erfordern von uns einen sowohl ernsthaften wie spielerischen Umgang mit diesen. Vielleicht gelingt uns dies am ehesten, wenn wir einen Zugang zu unserem inneren Kind herstellen können. Erickson meinte, Erwachsene sind nur groß gewordene Kinder. Als Therapeut Kontakt zu seinem inneren Kind herzustellen und darüber auch zu den inneren Kindern unserer Klienten, verstehe ich nicht im Sinne einer eigenen kindlichen Regression oder Infantilisierung erwachsener Klienten, sondern im Sinne bestimmter Qualitäten und Eigenschaften wie Neugierde, Freude an Überraschung, Mitgefühl, Phantasie, Spielfreude und aufrichtige Ernsthaftigkeit, wie sie für Kinder so typisch ist.

Die Anzahl erlebnisintensiver Interventionen ist außerordentlich groß. Die meisten mir bekannten erlebnisintensiven Verfahren und Techniken werden in der Einzeltherapie oder in der Gruppenbehandlung eingesetzt. Einige von diesen sind jedoch auch in der Paartherapie einsetzbar, was bisher kaum beschrieben ist. Dazu habe ich diese für die Paartherapie modifiziert. Andere wiederum habe ich speziell für die Paartherapie entwickelt.

In den ersten beiden Kapiteln konzentriere ich mich auf die theoretischen Grundlagen meines paartherapeutischen Ansatzes. Angesichts der Vielzahl theoretischer Veröffentlichungen zur Paartherapie (Willi, 2002; Welter-Enderlin, 1996; Revenstorf, 1999; Jellouschek, 2002; Retzer, 2004; Gottmann & Silver, 2000; Wirsching & Scheib, 2002) beschränke ich mich auf einige wenige grundsätzliche Überlegungen, die ich für das Verständnis meines Vorgehens für wichtig erachte. Zum einen stelle ich ein zirkuläres Mehrebenenmodell der Paarbeziehung vor, zum anderen gehe ich auf die wichtigsten Elemente erlebnisintensiven Vorgehens ein. Damit möchte ich auch deutlich machen, dass die Auswahl und der Einsatz erlebnisintensiver Methoden und Übungen keine reine »Bauchgeschichte« ist, sondern Mittel zum Zweck ist und Einleitung, Durchführung und Abschluss einer prozessualen Logik folgt.

Im dritten Kapitel stelle ich eine Reihe von Kurzinterventionen vor, die entweder zu Beginn einer Paartherapie eingesetzt werden können oder um einen Medienwechsel zu erreichen sowie als erlebnisintensiver Einstieg in ein Thema. Es umfasst die ausführliche Darstellung von 18 kurztherapeutischen Interventionen zu wesentlichen Themen und Beziehungskonstellationen von Paaren.

Das vierte Kapitel umfasst eine Reihe weiterführender, erlebnisorientierter Verfahren, bei denen Raum und Zeit in besonderer Weise therapeutisch genutzt werden. Hierzu zählt der Einsatz von Paarskulpturen, die Time-Line-Arbeit mit Paaren und die Teilearbeit mit Paaren. Jedes dieser Verfahren wird in einem ausführlichen Kapitel beschrieben. Nach der Vorstellung des theoretischen Hintergrundes wird der Ablauf detailliert erklärt und verschiedene Anwendungsmöglichkeiten präsentiert. Außerdem wird auf die Rolle des Therapeuten eingegangen, die er bei diesen Verfahren hat. Fallbeispiele und Abbildungen veranschaulichen das Ganze. Sämtliche vorgestellte Fallbeispiele stammen aus meiner Tätigkeit an einer Beratungsstelle und aus meiner privaten Praxis.

In einem kurzen Nachwort ziehe ich einige Schlussfolgerungen für die Ausbildung von Paartherapeuten.

Dieses Buch wendet sich an alle Berufsgruppen, die bereits mit Paaren arbeiten und unabhängig von ihrer Orientierung gerne ihr therapeutisches Repertoire erweitern möchten. Für Neueinsteiger bieten die vorgestellten Interventionen eine Möglichkeit, bereits von Anfang an mit diesem Handwerkszeug zu arbeiten. Mein Ansatz stellt andere systemische, verhaltenstherapeutische und tiefenpsychologisch fundierte Vorgehensweisen in keiner Weise in Frage, sondern versteht sich als Ergänzung und Erweiterung. Ich verstehe ihn darüber hinaus auch als einen Beitrag zu einer integrativen systemischen Psychotherapie.

Roland Weber, im Januar 2006

Vorwort zur 3. Auflage

Die jetzt vorliegende dritte Ausgabe wurde überarbeitet und durch ein neues Kapitel ergänzt. Letzteres reflektiert meine aktuelle Entwicklung im Bereich paartherapeutischer Methoden und Techniken. Sie sind unter dem Begriff „Beobachterräume schaffen" zusammengefasst und basieren auf dem Vorgang der dissoziativen Distanzierung. Hierbei kommen verschiedenen Techniken zum Einsatz, die jedoch alle dasselbe Ziel verfolgen: Die Partner treten einen Schritt zurück, nehmen eine Beobachterposition ein, distanzieren sich emotional vom unmittelbaren Erleben und sind dann besser in der Lage, sowohl ihr eigenes Verhalten und Erleben als auch das ihres Partners reflektieren und neu betrachten zu können. Dissoziative Techniken eignen sich besonders gut für die Klärung und Veränderung von Teufelskreisen und deren biografischen Hintergründe, für das schrittweise Erarbeiten von Lösungsverhalten sowie zur Bearbeitung problem- und schambelasteter Themen, die ein indirektes Vorgehen nahelegen, durch das sich die Partner dem Thema schrittweise annähern können. Im 3. Kapitel wurden einige Übungen neu aufgenommen, andere besser systematisiert.

Roland Weber, im September 2013

I. Kapitel

Einleitung

1. Ein Fallbeispiel

Die Ehefrau rief an, um einen Termin für sich und ihren Mann zu vereinbaren. Die Empfehlung hatte sie von ihrer Einzeltherapeutin bekommen, die sie wegen Panikattacken aufgrund einer schweren körperlichen Erkrankung konsultiert hatte.

Beide kamen bereitwillig zum Erstgespräch. Schnell entfachte sich ein heftiger Streit zwischen den beiden. Sie klagte darüber, dass sie sich von ihrem Mann nicht wahrgenommen und dadurch nicht ernst genommen fühle. Er beklagte, dass er dauernd von ihr angegriffen und für alles, was schief läuft, verantwortlich gemacht werde. Sie dagegen betonte, dass sie ihn nur deshalb kritisiere, weil er nie auf ihre Anliegen eingehe und sie jahrelang um jede kleine Veränderung habe kämpfen müssen. Schließlich bezeichnet sie ihn als Egoisten, der sich auf ihre Kosten durchsetze. Der Ehemann wiederum warf nun ihr vor, dass sie in allem übertreibe und aus jeder Mücke einen Elefanten mache und damit die Beziehung schlechtrede.

Die permanenten Brandherde waren Ordnung, Erziehung der Kinder, Absprachen und Sexualität.

Nach der Paargeschichte gefragt, berichtet die Ehefrau, dass sie und ihr Mann sehr ungleich in die Beziehung gestartet seien: er um vieles älter als sie, beruflich erfolgreich, geschieden, Künstlertyp; sie jung und gerade mal am Anfang ihres Berufslebens und der gewissenhafte Typ. Trotz dieser Unterschiede sei die Beziehung am Anfang sehr intensiv gewesen, – intensiver als alles, was beide zuvor an Beziehung erlebt hatten.

Aufgrund des Altersunterschiedes und der dominanten Art ihres Mannes seien die Rollen klar verteilt gewesen: er habe bestimmt und sie habe sich ihm angepasst, womit sie lange Zeit kein Problem hatte. Mit den Kindern hätten dann die Probleme begonnen. Das erste Kind kam früher als geplant, wodurch die Ehefrau ihre kaum begonnene Berufstätigkeit unterbrechen musste. Baldmöglichst versuchte sie ihre Berufstätigkeit wieder aufzunehmen, wurde jedoch von ihrem Mann nicht genügend entlastet. Mit dem 2. Kind fühlte sie sich überfordert und wurde depressiv. Später kam noch eine Lungenerkrankung dazu, die sie erneut aus ihrer Berufstätigkeit warf. Seit einigen Jahren versuche sie sich mehr durchzusetzen, stoße aber bei ihrem Mann auf Granit. Seither habe sich die Beziehung verschlechtert. Unter solchen Voraussetzungen könne sie mit ihrem Mann keinen Sex haben, was er ihr wiederum schwer anlaste.

In ihrem Elternhaus waren die Machtverhältnisse klar. Der Vater traf alle wichtigen Entscheidungen, die Mutter war finanziell von ihm abhängig und durfte für sich nichts fordern. Sie wollte nie in die Situation ihrer Mutter kommen, hat aber nicht gelernt, ihre Wünsche durchzusetzen. Er kommt aus einem Elternhaus mit einem gewissen Habitus. Vor dem Vater hatte er Angst. Sich auseinanderzusetzen hat er nie gelernt. Aber er hat früh verstanden, wie man sich durch die sanfte Kunst des Ignorierens letztlich doch durchsetzt.

Die Paartherapie kann in diesem Fallbeispiel auf vielen Ebenen ansetzen. Im Bereich der Kommunikation ginge es darum, wie beide ihr gewohntes Kommunikationsmuster – er sein Sich-Verteidigen und sie ihr Attackieren einschließlich der dazugehörigen Gesten – begrenzen lernen können. Auf der praktischen alltäglichen Ebene wünscht sich die Ehefrau deutlich mehr Erleichterung und Verbindlichkeit. Käme der Ehemann diesem Anliegen nach, entstünde auch wieder mehr Emotionalität zwischen Ehemann und Ehefrau. Da beide im Laufe ihrer Paargeschichte viele Verletzungen erlebt haben, würde man sich auch damit beschäftigen müssen. Auf der Ebene der Passung geht es darum, dass sich beide ihrer zentralen Beziehungswünsche und deren Realisierbarkeit bewusst werden.

Bezüglich der individuellen Entwicklung könnte es darum gehen, das erlernte Muster der Beziehungsgestaltung zu überwinden, was nicht leicht wäre. Könnte der Ehemann es wagen, seine Frau mehr als eigenständige Person wahrzunehmen und ihr mit mehr Verbindlichkeit entgegenzutreten, ohne Angst zu haben, dadurch seine Freiheit und Unabhängigkeit zu verlieren? Und könnte seine Ehefrau auf ihre Anklagen verzichten und sich ganz in der Beziehung fallen lassen, ohne befürchten zu müssen, übergangen zu werden und unterzugehen, so wie es ihrer Mutter erging? Wenn beide persönliches Wachstum und Entwicklung als wichtiger ansehen könnten als die vertraute Sicherheit, könnten die Gegensätzlichkeit der beiden und ihr Leiden daran einen Sinn haben und eine Herausforderung zum Wachstum darstellen.

2. Theoretischer Rahmen

Um sowohl der Komplexität eines Paarsystems annähernd gerecht zu werden als auch um die Möglichkeiten des therapeutischen Vorgehens zu ordnen, empfiehlt sich die Verwendung eines mehrdimensionalen, zirkulären Therapiemodells (Jellouschek, 2005; Revenstorf, 1999; Welter-Enderlin, 2002), in dem folgende Ebenen unterschieden werden können:

- *Die Interaktionsebene*

Diese kann auf drei Ebenen beobachtet werden: auf der Handlungsebene, auf der nonverbalen Ebene und anhand verbaler Mitteilungen. Kommunikation zwischen Partnern wird im sozial-konstruktivistischen Modell als eine Kokonstruktion oder Koaktion verstanden. Sie kann auf zwei Ebenen beobachtet werden: einmal auf der nonverbalen Ebene, die den Ausdruck in Mimik, Stimme und Körperhaltung umfasst, zum anderen anhand der verbalen Mitteilungen. Da jede sprachliche Äußerung auch einen nonverbalen, körperlichen Ausdruck hat, spielt diese Ebene eine wichtige Rolle in der Paartherapie. Kommunikation schließt also multiple Kommunikationskanäle, Wechselwirkungen der verbalen und nonverbalen Ebene wie auch Metakommunikation ein. Durch Metakommunikation evaluieren die Partner ihre Kommunikation in einem reflexiven Prozess, in dem sie darüber reflektieren, wie sie ihre Kommunikation erlebt haben oder zukünftig führen wollen. Kommunikation umfasst nicht nur die Kommunikation mit dem Partner, sondern auch innere Dialoge wie Selbstgespräche, Träume und Schreiben. Das Erleben der Partner ist deshalb nicht nur von der äußeren Kommunikation abhängig, sondern auch davon, welche inneren Dialoge diese hervorrufen.

Die Handlungsebene wiederum umfasst alle Handlungen, die die Partner in den Zusammenhang ihrer Beziehung stellen: Geschenk mitbringen, dem anderen einen Gefallen tun, Sexualität, alltägliche Abläufe sowie die Arbeitsteilung zwischen den Partnern. Dabei geht es nicht nur darum, wer was macht oder nicht macht, sondern wie beide ihren Alltag erleben: Ob sie die Verteilung der Aufgaben als annähernd gerecht oder ungerecht empfinden, ob einer mehr investiert als der andere und wer sich wie gegen den anderen durchsetzt. Daraus können sich entsprechende Schieflagen zwischen den Partnern entwickeln, die wiederum die Beziehung erheblich belasten können (Jellouschek, 2005).

Kommunikations- und Handlungsebene beruhen auf einer gegenseitigen Entsprechung von Interessen und Werten und sind oft symmetrisch. Hingegen ist das Verhältnis hinsichtlich der tiefer liegenden Bedürfnisse der Partner oft komplementär.

- *Die Ebene der Paargeschichte*

Durch wiederholte Kommunikation und Interaktion schaffen die Partner eine gemeinsame Paargeschichte und werden damit zu Kokonstrukteuren ihrer Paarbeziehung, die sich durch einen ständig im Fluss befindlichen Beziehungsprozess weiterentwickelt. Die Entwicklung des Paarsystems von seinen Anfängen bis in die aktuelle Gegenwart des Paares kann anhand verschiedener Phasen beschrieben werden. Nach Bader und Pearson (1988) handelt es sich im Wesentlichen um drei Phasen der Paarentwicklung: eine Phase der Symbiose, auf die eine Phase der Differenzierung folgt, und schließlich eine Phase der Konsolidierung beziehungsweise inneren Festigung. In der symbiotischen Phase der Verliebtheit wird von den Partnern der Grad der Gemeinsamkeiten häufig überschätzt und die Unterschiede werden ignoriert. Danach folgt eine Phase der Enttäuschung, die nicht unbedingt zeitgleich einsetzt und die den Übergang in die Differenzierung ankündigt. Dies führt in aller Regel zu heftigen Auseinandersetzungen und Verletzungen. Kommt es darüber nicht zu einer Trennung der Partner, erreichen beide eine einvernehmlich geklärte, konsolidierte Form ihrer Partnerschaft. Die Geschichte eines Paares kann unter verschiedenen Gesichtspunkten betrachtet werden: Verliebtheit und Zauber des Anfangs, Schwellensituationen und Übergänge, Sicherheits -und Wachstumszyklen (Schnarch, 2004), Verletzungen und Schieflagen (Jellouschek, 2005).

- *Die Ebene der Passung*

Diese beinhaltet die kognitiven, affektiven und körperlichen Prozesse sowie die zentralen partnerschaftlichen Beziehungswünsche, die die

Partner bewusst und unbewusst aneinander haben. Diese reichen vom einfachen Wunsch bis hin zu umfangreichen Ansprüchen und komplizierten Liebesbedingungen (Stiemerling, 2002). Allerdings lässt sich Liebe nicht erzwingen. Allein schon dieser Tatbestand löst in Partnerschaften eine Menge Konfliktstoff aus. Dazu kommen weitere: seelische Leerstellen auf Seiten eines oder beider Partner, aus der Norm fallende Bedürfnisse, unerfüllbare Wünsche. Der häufigste Verstoß gegen das Realitätsprinzip liegt in der Überschätzung der Änderungsmöglichkeiten des anderen. Wer zudem mehr liebt oder geliebt werden möchte, ist immer in der benachteiligten Position, weil seine Abhängigkeit vom Partner einfach größer ist. Auf der anderen Seite können wichtige partnerbezogene Bedürfnisse verdrängt werden, wodurch sie der Beziehung fehlen und der Partner selber von einer wichtigen Energiequelle abgeschnitten ist. Viele Beziehungen leiden auch daran, dass der eine nicht offen und deutlich ausspricht, was er wann und wie viel davon vom anderen möchte. Ein weiterer Konfliktstoff ergibt sich aus den Unterschieden im Dringlichkeitsgrad und dem Anspruchsniveau der Bedürfnisse.

Während Interessen auf Übereinstimmung basieren, herrscht auf der Ebene der zentralen Beziehungswünsche häufig eine komplementäre Ausgangslage vor, sodass sich diese ergänzen. Der hilflose Partner braucht den Helfer, der zum Helfen Motivierte den Hilflosen. Der Passive braucht den Aktiven und umgekehrt. Der Anlehnungsbedürftige braucht den Führenden. Wer bereit ist, zu bewundern und zu bestätigen, sucht den Bewunderungsbedürftigen, wer auf Bestätigung angewiesen ist, braucht den Bewundernden. Im Lauf der Zeit kann es dann neben den zwangsläufig einsetzenden Enttäuschungen zu einer starren Komplementarität kommen. Entwickelt einer den Partner dann neue Wünsche, kommt es zum Konflikt, und der alte Beziehungskontrakt (Sager, 1976) muss neu verhandelt werden.

Mit entscheidend für das Ausmaß des Konflikts ist der Umstand, wie die Partner mit der Nichterfüllung ihrer an den anderen gerichteten Bedürfnisse umgehen. Je nach erfolgter Attribuierung sind die Konsequenzen für die Partnerschaft unterschiedlich. Sie reichen von einem flapsigen Achselzucken, konstruktiver Auseinandersetzung über Einschnappen und »Rabattmarken sammeln« bis zur offenen Aggression, Rache, Maximierung von Wiedergutmachungsansprüchen, Rückzug und zu einer inneren Aufkündigung der Partnerschaft.

Diese verschiedenen Ebenen kann man nun anhand eines Schichten- oder Zwiebelschalenmodells ordnen: Kommunikation, Gesten und Handlungen bilden die äußeren Schichten oder Schalen. Danach folgen die inneren Schichten psychischer Vorgänge: Kognitive, affektive und intentionale Prozesse im Zusammenhang mit den an den Partner gerichteten Bedürfnissen. Diese weisen meist auf einen Zusammenhang mit der individuellen Lebensgeschichte der Partner und den damit zusammenhängenden Lebensthemen (Welter-Enderlin, 2002; Jellouschek, 2005) hin. Als zeitliche Dimension stellt die Paargeschichte die Verbindung zwischen der Vergangenheit, Gegenwart und Zukunft des Paares dar.

Die Frage, auf welcher Ebene man am besten die Therapie beginnt, ist bisher nicht systematisch geklärt (Revenstorf, 1999). Jellouschek (2005) beispielsweise empfiehlt ein Vorgehen von außen nach innen. Oft hängt es von der fachlichen Ausrichtung des Therapeuten ab, auf welcher Ebene er interveniert. Je ganzheitlicher jedoch sein Vorgehen ist, umso größer ist die Chance, dass der therapeutische Prozess auf mehreren Ebenen gleichzeitig in Gang kommt. Hierfür bietet ein integratives, erlebnisintensives Vorgehen therapeutisch wirksame Voraussetzungen.

Interaktionsebene
- Handeln
- Verbale Kommunikation
- Nonverbaler Ausdruck
- Paraverbaler Ausdruck

Vertikale Ebene
- Paargeschichte
- Herkunftsfamilien
- Lebensthemen

Passungsebene
- Interessen
- Werte
- Kognitionen
- Attributionen
- Bedürfnisse
- Unbewusste Prozesse

Mehrdimensionales zirkuläres Modell der Paarbeziehung

II. Kapitel

Erlebnisintensives Vorgehen

1. Ziele

Ein wesentliches Ziel in der Paartherapie besteht darin, neue Erlebnis- und Erfahrungsmöglichkeiten zu schaffen. Erlebnisintensive Vorgehensweisen und Methoden eröffnen ein vielfältiges Spektrum von Zugangsweisen. Durch Interventionen auf der körperlichen, emotionalen und unbewussten Ebene können bestimmte Stimmungszustände in Gang gesetzt werden, die ihrerseits Veränderungen auf der kognitiven Ebene und im Verhalten nach sich ziehen.

Angesichts der häufig anzutreffenden verbalen Immunisierung der Partner sind dem Paartherapeuten auf der verbalen Ebene enge Grenzen gesetzt. Bei Paaren sind darüber hinaus Sackgassen des Verhaltens besonders dauerhaft, weil sich die Partner gegenseitig darin stabilisieren.

Erlebnisorientierte Verfahren erleichtern über das Erleben von Gefühlen und Bildern die Internalisierung von Veränderungen. Aus diesen Gründen ist es wichtig, von Anfang an das Gewicht darauf zu legen, dass die Partner in den Sitzungen selber neue Erfahrungs- und Erlebnismöglichkeiten machen können, die sie dann schrittweise in ihren Paaralltag integrieren können. Aus dem Erleben entsteht im Idealfall ein gefühltes Wissen, das dem gedachten überlegen ist.

Kanfer et al. (2000) weisen auf die Bedeutung der affektiv-gefühlsorientierten Methoden für folgende Bereiche hin:

- Zur Internalisierung von neuen Erfahrungen und zur Erweiterung des Bezugssystems
- Zur direkten Aktivierung und Veränderung der motorischen Verhaltensebene
- Zur Lenkung der Aufmerksamkeit auf neue Informationen
- Zur Ausschöpfung der ganzen Bandbreite des sensorisch-perzeptuellen Systems des Klienten

Nach Görlitz (2004) können mithilfe erlebnisintensiver Vorgehensweisen generell folgende Ziele angestrebt werden:

- Reduzierung des sprachlichen Übergewichts in der Therapiesituation
- Erleichterung des therapeutischen Zugangs zu den Emotionen der Partner
- Geringere Ansprüche an die Partner bezüglich intellektueller Differenziertheit
- Förderung von Lebendigkeit in der Therapiesituation
- Auflösung von Schulhaltungen wie Müssen und Sollen
- Förderung von Authentizität und Stimmigkeit der Partner
- Nutzung mehrerer Sinneskanäle
- Herstellen einer Verbindung von Kopf und Bauch
- Bessere Verankerung neuer Verhaltensweisen durch Nutzung verschiedener Erlebnisebenen

Nach den Ergebnissen der modernen Hirnforschung kann davon ausgegangen werden, dass erlebnisintensive Verfahren vorwiegend von der rechten Hirnhälfte verarbeitet werden, da diese mehr als die linke an der Vermittlung emotionaler und imaginativer Prozesse beteiligt ist. Durch die direkte Kommunikation mit der rechten Hirnhälfte werden darüber die unwillkürlichen Erlebnisprozesse beeinflusst.

Mithilfe erlebnisintensiver Verfahren spielt sich der therapeutische Prozess gleichzeitig auf zwei Ebenen ab: einer bewussten Ebene, auf der der Therapeut seine Anweisungen gibt und die Partner entsprechende Handlungen vollziehen, und auf einer assoziativen, persönlichen Ebene, auf der sich bei den Partnern eigene Querverbindungen und Bedeutungen herstellen, die dann in das Bewusstsein überschwappen und als gefühltes Wissen erlebt wird. Die Aufmerksamkeit wird dabei ähnlich wie bei der Trance nach innen und auf sich selbst gerichtet.

2. Willkürliche und unwillkürliche Erlebnisprozesse

Die moderne Psychologie definiert sich als Wissenschaft vom äußerlich sichtbaren Verhalten und inneren Erleben. Unter Erleben wird die Gesamtheit aller inneren, im Bewusstsein repräsentierten Vorgänge in der Person verstanden (Brockhaus, 2001). Hierbei sind alle psychischen Vorgänge wie Empfinden, Wahrnehmen, Denken, Vorstellen, Gedächtnis, Gefühle, Motive und psychische Vorgänge mit organischer Basis wie z. B. Schmerz und Schwindel eingeschlossen.

Aus systemischer Sicht wurde bis vor wenigen Jahren davon ausgegangen, dass individuelles Verhalten in erster Linie oder ausschließlich über den Beziehungskontext, in dem das Verhalten stattfindet, zu erklären sei. Die Theorie der Selbstorganisation lebender Systeme weist aber darauf hin, dass vor allem die innere Selbstorganisation des Individuums letztlich bestimmend für sein Erleben ist.

Für die Therapie folgt hieraus, Interventionen sowohl auf interaktioneller als auch auf intrapsychischer Ebene durchzuführen und dabei deren Wechselseitigkeit zu beachten.

Sowohl für die interaktionelle als auch die intrapsychische Ebene spielt die Aufmerksamkeitsfokussierung eine zentrale Rolle. Nach G. Schmidt (2000) kann diese als eine selbstorganisierte Form des assoziativen Zusammenfügens von sinnlichen Erlebniselementen beschrieben werden. So werden beispielsweise Zeitwahrnehmung, Erinnerungsfähigkeit, Körperwahrnehmung, Energiepegel, Zugang zu Ressourcen (Kaiser Rekkas, 1998), visuelle innere und äußere Bilder, auditive Elemente, innere und äußere Dialoge und Sinneseindrücke mit Verhalten, Bewertungen und Bedeutungen synchron verwoben. Derartige Verkoppelungen können als Muster bezeichnet werden. Erleben ist demnach das Ergebnis solcher auf willkürlicher und unwillkürlicher Ebene zusammengefügten Muster. Jede Wahrnehmung und jedes Erleben wird daher autonom von der Person durch ihre Aufmerksamkeitsausrichtung selektiv gestaltet.

Als Teil eines Erlebnismusters können die verschiedensten Elemente identifiziert werden. In Anlehnung an G. Schmidt haben sich für die praktische Arbeit mit Paaren folgende Ebenen bewährt:

- *Die interaktionelle Ebene*

Diese umfasst die Regeln zwischen den Partnern und deren Kommunikation und Verhalten: Wie ist Nähe und Distanz verteilt, wie werden Entscheidungen vollzogen, was wird kommuniziert und was nicht, was ist erlaubt und toleriert, wie wird mit Unterschieden umgegangen? Werden diese überbetont, bekämpft oder kleingeredet? Wie dürfen Grenzen nach außen und innen markiert werden?

- *Die Ebene der Außenwahrnehmungen*

Diese umfasst, wie andere Personen und Kontextfaktoren in Relation zur eigenen Person wahrgenommen und eingeschätzt werden: Fühle ich mich ähnlich attraktiv wie mein Partner? Oder weniger? Sehe ich gleiche Einflussmöglichkeiten innerhalb der Beziehung oder fühle ich mich dem Partner über- oder unterlegen? Nehme ich die Situation als eine ernsthafte Krise wahr oder als vorübergehende Unstimmigkeit?

- *Die innere Kommunikationsebene*

Diese umfasst die Beziehung der Partner zu sich selbst: Wie werden eigene Impulse wahrgenommen und bewertet? Welche inneren Teile melden sich zu einem bestimmten Thema, welche bleiben stumm? Wie treten die Partner in Dialog mit sich selbst? Wie alt fühlen sie sich: jünger, älter oder ihrem tatsächlichen Alter entsprechend? Welche Erinnerungen aus der Paargeschichte oder der Herkunftsfamilie werden fokussiert?

Die verschiedenen Ebenen und Elemente beeinflussen sich ständig wechselseitig. Werden einzelne Elemente eines Musters geändert, verändert dies auch das jeweilige Erlebnismuster. Auch zwischen den Partnern läuft ständig eine Vielzahl willkürlicher und unwillkürlicher Erlebnisprozesse ab. Was ein Partner als Wirklichkeit erlebt, ist Ergebnis seiner Wahrnehmungsausrichtung. Jedem Menschen steht eine Vielzahl von Erlebnismustern zur Verfügung. Davon sind viele in seinem unbewussten Erlebnisrepertoire gespeichert. Jeder Erlebnisprozess fokussiert selektiv auf bestimmte Wahrnehmungsmöglichkeiten: Man erlebt sich identisch mit diesen, man blendet andere aus oder sie treten in der eigenen Wahrnehmung an den Rand. Wer kennt nicht die Situation, dass die Partner ein und dasselbe Geschehen ganz unterschiedlich wahrnehmen und erinnern und vielleicht auch noch in seiner Bedeutung ganz unterschiedlich bewerten. Alles, was durch die jeweilige Wahrnehmungsausrichtung ausgeblendet oder »vergessen« wird, bleibt aber als Potential und Anknüpfungspunkt bestehen. Unter dem Gesichtspunkt der selektiven Fokussierung erscheinen Menschen als »multiple Persönlichkeiten«, bei denen die jeweils gerade gelebte und erlebte Persönlichkeit durch die Art der Aufmerksamkeitsfokussierung bestimmt ist. Auch Paare zeigen eine Vielzahl von Erlebnismustern und können daher analog auch als »multiple Paare« beschrieben werden. (G. Schmidt)

Der Zugang zum Erleben kann auch durch entsprechende sprachliche Formulierungen des Therapeuten angeregt und vertieft werden, wie sie hier zusammengefasst sind:

Fokussierungselement	Therapeutenformulierungen
Visuell	»Welches Bild passt dazu?« »Betrachten Sie es von mehreren Seiten!«
Auditiv	»Klingt da etwas in Ihnen?« »Gibt es einen Ton oder ein Wort, das dazu passt?«
Kinästhetisch	»Wo spüren Sie das jetzt?« »Wo zieht es Sie in Gedanken hin?« »Welche Gangart oder Körperhaltung drückt das am ehesten aus?«
Olfaktorisch	»Ist das so nach Ihrem Geschmack?« »Gibt es einen Geruch, der dazu passt?«
Zeiterleben	»Wie vergeht momentan die Zeit für Sie?«
Aufmerksamkeit	»Wo sind Sie im Moment mit Ihrer Aufmerksamkeit?« »Sind Sie mehr nach außen orientiert oder mehr innerlich mit sich beschäftigt?«
Körperwahrnehmung	»Wie ist Ihr Atem?« »Wie nehmen Sie im Moment Ihren Körper wahr?«
Energiepegel	»Was passiert jetzt gerade mit Ihrer Energie?« »Wo in Ihrem Körper spüren Sie Ihre Energie am stärksten?«
Denken	»Was sagen Sie gerade zu sich?« »Welcher Gedanke herrscht gerade vor?«
Tun	»Welchen Impuls spüren Sie jetzt?« »Was sehen Sie sich als nächstes tun?«
Fühlen	»Was ist im Moment Ihr vorrangiges Gefühl?« »Wo spüren Sie dieses Gefühl?« »Was teilt es Ihnen bzw. uns mit?«
Zugang zu Ressourcen	»Was fallen Ihnen für Varianten des Verhaltens ein?« »Wozu haben Sie jetzt wieder Zugang?«
Beziehung	»Was stellt Ihr Partner Neues an Ihnen fest, wenn das Wunder passiert ist?« » Wie reagiert er darauf?« »Wie reagieren Sie Ihrerseits auf die Reaktion Ihres Partners?«

Fallbeispiel

Das Paar ist Mitte vierzig, verheiratet und hat zwei Kinder. Der Ehemann hat seine Frau während mehrerer Jahre betrogen. Trotz dieses schweren Vertrauensbruchs möchten beide die Ehe fortsetzen und suchen hierfür therapeutische Hilfe.

Als sich der Ehemann in einer Sitzung um eine Viertelstunde verspätet, reagiert seine Ehefrau mit heftigen Vorwürfen. Seine Einlenkungsversuche und seine Entschuldigung bleiben unerhört. Schließlich sitzen beide wütend und schweigend da. Nichts geht mehr.

Daraufhin setze ich mich dicht neben die Ehefrau und frage sie nach ihrem Erleben: zuerst nach ihrer Aufmerksamkeit, dann nach ihrem Denken, Zeiterleben, Gefühlen, Energiepegel usw. Sie teilt mir mit, dass die Zeit wie verrückt vorbeirase, ihr Atem sei flach und beschleunigt, sie habe heftiges Herzklopfen, möchte am liebsten davonrennen, fühle sich gleichzeitig wie angewachsen. Sie käme sich wie fünf- oder siebenjährig vor und habe auf einmal ihren betrunkenen Vater vor sich gesehen. Selbst jetzt habe sie noch starke Gefühle der Wehrlosigkeit und Ohnmacht.

Ich bitte die Ehefrau aufzustehen und sich so weit von ihrem Stuhl zu entfernen, bis sie spüre, dass sie ruhiger werde. Sie hat Mühe, sich von ihrem Stuhl zu erheben. Sie geht dann mehrere Schritte in Richtung der gegenüberliegenden Wand. Ich begleite sie dabei und stelle mich dann neben sie. Ich schlage ihr vor, den Boden unter den Füßen zu spüren, den Rücken durchzustrecken, tief durchzuatmen und mit jedem Atemzug sich ihrem tatsächlichen Alter und ihrer ganzen Lebenserfahrung anzunähern. Sobald sie ihr tatsächliches Alter erreicht habe, soll sie dies durch ein kleines Handzeichen äußern.

Zur weiteren Stabilisierung und Distanzierung mache ich ihr den Vorschlag, sich in ihrer Vorstellung für einige Minuten an einen Ort zu begeben, der ihr gut tut und an dem sie sich sicher fühlt. Dort angekommen soll sie Kraft tanken. Mit dem Mann halte ich Blickkontakt. Nach einigen Minuten öffnet sie ihre Augen und schaut mich klar an. Ich frage sie, was jetzt anders ist, und lenke ihre Aufmerksamkeit erneut auf die verschiedenen Fokussierungselemente. Anschließend schlage ich ihr vor, jetzt wieder auf ihrem Stuhl Platz zu nehmen und ihre wiedergewonnene Ruhe und Kraft dorthin mitzunehmen.

Danach kann das Gespräch zwischen den Partnern wieder aufgenommen werden. Mit klarer Stimme teilt die Ehefrau ihrem Ehemann mit, dass ihr die Annäherung zu schnell gehe und sie mehr Abstand zu ihm brauche. Das weitere Gespräch geht dann darüber, wie es dem Ehemann mit der Aussage seiner Frau gehe, ob er eventuell selbst ähnliche Bedürfnisse habe und wie sie den Prozess der Annäherung entschleunigen können.

3. Trance

Erlebnisprozesse, die im subjektiven Erleben einfach so passieren und man sich quasi als außerhalb davon erlebt, werden in der modernen Hypnotherapie als Trance bezeichnet. Der Trancebegriff umfasst alle Erlebnisprozesse, bei denen unwillkürliches Erleben vorherrscht. Unwillkürliche Prozesse wirken nicht nur schneller, sondern auch effektiver als willkürliche. Um Elemente eines Erlebnismusters oder das Muster selbst zu verändern, können in der Therapie auch gezielt Tranceprozesse angeregt werden.

Trance ist ein Zustand innerer Fokussierung und erhöhter Empfänglichkeit. Dabei werden die Vorstellung und die Erinnerung lebendiger als im Alltagsbewusstsein. Die Umstellung von verbalen Prozessen auf Vorstellungsprozesse regt außerdem die Kreativität an. Der Zustand der Trance entkrampft physisch und psychisch (Kaiser Rekkas, 1998). Außerdem lässt sich durch sie der verbale Kommunikationsprozess der Partner unterbrechen. Trancephänomene können sowohl mit geschlossenen als auch mit offenen Augen erzielt werden. Eine Trance, bei der die Augen offen bleiben, entspricht weitgehend jenem Zustand, den wir von Tag- und Wachträumen kennen.

Charakteristisch für die Veränderung der inneren Realität sind folgende Merkmale (Ulfried Geuter, 2002 a, a. O. S. 45):

- »Die Aufmerksamkeit ist eingeschränkt; beispielsweise hört man nur noch die Stimme des Therapeuten und blendet andere Wahrnehmungen aus.
- Der Körper wird anders erlebt, größer oder kleiner, schwerer oder leichter.
- Innere Bilder treten lebendiger vor Augen und werden wörtlich genommen.
- Das Denken erfolgt assoziativ, ohne sich um Logik zu kümmern.
- Gefühle sind leichter zu spüren.
- Die Grenze zwischen Phantasie und Realität wird durchlässiger.«

Zusätzlich treten noch eine Reihe körperlicher Veränderungen auf. Dazu zählen: Veränderung der Körperwahrnehmung, Dissoziation eines Körperbereichs, vertiefte, ruhige Atmung, Veränderung der Pulsfrequenz. Trance wirkt primär entspannend und somit entängstigend. Außerdem entsteht eine höhere Akezeptanz von gedanklich Widersprüchlichem und größere Flexibilität im Auffinden ganz neuer Gedankengänge, wodurch sich der innere Bezugsrahmen erweitert.

Für die Paartherapie können insbesondere folgende Trancephänomene genutzt werden:

- Entspannungs- und somit Entängstigungseffekt zur Verbesserung der Kommunikation
- Dissoziation, d. h. das gleichzeitige Erleben von hier und dort zur Distanzierung von heftigen Gefühlen
- Zeitprogression und Zeitregression zur Einnahme verschiedener zeitlicher Perspektiven
- Veränderung der Körperwahrnehmung zur Neubewertung partnerschaftlichen Verhaltens
- Verbesserte Erinnerungsfähigkeit zur Fokussierung auf biografische Themen der Partner
- Trancelogik, was die Bereitschaft für flexiblere Denkvorgänge durch geistige Akzeptanz von konträren Inhalten bedeutet
- Klare innere Aufmerksamkeit und somit bessere Konzentration der Partner auf ein Thema
- Suggestibilität und damit Zugang zu den inneren Selbstdialogen der Partner
- Verlangsamte Reaktionsbereitschaft und damit Unterbrechung unwillkürlicher Erlebnisprozesse
- Lebendigere Vorstellung und Erinnerung und damit Zugang zu den inneren und äußeren Bildern der Partner
- Regt Kreativität an und damit Zugang zu spielerischen Problemlösungen.

Zum Einsatz kommen dann sowohl direkte als auch indirekte hypnotherapeutische Interventionen. Direkte hypnotherapeutische Interventionen wie die landläufig bekannten Entspannungszustände mit Katalepsie und nach innen gerichteter Aufmerksamkeit stellen nur einen Sonderfall möglicher Tranceprozesse dar. Generell braucht man für erlebnisintensive therapeutische Prozesse keine tiefe Hypnose und oft erleichtert bereits eine kurze Tranceinduktion den Einstieg in die weiter unten beschriebenen Kurzinterventionen. Dabei empfiehlt es sich, dass sich die Partner während dieser kurzen Trance den Rücken zukehren. Dies gilt auch für Imaginations- und Vorstellungsübungen. Imaginations- und Vorstellungsübungen beinhalten ebenso wie metaphorische Techniken wie Paarskulpturen, Time-Line- und Teilearbeit zahlreiche Tranceelemente, bei denen unwillkürliches Erleben vorherrscht.

4. Gestaltungselemente

Ich möchte an dieser Stelle die wesentlichen Gestaltungselemente des von mir praktizierten erlebnisintensiven Vorgehens vorstellen. Hierbei gehe ich von fünf Elementen aus:

1. Hier-und-Jetzt-Orientierung

Bei diesem Element geht es darum, neue Erlebnis- und Erfahrungsmöglichkeiten unmittelbar in den therapeutischen Sitzungen mit dem Paar zu ermöglichen. Im Zentrum stehen dabei die der unmittelbaren Beobachtung zugänglichen, sich wiederholenden Sequenzen oder Muster in der Interaktion der Partner. Im geschützten Rahmen des Therapiesettings schafft der Therapeut einen vorübergehenden Handlungsfreiraum, in dem andere Regeln gelten als zu Hause. Die in den Sitzungen gemachten Erfahrungen können dann schrittweise generalisiert in den Paaralltag integriert werden.

2. Bewegung und Berührung

Für ein In-Bewegung-Kommen des Paares haben körperliche Prozesse eine ganz wesentliche Funktion. Die körperliche Bewegung der Partner löst Schulhaltungen schneller auf und verbessert die Erlebnisqualität spürbar. Bewegt sich der Therapeut gemeinsam mit dem Paar im Therapieraum, kommt es zu einer körperlichen und affektiven Synchronisation, wodurch sich das Paar »begleitet« fühlt.

3. Mobilisierung emotionaler Prozesse

Durch entsprechende Interventionen auf der körperlichen und emotionalen Ebene können bestimmte Stimmungszustände induziert werden, die ihrerseits Veränderungen auf der kognitiven und der Verhaltensebene nach sich ziehen. Zusätzlich bieten gefühlsorientierte Interventionen eine andersartige, bereichernde und oft schnellere Zugangsweise zu den Gefühlen. Dies kommt vor allem den Paaren entgegen, bei denen einer oder beide Partner in ihrer bisherigen Lebensgeschichte nicht gelernt haben, ihre Gefühle zuzulassen und körperlich auszudrücken. Die Bedeutung der emotionalen Selbstöffnung für die Partnerschaftsqualität wurde in mehreren Studien nachhaltig belegt (Bodenmann, 2001).

4. Progression und Regression

In der Psychotherapie spielt die Zeitdimension eine wichtige Rolle. Ausgehend von der Gegenwart suchen wir nach Bildern aus der Vergangenheit, die Auswirkungen auf das momentane Erleben haben. Wir versuchen aber auch Zukunftsbilder zu entwickeln, die dem Paar in der Gegenwart neue Möglichkeiten eröffnen.

5. Dissoziation und Assoziation

Bei der Dissoziation geht es darum, sich von seinen unmittelbaren Gefühlen zu lösen und eine Außen- oder Beobachterperspektive einzunehmen. Dadurch kann ein Perspektivenwechsel stattfinden. Bei der Assoziation geht es darum, sich ganz und gar in ein Erlebnis oder eine Erinnerung zu versetzen, sie mit allen Sinnen zu erfassen versuchen. Dadurch können bisher nicht wahrgenommene Gefühle gespürt und bewusst werden. Es können auch zukünftige Situationen in der Vorstellung so erlebt werden, als würden sie gerade jetzt stattfinden.

5. Anforderungen an den Therapeuten

Erlebnisorientierte Paartherapie stellt an den Therapeuten die Anforderung, in seinem Vorgehen sowohl ernst als auch spielerisch zugleich zu sein und dabei sein eigenes kreatives Potenzial nutzbringend für die Klienten einzusetzen. Erickson meinte einmal, Erwachsene sind nur große gewordene Kinder. Wer daher als Therapeut auch mit großen Kindern genauso arbeiten möchte wie mit kleinen Kindern, benötigt als Quelle hierfür den Kontakt zu seinem inneren Kind und dessen Fähigkeiten: Neugierde, Spontaneität, Bewegungsfreude, Phantasie und Imagination.

Spontaneität und Vorstellungsvermögen sind bei jedem Menschen unterschiedlich ausgeprägt. Es gibt zahlreiche Möglichkeiten, beides weiterzuentwickeln. Hier sind zunächst einige Übungen, die Ihnen helfen können, Ihr bildliches Denken zu verbessern:

1. Betrachten Sie eine geometrische Figur, dann schließen Sie Ihre Augen und stellen sich die Figur vor.
2. Untersuchen Sie einen dreidimensionalen Gegenstand wie z.B. einen Apfel, ein Glas Wasser oder eine Lampe. Schließen Sie wieder die Augen und stellen Sie sich den Gegenstand vor.
3. Stellen Sie sich ein Klassenzimmer aus Ihrer Schulzeit vor.
4. Visualisieren Sie Ihr Haus oder Ihre Wohnung. Gehen Sie in Ihrer Vorstellung von Zimmer zu Zimmer.
5. Stellen Sie sich einen Menschen vor, den Sie kennen.
6. Stellen Sie sich ihr Spiegelbild vor.
7. Stellen Sie sich eine Obstschale vor.

Übung: Obstschale – Halluzination auf allen Sinneskanälen (Kaiser Rekkas, 1998)

»Nimm Abstand von allem, was dich eben noch beschäftigte, und entspanne dich. Schließe dafür die Augen und atme ruhig und tief ein.
Begib dich nun an einen Ort, der dir gefällt und der dir gut tut. In eine Oase der Stille ...
An einen Quell sprudelnd klaren Wassers ...
Auf die Veranda eines tropischen Hauses, eingebettet in üppiges Grün ...
Einen Ort deiner Wahl, an dem du dich vollkommen geborgen fühlst.
Schau dich dort um.
Sei ganz aufmerksam.
Betrachte alles genau.
Beobachte, welche Farben sich dir zeigen, welches Licht- und Schattenspiel.
Horche, ob es etwas zu hören gibt ...
Atme mal tief ein ... nach was riecht es?
Tauche so in deine neue Umgebung ein und spüre nach, wie du dich wohler und wohler fühlen kannst: warm, angenehm gelassen und gelöst.
Nun kannst du zu deiner Überraschung entdecken, wie auf einmal ein kleiner Tisch aus edlem Holz,

von unsichtbarer Hand und wie auf der Theaterbühne,
in die Szene hereingeschoben wird.
Und er bleibt direkt vor dir stehen.
Auf dem Tisch befindet sich eine Schale mit Obst. Welch schönes Bild!
Prachtvoll sattreife Früchte, kunstvoll arrangiert, ineinander geschmiegt, lachen dich an.
Früchte aller Farben, aller Formen.
Wie ihre Oberfläche schimmert! Und wie der Wassertropfen auf der einen Frucht als Vergrößerungsglas wirkt, die Poren der Schale zeigend, das Licht spiegelnd, leicht noch zitternd von der Bewegung des Tischchens, vielleicht ein Tautropfen nur und doch eine Welt für sich ...
Dies alles mag dich an die Gemälde alter Meister erinnern, diese wunderbaren Stillleben mit den Früchten zum Hineinbeißen.
Und es gelüstet dich eine bestimmte Frucht. Zu verführerisch!
Das Aroma längst auf der Zunge, streckst du jetzt in deiner Vorstellung den Arm und greifst begehrlich nach einer bestimmten Frucht.
Während du von außen gesehen tief entspannt und bewegungslos in Ruhe bist, verspürst du in der inneren Wirklichkeit die Bewegung deines Armes, das Greifen deiner Hand, das Tasten der Fingerspitzen, und genießt den Duft, und besonders den, den deine Frucht verströmt.
Du spürst die Festigkeit des Fruchtfleisches, fühlst das Gewicht in deiner geöffneten Hand.
Und in dem Moment, in dem die Frucht deine Hand füllt, bringt sie dich wie im Märchen durch Zauberkraft in einen Traum: in den Traum von der Lebensgeschichte deiner Frucht.
Er lässt dich in das Geburtsland deiner Frucht wandern.
Zu der Erde, die sie zeugte ...
Wo sie Knospe war, dann erblühte ...
Unter welcher Sonne ist sie herangewachsen und gereift? Welche Sprache hat sie vernommen, welchen Liedern gelauscht, welches Lachen gehört ...?
Welch Auge hat sie gefällig geschaut, welche Hand sie umsorgt und gepflückt?
Wie ist sie verpackt worden? Vielleicht verschifft?
Welchen Weg, welch weite Reise hat diese Frucht genommen, um hierher zu kommen, sich in deiner Hand zu wiegen ...
Um dir Genuss zu bereiten ...?

Eine besondere Frucht, die dir munden wird.
Du kannst es nicht mehr erwarten, so öffnest du sie, teilst sie, um davon zu kosten.
Den Geschmack im Munde, lässt du ihr Fleisch auf der Zunge zergehen und bist für einige Momente ganz hingegeben, ganz betört ...
Versunken in Wohlbefinden ...
Heitere Klänge, ein wundervolles Bild ...
Noch ohne genauer zu wissen, wofür du diese Erfahrung wirst nutzen können, gibst du jetzt deinem Erlebnis den passenden Rahmen und ordnest es ein in dein inneres Haus.
Und wann immer du deine Vorstellungskräfte brauchen wirst, dass sie dir helfen mögen, deine Ziele zu verwirklichen, werden sie dir greifbar sein.
Lass es nun noch für ein paar Sekunden ganz still in dir werden, dass du dein Erlebnis in Ruhe abschließen mögest, um danach erholt und guter Dinge wie aus einem süßen Traum zu erwachen, erfrischt und ganz klar.«

Wenn Sie diese Übung mehrmals wiederholen, werden Sie überrascht darüber sein, wie Ihre Vorstellungsfähigkeit von Mal zu Mal intensiver wird.

Kreativität wird heute von den meisten Experten nicht mehr als Merkmal einiger weniger Genies verstanden, sondern als eine Ressource, derer sich jeder Mensch in seinem Alltag mehr oder weniger bedient. Jedes Individuum, so Cropley (1998), verfügt über seine ganz persönliche Kreativität – auch dann, wenn es »nie im Leben etwas anerkannt Kreatives produzieren wird«.

Machen Sie sich daher bewusst, in welchem Bereich Sie alltäglich kreativ sind, sei es beim Kochen, Reisen, Reparieren, Ausreden erfinden, Urlaub planen, Kinder erziehen.

Erinnern Sie sich daran, welche ungewöhnlichen und unerwarteten Einfälle und Verhaltensweisen Sie als Kind hatten, und nehmen Sie dazu Kontakt auf.

Wie das Vorstellungsvermögen, so lässt sich auch die eigene Kreativität weiterentwickeln. M. Michalko (1998) schlägt hierfür neun Strategien vor:

1. Das Problem aus einer neuen Perspektive betrachten
2. Die Gedanken optisch darstellen
3. Brainstorming
4. Vorhandene Vorstellungen, Gedanken und Ideen neu kombinieren
5. Eine Lösung von einem Gebiet auf ein ganz anderes Gebiet übertragen
6. Gegensätze im Geist nebeneinander stehen lassen
7. Sich in anderen Welten Lösungen abschauen
8. Finden, was man gar nicht gesucht hat
9. Den Gruppengeist wecken.

Weniger allgemein sind die folgenden kleinen Übungen, die die eigene Kreativität dadurch fördern, dass man versucht, in scheinbar vertrauten Gegenständen das Ungewöhnliche zu entdecken:

1. Wählen Sie einen beliebigen Alltagsgegenstand aus. Überlegen Sie, zu welchen ungewöhnlichen Zwecken er dienen könnte.
2. Denken Sie an eine Alltagsaufgabe und überlegen Sie sich, wie man sie mit ungewohnten Hilfsmitteln erledigen könnte.
3. Bringen Sie fünf Alltagsgegenstände in einer kurzen Geschichte unter.
4. Denken Sie sich eine Geschichte aus, die an einem Alltagsort spielt und einen ungewöhnlichen Verlauf und Ausgang nimmt.

Erweitern Sie die Übungen mit weiteren Gegenständen und Orten und konstruieren Sie Ihre Geschichten zunehmend phantasievoller und skurriler.

Wie jemand den Kontakt zu seinem inneren Kind herstellt, wird bei jedem anders sein. Wichtig ist nicht, wie sich der Kontakt einstellt, sondern wie wirklich und echt er sich anfühlt.

Für den einen ist das innere Kind vielleicht unbeschwert und kapriziös, für den anderen vielleicht empfindsam und einfühlend, für einen Dritten offenherzig und naiv. Welche Eigenschaften es auch immer sind, der erwachsene Therapeut bringt von diesem besonderen Kontakt eine Sichtweise mit zurück, die der Therapie eine sowohl mitfühlende als auch eine spontane und spielerische Komponente verleiht.

Ein solcher permissiver Stil führt die Paare auf verschiedenen indirekten Wegen direkt zum gewünschten Ziel; gleichzeitig haben diese psychologisch das Gefühl, dass sie die Freiheit besitzen, das gewünschte Ziel auf ihrem eigenen Weg zu erreichen.

6. Interventionen

Die in diesem Buch vorgestellten Interventionen lassen sich in vier Gruppen unterteilen:

- Metaphorische Aktionen (Time Line, Was uns verbindet, Sich Durchsetzen, Umschuldung, Faustübung)
- Imaginations- und Vorstellungsübungen (Inselspiel, Bild der Beziehung, der Stellenwert der Beziehung, Dissoziieren, Ressourcenübung, Die Zeichen erkennen, Kompromisse eingehen, Stressmanhattan, 3-Felder-Beziehungsanalyse)
- Körperorientierte Übungen (Skulptur, Ja-Nein Übung, Aufeinander zugehen, Führen und führen lassen)
- Darstellung der inneren Bühne (Teilearbeit, Partnerlandkarte, Teufelskreis)

Die erste Gruppe von Interventionen umfasst metaphorische Aktionen. Wie der Name andeutet, ist eine metaphorische Aktion eine Aktivität, die das Paar vollzieht und die in irgendeiner Weise symbolisch das Problem, die Lösung oder beides auf eine andere Ebene verlagert. Metaphorische Aktionen sind eine ausgezeichnete Ergänzung zu Geschichten und Metaphern, da sie helfen, die therapeutisch induzierte Botschaft in einer tatsächlichen physischen Erfahrung zu verankern. Bei der zweiten Gruppe von Interventionen handelt es sich um eine Reihe von Imaginations- und Vorstellungsübungen. Diese können sowohl im Sitzen als auch in der Bewegung eingesetzt und mit anderen Interventionen wie z. B. der Time-Line-Arbeit verknüpft werden. Eine leichte Tranceinduktion erleichtert den Einstieg in das eigene Vorstellungsvermögen.

Die dritte Gruppe von Interventionen umfasst körperorientierte nonverbale Verfahren und Übungen, durch die mit sehr wenig Aufwand in relativ kurzer Zeit vielfältige Erfahrungen initiiert werden können. Sie können angenehme und schmerzliche Gefühle provozieren und erfordern eine entsprechende Nachbearbeitung oder Verknüpfung mit Anschlussübungen. Die vierte Gruppe umfasst Interventionen, die auf die Darstellung der inneren Bühne der Partner abzielen und damit eine wichtige Ergänzung zur interaktionellen Ebene der Paarbeziehung darstellen.

Für das konkrete Vorgehen wird zwischen kurztherapeutischen Interventionen und weiterführenden Interventionen unterschieden. Kurztherapeutische Interventionen haben stark pragmatischen Charakter, erfordern wenig technischen Aufwand und wenig Zeit. Weiterführende Interventionen benötigen oft eine entsprechende Vorbereitung, einen höheren technischen Aufwand und mehr Zeit beziehungsweise ein sorgfältigeres Timing von Seiten des Therapeuten, damit die Übung zumindest zu einem vorläufigen Abschluss kommt und das Paar nicht »im Regen stehen gelassen« wird. Sie erfordern auch mehr Erfahrung im Umgang mit Paaren und dem paartherapeutischen Prozess.

Jenseits dieser Unterscheidung ist dabei die Frage zu klären: Welches Ziel verfolge ich mit welcher Übung und welcher Intervention? Dazu werde ich bei der Darstellung der einzelnen Interventionen Stellung nehmen. Egal, welche Übung oder Methode angewandt wird, diese sollte immer ein Angebot an das Paar sein, das es annehmen oder ablehnen kann.

Die nachfolgende Tabelle zeigt alle im Buch enthaltenen Interventionen im Überblick:

Kurzinterventionen
1. Ressourcenübung
2. Die Zeichen erkennen
3. Bild der Beziehung
4. Der Partner-Landkartencheck
5. Inselspiel
6. 3-Felder-Beziehungsanalyse
7. Stressmanhattan
8. Faustübung
9. Aufeinander zugehen
10. Was uns verbindet
11. Sich durchsetzen →

12. Umschuldung
13. Der Stellenwert der Beziehung
14. Kompromisse eingehen
15. Dissoziieren
16. Ja-Nein-Übung
17. Führen und führen lassen
18. Teufelskreisübung

Weiterführende Interventionen

1. Paarskulptur
2. Time Line
3. Teilearbeit

7. Materialien

Zum Abschluss dieses Kapitels möchte ich eine Reihe von erlebnisintensiven Materialien vorstellen, mit denen assoziative Wahrnehmungs- und Erlebensprozesse induziert und implizite Lernprozesse aktiviert werden können. Die Auswahl hängt dabei sowohl von den Vorlieben des Therapeuten ab als auch von den Methoden, die er vorzugsweise verwendet. Die von mir verwendeten Materialien sind:

Symbolische Gegenstände
Herzen, Magnet, Kristallkugel, Schwamm, leerer Bilderrahmen, helle und dunkle Steine, verschiedenfarbige Seile, Problemstein, Waage, Kinderstühle, Geheimnisdecke, Kissen, Symbol für Zukunftsperspektive

Bildkarten
Postkarten mit und ohne Text und Motiven zu Lebenssymbolen, Partnerschaft, Liebe, Mann und Frau, Übergängen, Weisheiten

Texte
Gedichte, Sprüche, Comics, literarische Texte

Blankokarten
Verschiedene Farben und Größen zum Beschriften und Bemalen und sich Daraufstellen

Podeste
Mehrere Podeste aus Holz, ca. 6 cm hoch, für die Skulpturarbeit

Tierpuppen und Holzfiguren
Henne und Hahn, Hund, Schaf, Drache, Maus, Schmetterling, Bär, Fuchs, Schildkröte
Verschieden hohe Holzfiguren

Flipchart
zum Visualisieren

Die sichtbare Anwesenheit dieser Materialien im Therapieraum schafft eine spielerische und kreative Atmosphäre, die ohne Worte zum Ausdruck bringt: Hier wird nicht nur geredet.

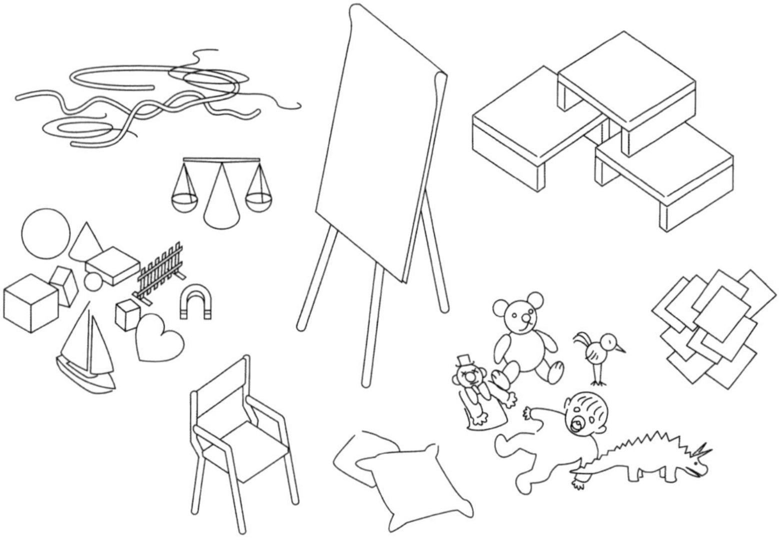

Bild 1: Erlebnisintensive Materialien

III. Kapitel

Erlebnisorientierte Kurzinterventionen

1. Ziele

Im Folgenden möchte ich eine Reihe von überwiegend nonverbalen Kurzinterventionen vorstellen, mit deren Hilfe der therapeutische Prozess vom Reden zum Handeln kommt. Die Mehrzahl der Interventionen besteht aus Übungen, die ohne größeren Aufwand in jeder Phase einer Paartherapie eingesetzt werden können. Das Hauptziel dieser Einstiegs- und Basisübungen sehe ich in der damit verbundenen Aktivierung von emotionalen und physiologisch-körperlichen Zuständen. Diese Aktivierung kann methodisch auf verschiedene Weise erfolgen:

- Durch Phantasiereisen, Imaginations- und Vorstellungsübungen kann die gesamte Vielfalt des Wahrnehmungs- und Erlebnisspektrums angesprochen werden.
- Durch Übungen, die gezielt an bestehende emotionale Zustände anknüpfen, kann direkt an einem veränderten Umgang mit Emotionen gearbeitet und damit die emotionalen Ressourcen des Paares gestärkt werden.
- Durch Übungen, die gezielt körperliche Zustände aktivieren, können neue Erfahrungen vermittelt werden.
- Durch körperliche und emotionale Interaktionen der Partner können reale neue Erfahrungen erlebt werden, die für Verhaltens-, Einstellungs- und Feedbackprozesse genutzt werden können.
- Durch die bewusste Wahrnehmung von Unterschieden kann der Aufbau von Akzeptanz gefördert werden.

Neben der Aktivierung bieten diese Übungen eine Reihe weiterer Vorteile, die ich kurz erwähnen möchte:

- Sie ermöglichen einen raschen Zugang zu den Schwierigkeiten und Ressourcen der Klienten. Dies kann man auch kritisch sehen. Ich vertrete jedoch die Auffassung, dass Therapeuten bestrebt sein sollten, das Leid ihrer Klienten möglichst rasch zu verringern.

- Die Übungen machen den Partnern etwas über ihre Beziehung deutlich und dienen zugleich dem Therapeuten als Diagnostik (Revenstorf, 1999), wodurch seine Expertenstellung relativiert wird und mehr Kooperation zwischen Klienten und Therapeut entsteht: Beide sehen und erleben zwar nicht unbedingt das Gleiche, aber doch Ähnliches.
- Ohne größeren Aufwand kann das Medium der Kommunikation gewechselt und dadurch andere Zugänge aktiviert werden. Ein solcher Medienwechsel empfiehlt sich immer dann, wenn die verbalen Muster der Partner so eingefahren sind, dass sie argumentativ auch vom Therapeuten kaum zu unterbrechen sind.

Sowohl die durch diese Übungen angeregte emotionale als auch die physiologisch-körperliche Stimulierung und Aktivierung der Partner muss jedoch wohl überlegt sein und darf nicht nur um ihrer selbst willen oder gar als Nabelschau durchgeführt werden. Um solchen Tendenzen entgegenzuwirken, gehe ich auf die jeweiligen Anwendungsmöglichkeiten der einzelnen Interventionen ein.

Bei der Auswahl und Zusammenstellung der auf den nächsten Seiten beschriebenen Kurzinterventionen habe ich mich einerseits von meiner therapeutischen Erfahrung leiten lassen, zum anderen habe ich versucht, wesentliche Themen der therapeutischen Arbeit mit Paaren zu erfassen wie Stress, Nähe, Bindung, Rückzug, Schuld, Kompromisse finden und mehr.

Wenn Sie Ihre Klienten zu einer Selbststeinschätzung ihres »Beziehungskonzepts« anregen möchten, können Sie ihnen folgenden kleinen Selbsttest vorlegen, der auf Schindler, Hahlweg und Revenstorf (1998) zurückgeht. Unter »Beziehungskonzept« versteht man das aufgrund früherer Lernerfahrungen in Kindheit und Jugend geprägte, persönliche Arbeitsmodell über enge Beziehungen. Dieses wird durch spätere Lernerfahrungen ergänzt und verändert. Dieses »Beziehungskonzept« bestimmt im Wesentlichen, welchen Partner wir wählen, was wir von ihm erwarten, aber auch wie wir selbst die Partnerschaft gestalten.

Wie fühlen Sie sich in Beziehungen?

1. Es fällt mir leicht, mich anderen zu nähern, auch von anderen abhängig zu sein, wenn die anderen auch mal von mir abhängen. Ich mache mir fast nie Sorgen darüber, dass ich anderen zu nahe bin oder dass ich verlassen werden könnte.
2. Manchmal fühle ich, dass die anderen mir nicht so nahe stehen, wie ich es gerne möchte. Oft habe ich Zweifel, ob mein Partner mich wirklich liebt und bei mir bleiben möchte. Ich habe das Bedürfnis, ganz und gar mit ihm zu verschmelzen, und ich glaube, dass ich ihn damit überfordere.
3. Ich mag es nicht, anderen nahe zu sein. Mir fällt es schwer, meinem Partner zu vertrauen, und ich mag es nicht, von ihm abhängig zu sein. Mein Partner möchte manchmal mehr Innigkeit, als ich geben oder tolerieren kann.

2. Ressourcenübung

Erlebnisintensive Methoden können in der therapeutischen Arbeit mit Paaren von Beginn an eingesetzt werden. Gerade zu Beginn der Therapie kann es sehr wichtig sein, rasch einen Stimmungsumschwung bei den Partnern in Gang zu setzen oder vorhandene Ressourcen zu verstärken.

Eine solche Basisübung, die die Bereitschaft des Paares zur Veränderung verstärken kann, ist die nachfolgende Ressourcenübung. Ihr Ziel ist es, die Zustimmung zur Therapie emotional zu verankern, die innere Verbindung der Partner zu stärken sowie eine spielerische Komponente zukünftiger Veränderung zu präsentieren.

Die Übung ist nicht geeignet für Paare, die in ihrer Veränderungsmotivation ambivalent sind oder bereits resigniert haben. Eingesetzt wird diese Übung vorwiegend am Ende der ersten Sitzung. Der Therapeut bittet die Partner, ihre Stühle so zurechtzurücken, dass sie einander gegenübersitzen. Dann sollen sie die Augen schließen oder einen Punkt auf dem Boden suchen und den mit offenen Augen fixieren.

Der nachfolgende Text sollte vom Therapeut ruhig und mit Pausen gesprochen werden.

Ressourcenübung

»Ich möchte Ihnen jetzt noch die Gelegenheit geben, ihr Ja zur Therapie abzurunden. Dazu brauchen Sie nichts anderes zu tun, als sich mit Ihren Stühlen einander gegenüberzusetzen und Ihre Hände offen mit den Handflächen nach oben zu halten. Gut so. Um sich ganz auf diese Übung konzentrieren zu können, fixieren Sie mit Ihren Augen einen Punkt auf dem Boden oder an der gegenüberliegenden Wand oder schließen Sie einfach Ihre Augen. Konzentrieren Sie sich jetzt auf Ihren Atem, ohne etwas daran zu verändern. Und dann spüren Sie Ihre offenen Hände, die Ihrem Partner und Ihrer Partnerin zugewandt sind. Nehmen Sie einfach nur wahr, wie sich Ihre offenen Hände anfühlen, offen für alles, was noch kommen wird. Vielleicht spüren Sie auch eine Art unsichtbarer Verbindung zwischen Ihren eigenen Händen und denen Ihres Partners entstehen. Eine Art Kreislauf, ein Energiefeld vielleicht.

Nun möchte ich, dass Sie an eine positive Begebenheit aus Ihrer Partnerschaft denken – ganz egal, ob diese erst vor kurzem stattfand oder schon länger zurückliegt. Und es muss überhaupt nicht dieselbe Begebenheit sein, an die sich jeder von Ihnen erinnert.

Und Sie starten Ihre innere Suche, indem Sie zurückgehen in die letzten Tage und Wochen, die letzten Monate, vielleicht in den letzten Herbst, den letzten Sommer oder den letzten Frühling. Vielleicht ist einer von Ihnen schon viel weiter zurückgegangen, ein Jahr, zwei Jahre dorthin, wo auch immer sich eine Erinnerung meldet. Und, wie gesagt, es muss nicht wirklich die gleiche Situation sein, lassen Sie sich einfach überraschen. Und jetzt, wo die Erinnerung langsam auftaucht oder schon da ist, nehmen Sie sich so viel Zeit, wie Sie möchten, diese Situation vor sich zu sehen.

Ganz lebendig, als würde sie im Moment stattfinden.

Die Umgebung,

die Geräusche,

die eigene Stimme oder die Ihres Partners oder das gemeinsame Schweigen.

Der Gesichtsausdruck,

die eigenen Empfindungen,

die Berührung vielleicht,

der Geruch.

Und vermutlich ist es nicht schwer – ausgehend von dieser positiven Begebenheit –, jetzt an eine positive Eigenschaft Ihres Partners zu denken, auch

wenn Sie diese vielleicht in Ihrer Beziehung im Moment vermissen. Geben Sie diesem Gedanken innerlich Raum, sodass Sie eine innere Verbindung zu dieser Eigenschaft herstellen und vor Ihrem inneren Auge wahrnehmen, was Ihnen diese Eigenschaft bedeutet.
Und Sie haben sich Ziele gesetzt für Ihre Beziehung, und Sie haben schon einen Schritt daraufzu gemacht, als Sie sich zu dieser Therapie entschlossen haben.
Und jetzt möchte ich Ihnen gerne dazu eine Frage stellen: Während Sie tief und fest schlafen, passiert ein Wunder, und Ihr gemeinsames Problem hat sich in Luft aufgelöst.
Sie wissen nicht, wie es dazu kam, aber Sie wachen am nächsten Tag mit der Gewissheit auf, dass das Wunder stattgefunden hat. Es ist der erste Morgen nach dem Wunder, und Sie stellen erstaunt fest: Irgendetwas ist anders.
Was nehmen Sie wahr, was anders ist? Was fühlt sich anders an? Was beobachten Sie an sich selbst?
Was an Ihrem Partner?
Wie reagiert Ihre Beziehung darauf?
Und Sie spüren, dass Sie damit auf dem richtigen Weg sind!
Und Sie gehen in Ihrer Vorstellung weiter nach vorne. Auf diesen Morgen folgen ein neuer Morgen und noch einer. Tage addieren sich zu Wochen und Ihre Beziehung läuft mehr und mehr in die gewünschte Richtung!
Und Sie spüren, wie die eine oder andere Last von Ihnen abfällt und sich ein Gefühl der Leichtigkeit und Lebendigkeit einstellt.
Und es macht sich Gewissheit breit, dass Ihre jetzige Krise hinter Ihnen liegt. Während Sie dies mit aller Wachheit und Aufmerksamkeit wahrnehmen, spüren Sie, wie gut und richtig es damals war, diesen ersten Schritt zu tun, der weitere Schritte nach sich gezogen hat.
Mit all der Erfahrung, die Sie gemacht haben, wird Ihnen rückblickend bewusst, wozu diese Krise gut war und wie jeder von Ihnen persönlich davon profitiert hat.
Verweilen Sie gedanklich noch an diesem Punkt. Genießen Sie diese Erfahrung.
Und wenn Sie wollen, können Sie Ihren Partner und Ihre Partnerin durch Ihre offenen Hände schon jetzt etwas davon mitteilen.
Dann öffnen Sie die Augen, um sich dann einen Moment ganz bewusst anzuschauen ohne irgendetwas zu sagen.«

Im Anschluss an diese Übung wird die Sitzung ohne weitere Diskussion mit der Vereinbarung des nächsten Termins abgeschlossen.

3. Die Zeichen erkennen

Die nachfolgende Übung basiert auf J. Gottmans Ehemodell. Dieser geht davon aus, dass es für die eheliche Stabilität wesentlich ist, wie Streit durch Liebe und Leidenschaft ausgeglichen wird, d.h., wie viel Zeit die Partner sich positiv und negativ verhalten. Um die Stabilität einer Ehe dauerhaft zu sichern, muss das Verhältnis von Positiv zu Negativ mindestens 5:1 betragen. Gleicht sich das Verhältnis an, wird eine Beziehungsverschlechterung oder Scheidung immer wahrscheinlicher.

Infolge der Verschlechterung der Qualität der Partnerschaft kommt es zu einem verstärkten Auftreten der so genannten »vier apokalyptischen Reiter«:

- Kritik: typische »DU«-Sätze
- Verachtung: persönliche Abwertungen
- Abwehr: rechtfertigen, Gegenkritik
- Abblocken: versteinern, schweigen, dicht machen, gegen eine Wand reden.

Diese wiederum führen zu einer Zunahme negativer Wahrnehmungen und negativer Attribuierungen (»Ich muss auf der Hut sein«), worauf sich die Partner in aller Regel voneinander zu distanzieren beginnen. Weitere Folge: Die persönliche Bilanz fällt zunehmend negativ aus, und die gemeinsame Beziehungsgeschichte wird allmählich einseitig uminterpretiert. Über die Zeit wirken sich diese Prozesse als chronisch toxische Interaktionsmuster aus, die die Beziehung immer tiefer in eine Abwärtsspirale manövrieren.

Folgende Anzeichen signalisieren den Eintritt in die Abwärtsspirale:

1. Der positive Verhaltensaustausch ist reduziert
2. Der Austausch negativer Verhaltensweisen ist erhöht
3. Die Kommunikation ist reduziert und destruktiv
4. Es findet keine erfolgreiche Konfliktlösung statt

5. Die gegenseitige Attraktivität nimmt ab
6. Die Zufriedenheit mit der Beziehung sinkt
7. Andere Partner werden attraktiver
8. Trennungsgedanken nehmen zu

Wie die praktische Erfahrung zeigt, gibt es bei dieser Abwärtsspirale so etwas wie einen »point of no return«: sie wird zur »Todesspirale« für die Beziehung.

Die Übung »Zeichen erkennen« dient Therapeut und Paar zu einer ersten Standortbestimmung, wobei hierbei die Partner selbst die Einschätzung vornehmen. Sie wirkt auch einer Bagatellisierung der aktuellen Situation entgegen und kann dadurch indirekt die Therapiemotivation verbessern. Im Einzelfall zeigt sich durch die Übung, dass sich die Partner mit ihrer Beziehung bereits in der »Todeszone« befinden.

Fallbeispiel

Beide Ehepartner sind Mitte vierzig. Er ist Kommunalpolitiker, sie Hausfrau. Die Kinder sind fast erwachsen. Im ersten Gespräch fällt auf, dass beide in recht oberflächlicher Art und Weise über ihre Beziehung sprechen. Vor allem der Ehemann intellektualisiert und rationalisiert und verharmlost die eheliche Situation, die sich mir ganz anders darstellt. Auch die Ehefrau verhält sich sprachlich uneindeutig, während sie mit ihrer Körpersprache deutlich die Entfremdung von ihrem Ehemann ausdrückt.

Am Ende des Gesprächs kommt eine vage Vereinbarung über eine weitere Sitzung zustande. Bei mir bleibt das Gefühl zurück, dass beide vermeiden, sich mit dem Zustand ihrer Beziehung zu konfrontieren, wobei für mich offen ist, ob sie es nicht können oder nicht wollen.

Zu Beginn der nächsten Stunde frage ich das Paar, ob es für sie von Interesse sein könnte, mal eine etwas andere Bestandsaufnahme ihrer Beziehung durchzuführen, um dann im nächsten Schritt zu entscheiden, welche Schlussfolgerungen sie selber daraus ziehen wollen.

Ehefrau und Ehemann erklären sich einverstanden und es ist eine Spur Neugierde zu spüren.

Zunächst teile ich den Partnern mit, dass ich ihnen eine Reihe von Fragen stellen würde, die sie nicht mit Worten, sondern durch Handzeichen beantworten sollen. Wird eine Frage mit »trifft sehr oft zu« beantwortet, wird dies mit fünf Fingern angezeigt. Drei Finger bedeuten »trifft mehr als zur Hälfte« zu, und ein Finger signalisiert »trifft selten oder nie zu«. Damit sich hierbei jeder auf sein Erleben konzentrieren kann, bitte ich die Partner, sich während der Übung den Rücken zuzudrehen und die Augen zu schließen oder einen Punkt an der gegenüberliegenden Wand zu fixieren.

Nachdem diese Instruktion erfolgt ist und die Partner Rücken an Rücken sitzen, werden mit entsprechenden Pausen nacheinander die folgenden Fragen gestellt:

1. Wie oft fühlte ich mich in den letzten 4 Wochen von dir in meinem Verhalten kritisiert?
2. Wie oft fühlte ich mich in den letzten 4 Wochen von dir persönlich abgewertet?
3. Wie oft habe ich in den letzten 4 Wochen erlebt, dass du auf meine Wünsche an dich mit Rechtfertigung oder Gegenkritik reagiert hast?
4. Wie oft habe ich in den letzten 4 Wochen gegen eine Wand geredet?

Die Antworten werden vom Therapeuten am besten schriftlich festgehalten. Nachdem die Partner die Fragen beantwortet und wieder eine normale Sitzposition eingenommen haben, erfolgt die Auswertung durch im Wechsel gestellte hypothetische Fragen. So wird beispielsweise der Mann gefragt, welches Handzeichen er glaubt, das seine Frau bei der ersten Frage gegeben hat. Die Ehefrau bestätigt oder korrigiert die Antwort ihres Ehemannes. Nun wird die Ehefrau dasselbe gefragt. Am Ende werden beide gefragt, ob sie vom Ergebnis überrascht sind oder nicht.

In unserem Beispiel lagen alle Antworten zwischen drei und fünf. Frage vier wurde von beiden mit »Fünf« beantwortet. Beide Eheleute zeigten sich überrascht davon, dass jeder die Situation schlimmer erlebt, als dies bisher ausgedrückt oder wahrgenommen wurde.

Das Paar kann dann gefragt werden, ob es bei seiner Bestandsaufnahme noch einen Schritt weiter gehen wolle. Erfolgt eine Bestätigung, dann schreibt der Therapeut zunächst die Ergebnisse ihrer Bestandsaufnahme auf das Flipchart. Unter diese malt er eine abwärts verlaufende Spirale. Dann fragt er die Partner, ob sie sich vorstellen können, dass es auf dieser Spirale einen Punkt geben könnte, der das »Aus« einer Beziehung markiert. Wenn sie dies für möglich halten, werden sie gebeten, diesen Punkt mit einem farbigen Stift auf der Spirale zu markieren.

Danach werden die Partner gebeten, sich ihre Einschätzung anzuschauen und den dazu passenden Punkt auf der Spirale zu markieren. Dieser kann unterhalb des »Aus-Punktes«, auf derselben Höhe oder oberhalb von diesem liegen. In einem weiteren Schritt werden sie gebeten, den Punkt auf der Spirale aufzumalen, von dem sie glauben, dass es ab da spürbar aufwärts geht.

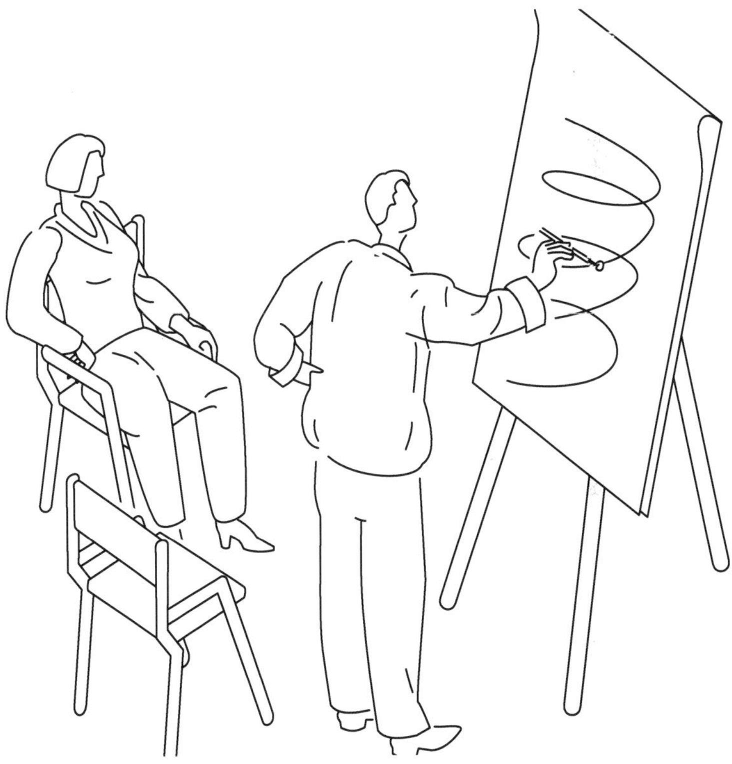

Bild 2: Die Zeichen erkennen

Nach Absprache mit seiner Ehefrau markierte der Ehemann den »Aus-Punkt« am unteren Ende der Spirale. Die eigene Einschätzung wurde von beiden kurz vor dem »Aus-Punkt« angekreuzt. Beim Anblick der Spirale mit den beiden markierten Punkten waren beide sehr betroffen. Als sie dann gebeten wurden, den Punkt aufzuzeichnen, der ausdrückt, dass es von hier spürbar aufwärts geht, und sie diesen Punkt in nicht zu großer Entfernung von ihrem ersten Punkt weiter oben markierten, wirkten sie erleichtert.

Die Sitzung wurde damit beendet, dass beide gebeten wurden, sich darüber Gedanken zu machen, welche weiteren Schlussfolgerungen sie aus dieser Übung ziehen wollen.

Zu Beginn der dritten Stunde berichtet der Ehemann, dass sie sich darauf geeinigt haben, sich eine Frist von drei Monaten zu geben. In der Zeit wollen sie herausfinden, ob es ihnen gelingt, ihre Partnerschaft spürbar zu verbessern. Beide wirken jetzt angemessen ernst und erklären übereinstimmend, dass sie diese Konfrontation gebraucht hätten, um wachgerüttelt zu werden.

Bei häufiger Durchführung dieser Übung zeigen sich regelmäßig folgende Ergebnisse:

- Die Partner zeigen sich von den Ergebnissen nicht überrascht, reagieren aber betroffener als im Gespräch.
- Die Partner sind positiv überrascht. Sie haben in der Alltagssituation offensichtlich ein negativeres Erleben als innerhalb der Übung.
- Die Partner sind negativ überrascht von ihrer Rückmeldung. Sie haben sich vermutlich nicht getraut, der Wahrheit ins Auge zu sehen.
- Die Partner stellen fest, dass sie bereits die »Todeszone« erreicht haben, dies aber nicht wahrhaben wollten.

Die von Gottman u. a. durchgeführten Untersuchungen zur Interaktion von Paaren liefern einen interessanten Hintergrund zu dieser Übung. Dieser konnte feststellen, dass längerer negativer Partnerstress dazu führt, dass beide Partner sich von den negativen Affekten des anderen überwältigt fühlen und dass daraus eine Eskalation von physiologischer Aktivierung, negativen Affekten und negativen Attributionen entsteht, die überaus stabil ist.

Umgekehrt dagegen betrachtet Gottman positive Affekte wie Interesse, Zuneigung, Humor und Bestätigung des Partners sowie die mit einem solchen Verhalten verbundenen Inszenierungen der Paarbeziehung als geeignetes Mittel gegen negative Eskalationen und als Bedingung für die Zufriedenheit der Partner in der Ehe. Partner in stabilen Ehen setzen positive Affekte und Aufeinandereingehen so ein, dass ein positiver Gefühlsüberhang entsteht, der die Partner davor bewahrt, die negativen Affekte des anderen als schrecklich wahrzunehmen und das hohe Ausmaß an physiologischem Stress unglücklicher Paare zu erleben.

Positive und negative Verhaltensaffekte der Paarinteraktion nach Gottman (2000)

Negative Affekte	Positive Affekte
Zorn	Interesse
Streitlust	Feedback
Dominanz	Zuneigung
Verachtung	Humor
Abscheu	Freude
Anspannung	Erregung
Furcht	Bestätigung des Partners
Defensives Verhalten	Zuneigung und Bewunderung
Mauern	Inszenierung der Beziehung
Jammern	
Traurigkeit	

Beide Aussagen rücken die Qualität ehelicher und partnerschaftlicher Interaktion stärker in den Vordergrund als die Lösung bestimmter Probleme etwa in Fragen des Geldes, der Kinder, des individuellen Charakters des Partners oder der Herkunftsfamilie.

Gottmans Untersuchungen wurden mit einem hohen wissenschaftlichen Aufwand durchgeführt, die die Möglichkeiten des therapeutischen Alltags weit überschreiten. Es gibt jedoch einfache Varianten oder Abwandlungen dieser Methoden, die im Gespräch mit dem Paar direkt verwendet werden können wie:

- Beobachtung des affektiven Ausdrucks, den die Partner in ihrer Mimik und Körpersprache zeigen. Hier können wir auf Zeichen der

Kritik, des defensiven Verhaltens, der Verachtung, des Zorns, des Mauerns, der Streitlust oder der Zuneigung und Bewunderung achten. Während beispielsweise Zorn als Teil eines konstruktiven Problemlösungsprozesses anzusehen ist, hat der Ausdruck von Verachtung negative und destruktive Konsequenzen, die einer unmittelbaren Intervention bedürfen (Lebow, 2000).

- Das Ausmaß der physiologischen Aktivität, das sich in nonverbalen und verbalen Zeichen der Erregung wie beispielsweise Tonfall, körperliche Anspannung und Energieniveau äußert.
- Die Beziehungsgeschichte des Paares. Diese eröffnet den Zugang nicht nur zu den inhaltlichen Themen, sondern zu den tieferen Einstellungen, die die Partner voneinander und von ihrer Beziehung. Diese haben offenbar erhebliche langfristige Auswirkungen auf die Zufriedenheit der Partner mit ihrer Beziehung.
- Identifizierung von Elementen von Problemmuster:
  - Triggerwörter oder -sätze
  - Lautstärke und Modulation der Stimme
  - Nonverbales Verhalten
  - Orte
  - Zeiten.

Hierfür kann den Partnern folgende Übung (Hippler, 2000) vorgeschlagen werden:

1. Beobachten Sie in der kommenden Woche, was Sie tun, wenn ihr Partner aufgeregt ist, und was schließlich zu Ergebnissen und Reaktionen führt, die Sie nicht mögen.
2. Erstellen Sie eine Liste von Wörtern, Sätzen, Modulation der Stimme oder Lautstärke sowie von Gesten und Körperhaltungen, die einen Schaltereffekt für die negative Reaktion Ihres Partners haben.
3. Überlegen Sie, wo sich normalerweise Ihre Probleme ereignen. Wenn es zu Hause ist, wo im Haus findet es statt und wann?

Zusammenfassend lässt sich die Übung »Zeichen erkennen« in fünf Schritte unterteilen:

1. Einführung der Übung und Wecken von Neugierde
2. Beantworten der Fragen per Handzeichen
3. Visualisierung der Ergebnisse und der Abwärtsspirale durch den Therapeuten
4. Markieren der verschiedenen Punkte durch die Partner
5. Transfer in den Alltag

4. Bild der Beziehung

Der Grundgedanke, der dieser und noch folgender Übung zugrunde liegt, ist, dass man die Paarbeziehung als »eigenständiges Wesen« (Mary, 2004) betrachten kann.

Die Vorstellung von der Paarbeziehung als eigenständigem Wesen ist eine bildhafte oder metaphorische, da eine Paarbeziehung selbstverständlich keineswegs unabhängig von den Partnern und ihrem Verhalten ist. Andererseits erscheint sie im Bewusstsein der Partner durchaus als eigenständig, was sich in vielen verbalen Aussagen ausdrückt: »Unsere Beziehung steckt in einer Krise … unsere Beziehung stagniert … sie blüht auf … sie hat sich merklich abgekühlt … schön, wie viel Vertrautheit in unserer Beziehung vorhanden ist«.

Wenn sich zwei Personen aufeinander beziehen, entsteht dadurch etwas Drittes, die Beziehung. Diese weist ebenso wie die beteiligten Personen unbewusste und bewusste Bereiche auf. Vergleichbar mit einem dynamischen Feld oder einer chemischen Reaktion ist sie nicht in allen Teilen vorhersagbar, was man entweder bedauern oder sich daran erfreuen kann. Das besondere Gemisch, das sich im Zusammenwirken zweier Partner ergibt, lässt sich daher auch nicht mit anderen Partnern wiederholen.

Paarbeziehungen als eigenständiges Wesen zu betrachten hat Konsequenzen sowohl für die Partner selber als auch für den Therapeuten und den gemeinsamen therapeutischen Prozess. Die wichtigste Konsequenz besteht darin, dass man, anstatt die Beziehung steuern zu wollen, sie entdeckt und sich mit ihr auseinander setzt. Sowenig man nämlich am Partner arbeiten kann, so wenig kann man an der Beziehung der beiden arbeiten. So wie man jedoch den Partner immer wieder neu für sich entdecken kann, so kann man auch der eigenen Beziehung mit Neugierde und Interesse begegnen.

Eine weitere Konsequenz dieser Idee ist, dass sich die Aufmerksamkeit der Partner auf die Beziehung und nicht auf den Partner richtet. Haben die Partner lediglich sich im Blick, sieht jeder den anderen als Verursacher einer bestimmten Entwicklung.

Die Sichtweise der Beziehung als eigenständiges Wesen bringt auch einen wichtigen sprachlichen Unterschied mit sich. Dieser besteht darin, dass nicht die Partner im Mittelpunkt des Gesprächs stehen, sondern ihre Beziehung. Streitet ein Paar vor dem Therapeuten, so kann dieser es fragen, was ihre Beziehung dazu sagt. Geht es um Verzicht eines Partners, dann tut er es in diesem Sprachgebrauch weniger dem Partner zuliebe als vielmehr um die Beziehung zu verbessern. Eine derartige Kommunikation über die Beziehung schafft mehr Offenheit, weil sie Schuldzuweisungen und Polarisierungen vermeidet. Außerdem geht sie stillschweigend davon aus, dass beide Partner gleichermaßen verantwortlich sind für die Entwicklung der Beziehung. Die Beziehung in den Mittelpunkt zu stellen, macht die Partner zu Bebachtern ihrer Beziehung. Dieser Vorgang kann auch als Dissoziation bezeichnet werden.

Da sich die Beziehung zwischen Partnern auf ganz unterschiedlichen Wahrnehmungs- und Erlebnisebenen abspielt und sich dadurch einer rein rationalen Betrachtung entzieht, geschieht die Auseinandersetzung mit ihr auch auf ganz unterschiedlichen Wahrnehmungs- und Erlebniskanälen: dem Spüren, Fühlen, Verstehen, Imaginieren und spielerischen Erproben. Neben bestimmten Fragen, die die Beziehung zum Thema machen, sind es vor allem nonverbale und metaphorische Übungen, die den Zugang hierzu herstellen.

Bei der Übung »Bild der Beziehung« geht es um die bildhafte und symbolische Darstellung der inneren Bilder, die sich die Partner von ihrer Beziehung machen. Bilder stellen eine komplexere und vielschichtigere Sicht auf die Beziehung und die damit verbundenen Wünsche und Sehnsüchte dar, als dies häufig innerhalb der verbalen Kommunikation der Fall ist. Durch die Fokussierung der Aufmerksamkeit auf die Innenwelt der Partner entsteht ein geschützter Binnenraum, in dem beide Partner sowohl sich selbst als auch die Beziehung in einer anderen als der üblichen Weise erleben können. Es kommt zu einer Auflockerung von verfestigten Strukturen, wodurch die kindlich-spielerische Kreativität angeregt wird. Auf der bildhaften und symbolischen Ebene der Bilder kann dann spielerisch nach neuen kreativen Lösungen und neuen Erlebnismöglichkeiten gesucht oder eine Versöhnung mit dem Bestehenden aktiviert werden.

Solche im Therapieprozess entstehenden Bilder prägen sich wegen der starken emotionalen Beteiligung gut ein und können wie ein roter Faden durch die Sitzungen wirken.

Das Malen oder Materialisieren wichtiger Aspekte der Beziehung verdeutlicht den Partnern ihre Beziehungsdynamik so plastisch, wie das Worte oft nicht vermögen. Sie machen etwas über das eigene Erleben und die Beziehung deutlich, was ihnen in der Weise vorher nicht bewusst war.

Zudem können durch einen Wechsel des Mediums der Kommunikation die verbalen Muster von Vorwürfen und Rechtfertigungen zumindest für eine gewisse Zeit unterbrochen werden.

Dem Therapeuten dient diese Übung zur Diagnostik zentraler Beziehungswünsche und Beziehungsbereitschaften der Partner. Hierbei spielen folgende Dimensionen eine wichtige Rolle:

- Nähe und Distanz
- Positive und negative Emotionalität
- Dominanz
- Aktivität und Passivität

Jedes Paar entwickelt seine eigene Dynamik im Umgang mit diesen die Beziehung steuernden Dimensionen, entweder als verhandelbare flexible Rollenverteilung oder in gegenseitiger Ergänzung und Polarisierung oder in symmetrischem Machtkampf.

Methodisch kann man die Übung »Bild der Beziehung« ohne Schwierigkeiten jederzeit einführen, indem man die Partner bittet, sich eine Auszeit zu nehmen, in der sie eine kleine Übung machen.

In der Praxis verwende ich verschiedene Varianten dieser Übung, die aus unterschiedlichen Quellen wie beispielsweise dem Katathymen Bilderleben und der Familientherapie stammen.

So können die Partner, während sie die Probleme und Spannungen schildern, vom Therapeuten nach einem Bild gefragt werden, das ihnen dazu in den Sinn kommt. Dann wird ihnen vorgeschlagen, anstatt darüber zu sprechen, es zu malen. Wichtig ist zu betonen, dass es dabei nicht auf Genauigkeit und Richtigkeit ankommt, sondern jeder in der

Darstellung frei ist. Für das Malen werden die Partner gebeten, sich umzudrehen und Rücken an Rücken zu sitzen oder sich, wenn es die Räumlichkeiten erlauben, an verschiedene Plätze zu setzen.

Das weitere Procedere besteht dann darin, dass jeder dem anderen sein eigenes Bild vorstellt. Manchmal ist zunächst gar nicht mehr möglich. Jeder bekommt zunächst einfach die Möglichkeit, etwas von sich mitzuteilen – sein Bild der Beziehung, aber es ist noch kein gemeinsames Handeln gefordert.

In einem weiteren Schritt werden die Partner gebeten, die Bilder aufeinander abzustimmen, ohne das eigene Bild aufzugeben.

Eine andere Variante besteht darin, dasselbe mithilfe von Symbolen auszudrücken. Dazu werden die Partner gebeten, sich im Raum umzusehen und einen oder mehrere Gegenstände auszuwählen, die zum momentanen Erleben ihrer Beziehung passen. Dabei können sämtliche Materialien benutzt werden, die entweder sowieso in einem Therapieraum vorhanden sind oder eigens für diese und vergleichbare Übungen vorrätig gehalten werden: Seile, Steine, Muscheln, Stofftiere, Figuren, Herzen usw.

Die Aufforderung des Therapeuten kann folgendermaßen lauten: *Schauen Sie sich einmal um. Gibt es in diesem Raum etwas, das jeder von Ihnen mit Ihrer Beziehung in Verbindung bringt? Ein oder mehrere Gegenstände, die irgendwie mit Ihrer Beziehung zu tun haben. Schauen sie sich gut um und lassen Sie sich Zeit.*

Neben dem Motiv »Beziehung« kann der Therapeut auch noch andere Motive vorschlagen. Er kann zum Beispiel darum bitten, jeder solle sich einen Baum vorstellen und diesen, so gut er kann, bildlich darstellen. Anschließend bittet man die Partner, noch eine Landschaft entstehen zu lassen, in der beide Bäume stehen können. Ein anderes Motiv ist die Vorstellung eines gemeinsamen Urlaubs. Hierbei erfolgt die Einigung auf einen Ort, an dem sie gern einmal einen Urlaub verbringen würden, vor dem Malen der Bilder.

Man kann die Partner auch ein Haus malen lassen, welches symbolisch ihre Beziehung repräsentiert. Zunächst sollen sie die Fundamente malen, danach dann die Zimmer und Stockwerke. Die Zimmer können für die Räume stehen, in denen die Partner tatsächlich zusammenkommen. Als ein Nebenprodukt dieser Übung wird für die Partner auch deutlich, wo nur wenig oder keine Beziehung stattfindet. So mag ein

Paar feststellen, dass es sehr viele Kinder- und Familienräume in ihrem Haus gibt, es fehlt jedoch ein Raum für das Paar.

Dies gilt es zunächst einmal zur Kenntnis zu nehmen – und womöglich um Akzeptanz, dass es so ist. Ob beide etwas daran zu ändern vermögen, steht auf einem anderen Blatt.

Zusammenleben in einer Partnerschaft, schreibt B. Lämmle (1995), ist wie das Zusammenleben in einem Haus: Jeder, der darin wohnt, braucht einen Raum für sich selbst. Und jeder Raum braucht Türen, durch die die Partner zueinander kommen – die sie aber auch fest verschließen können.

Will man die Übung dafür einsetzen, mittels kindlich-spielerischer Kreativität von der konkreten Lösungsebene auf die metaphorische Lösungsebene zu gelangen, empfiehlt sich hierfür die von Mills & Crowley (1996) stammende »3-Bilder-Technik«, die diese für die Therapie mit Kindern entwickelt haben. Hierbei werden die Partner gebeten, rasch hintereinander drei Bilder zu malen, die sie völlig frei gestalten können. Das erste Bild soll ausdrücken, wie jeder die Beziehung im Moment erlebt. Das zweite Bild soll darstellen, wie die Beziehung aussieht, wenn sich jeder wohl fühlt. Das dritte Bild soll ausdrücken, was dabei helfen kann, um vom ersten Bild zum zweiten zu gelangen.

Baut das Malen eine zu große Hemmschwelle auf, können Varianten dieser Übung rein in der Vorstellung durchgeführt werden. Wichtig hierfür ist, dass der Therapeut auch in diesem Fall die Partner bittet, sich umzudrehen und sich so bequem wie möglich Rücken an Rücken zu setzen. Eventuell sollen sie die Augen schließen, um ihre Aufmerksamkeit in Ruhe auf ihre inneren Vorstellungen richten zu können. Dann schlägt man ihnen ein Motiv vor, von dem man glaubt, dass es zur Dynamik des Paares passt. Wenn man wissen möchte, wie ein Paar mit Nähe umgeht, kann man die Partner bitten, sich einen See vorzustellen, auf dem sie dann eine gemeinsame Bootsfahrt machen können. An der Anzahl der Verhinderungen wird dann deutlich, ob und wie viel Nähe sie miteinander ertragen können oder wie sehr Wunsch und Wirklichkeit auseinanderklaffen.

Man kann die Partner aber auch bitten, einen See zu umwandern, wobei der eine Partner linksherum und der andere rechtsherum gehen soll, bis sie sich dann wieder treffen. Bei dieser Motivvorgabe geht es um ein Sich-voneinander-Entfernen und Wiederannähern.

Paaren, in deren Beziehung es sehr stark um Leistung, Ausdauer, Stärke und Schwäche geht, kann vorgeschlagen werden, dass sie einen Berg besteigen.

Hierzu passt folgende kurze Geschichte:

Zwei machen sich voll gepackt auf den Weg mit Rucksack, und der Weg geht durch Gärten und Wiesen, und sie freuen sich daran. Dann geht es etwas bergauf. Dann fangen sie mal an, etwas von den Vorräten aufzuzehren, die sie dabeihaben. Schließlich gehen dem einen die Vorräte aus, und er setzt sich hin. Und der andere wandert noch ein bisschen weiter und noch ein bisschen höher hinauf. Es wird immer steiniger, und er verbraucht auch seinen letzten Vorrat. Nun setzt auch er sich hin und schaut zurück ins Tal und auf die Gärten und weint.

Wie beim bildhaften Gestalten besteht die Aufgabe darin, zunächst eine eigene Vorstellung zu entwickeln und dann die eigene Vorstellung mit der des Partners zu koordinieren, was Paaren im Alltag oft Schwierigkeiten bereitet. Entweder fällt es einem oder beiden Partner schwer, überhaupt eine klare eigene Vorstellung zu entwickeln, oder dass sie Mühe haben, den anderen in seinem Anliegen zu verstehen und aus den beiden unterschiedlichen Vorstellungen ein gemeinsames Szenario zu entwickeln, in dem beide ihr eigenes wiedererkennen.

Die Rolle des Therapeuten besteht vor allem darin, den Prozess möglichst lange offen zu halten und einer vorschnellen Schließung entgegenzuwirken. Insbesondere sollte er darauf achten, dass nicht von vornherein eine Veränderung oder Lösung mit dieser Übung angestrebt wird. Vielmehr sollen die Partner mithilfe dieser Übung in anderer Weise über ihre Beziehung kommunizieren, als sie dies im Alltag tun.

Fallbeispiele

Es meldet sich ein Paar in meiner Praxis, das mich bereits mehrere Jahre zuvor konsultiert hatte. Beide sind Ende vierzig und haben eine Tochter mit 15 Jahren. Anrufer ist der Ehemann. Die Ehefrau klagt im ersten gemeinsamen Gespräch darüber, dass sich ihr Mann sehr stark zurückziehe und sie mit der Tochter und ihrem Beruf allein lasse. Der Ehemann räumt bis zu einem gewissen Grad die Vorwürfe seiner Frau ein, beklagt sich dann aber seinerseits darüber, dass er dauernd von ihr attackiert werde, was dazu führe, dass er sich zurückziehe.

Da mir die Vorwürfe der Frau und die Reaktionen des Mannes aus den früheren Sitzungen bekannt waren, schien mir die Situation mittlerweile außerordentlich verfestigt und eine rein verbale Aufweichung kaum möglich. Als Alternative erschien mir, die Aufmerksamkeit der Partner auf sich und ihre Beziehung zu lenken. Ich fragte sie daher, ob sie denn Interesse hätten herauszufinden, was inzwischen aus ihnen und ihrer Beziehung geworden sei, und dazu eine kleine Übung miteinander zu machen?

Nachdem sie diesem Vorschlag zugestimmt hatten, bat ich sie, sich umzudrehen und Rücken an Rücken zu sitzen. Als Nächstes schlug ich ihnen vor, die Augen zu schließen, einige tiefe Atemzüge zu nehmen und sich dabei vorzustellen, wie mit jedem Ausatmen ein wenig ihrer Alltagslast von ihnen abfällt. Dann wurde das Paar gebeten, sich ein Bild vorzustellen, das den augenblicklichen Zustand ihrer Beziehung zeigt. Durch Fingerzeig sollten sie mitteilen, wenn sie ihr Bild gefunden haben. Anschließend wurden die Partner gebeten, vor ihrem inneren Auge ihr Bild detailliert auszugestalten.

Nach Abschluss der Imagination schlug ich vor, dass beide ihr jeweiliges inneres Bild malen.

Die Ehefrau hatte einen Wohnungsgrundriss gemalt, der aus mehreren Zimmern besteht. Die Zimmer stehen für ihre Bedürfnisse an die Beziehung: Austausch, »zusammen den Karren ziehen«, Geselligkeit und Akzeptanz. Sich selbst hat sie zusammen mit der Tochter als Strichmännchen in eines der Zimmer gemalt. Die Wohnung hat auch einen Balkon. Auf diesem steht ein weiteres Strichmännchen – ihr Mann.

Der Ehemann hat dasselbe Motiv gewählt. Allerdings sind seine Räume verschachtelter. Es gibt einen sehr großen Raum. Darin liegt nackt ein Adam.

Dann gibt es noch einen Raum für Zweisamkeit, in dem sich ein großes Bücherregal befindet, das sonst aber ziemlich leer wirkt.

Im anschließenden Gespräch zeigt sich der Ehemann sehr berührt davon, wie einsam sich seine Frau innerhalb ihrer Partnerschaft erlebt und wie mönchisch sie ihn wahrnimmt. Die Ehefrau ist betroffen darüber, wie sehr ihre Tochter zum Partnerersatz geworden ist. In der Identifikation mit Ihrem Mann spürt sie dessen Not, Frau und Tochter allein gegenüberzustehen.

Als größte Überraschung werten beide den »nackten Adam«, wobei der Ehemann am meisten davon überrascht ist. Jahrelang hatte er versucht, seine sexuellen und libidinösen Bedürfnisse zu verdrängen und sich ganz auf das Geistige zu konzentrieren. Auch wenn der Ehefrau der Stellenwert des »nackten Adam« im Bild ihres Mannes zu schaffen macht, gibt es etwas daran, was sie anspricht.
Auch wenn die Bilder bis auf einen Aspekt nicht sehr viel Neues zum Ausdruck gebracht haben, hat ihr emotionaler Gehalt dazu geführt, dass sich die Stimmung zwischen den Eheleuten veränderte. In den nachfolgenden Gesprächen blieben wir an den Bildern, ohne zu rasch an Veränderungen zu arbeiten. Sie kamen eher indirekt dadurch zustande, dass beide durch die emotionale Erkenntnis ihre verbalen Immunisierungen aufgaben.

Das zweite Paar ist Anfang vierzig und seit zwei Jahren verheiratet. Im selben Jahr hat es sich ein Haus gekauft, um sesshaft zu werden. Gesundheitlich durch mehrere schwere Operationen angegriffen, musste die Ehefrau ihr beruflich hohes Engagement erheblich zurückfahren. Beide hatten sich sehr auf das Haus gefreut, finden es auch nach wie vor schön, kommen aber mit den veränderten Rahmenbedingungen ihrer Beziehung nicht klar. Er kann die Zeit zu Hause nicht genießen, da er sich viele Sorgen um die eigene berufliche Zukunft und die seiner Frau macht. Sie verlegt ihr ganzes Engagement auf das Kochen, was sie nicht wirklich ausfüllt und was er ihr nicht genügend honoriert.
Beide praktizieren seit einem halben Jahr ein festes Streitmuster: Der Streit entzündet sich an Kleinigkeiten, beginnt auf der Sachebene und verlagert sich dann auf die Beziehungsebene. Dafür macht er sie verantwortlich. Beide wirken enttäuscht und zermürbt.
Ich bat das Paar, sich ein Bild vorzustellen, das zu dem momentanen Zustand ihrer Beziehung passt, und es dann zu malen. Die Frau malte auf der rechten Seite ihres Bildes eine stattliche Burg und auf der linken Seite sich auf einem Pferd in einem Weizenfeld. Sie trug ein Gauklerkostüm und möchte in die Burg hineinkommen. Der Mann malte eine kleine Ansiedlung, in deren Mitte ein Handwerksbetrieb dargestellt war. Das dazugehörende Gebäude war größer als die anderen Häuser.
Bei der Besprechung ihrer Bilder waren beide überrascht, dass sie ein ähnliches Motiv: eine Behausung, gewählt hatten, was sie als Ausdruck einer

auf einer tieferen Ebene vorhandenen Übereinstimmung empfanden.
Der Ehemann konnte sich in das Bild seiner Frau gut einfühlen. Er sprach dann über seine finanziellen und beruflichen Ängste, die ihn kaum losließen. Es kam dann heraus, dass sein Vater einen schlimmen Bankrott erlebt hatte, der die Familie über Jahre stark belastete. Das machte ihn für seine Frau weicher. Die Ehefrau konnte sich ebenfalls gut in das Bild ihres Mannes einfühlen als zu ihm passend. Sie war betroffen, sich in ihrem Bild als Gauklerin wiederzufinden, was sie zu der Frage führte, ob sie sich oder ihrem Mann etwas vormache.
Beiden wurde durch die Bilder auch deutlich, dass sie aber auch unterschiedliche Erwartungen an ihre Partnerschaft hatten. Dies galt es zunächst einmal zu akzeptieren. So ist es; und ob einer von beiden etwas daran zu ändern vermag, blieb erst einmal dahingestellt. Die Akzeptanz, dass es so ist, war der Ausgangspunkt eines neuen Dialogs, in dem beide zum ersten Mal seit ihrer Heirat über ihre Wünsche und Ängste sprachen. Als dann die Zeit für Veränderungen reif war, konnten die Bilder wieder aufgegriffen werden. Beide entwickelten die Idee, sich gegenseitig einen Platz in ihrem Bild einzuräumen. Daraus wurde dann ein Spiel, bei dem sie ihn auf die Burg oder wahlweise ins Weizenfeld einlud, während er sie in seinen Handwerksbetrieb und auf den Dorfplatz mitnahm. Die in den Bildern metaphorisch ausgedrückte Polarisierung weichte zunehmend auf: die Burg wurde etwas weniger herrschaftlich, der Handwerksbetrieb dafür etwas stattlicher, aus der Gauklerin wurde eine Burgherrin und aus dem Handwerker ein Zunftmeister.

5. Der Partner-Landkartencheck

Diese Übung geht ebenfalls auf den amerikanischen Eheforscher J. Gottman (2000) zurück. Ziel ist es, den Partner und die eigene Partnerschaft besser kennen zu lernen und dadurch die Verbundenheit der Partner miteinander zu verstärken.

Die Partner können anhand dieser Übung selbst feststellen, wie vertraut sie mit der Welt des anderen sind. Paare, die die Welt des anderen sehr gut kennen, erfahren durch diese Übung eine positive Verstärkung ihres Intimitätsgefühls. Paare, die mit der Welt des anderen nicht sehr vertraut sind oder der Entwicklung ihres Partners hinterherhinken, erkennen, wo ihre Lücken sind und können dann gezielt diese Lücken schließen. So gesehen profitieren Paare in jedem Fall von dieser Übung.

Der Begriff der Partner-Landkarte ist metaphorisch zu verstehen. Gottman versteht darunter die Stelle im Gehirn, wo alle wichtigen Informationen über den Partner gespeichert werden.

In seiner ursprünglichen Fassung beinhaltet die Partnerlandkarte sechzig Fragen, die jeder dem anderen stellt. Dies hat sich für die Paartherapie als zu umfangreich herausgestellt, weshalb ich eine Kurzfassung von einundzwanzig Fragen verwende. Die Kurzfassung enthält folgende Fragen:

1. Nenne meine besten Freunde.
2. Welche Musikgruppe, welchen Komponisten oder welches Instrument mag ich am liebsten?
3. Was hatte ich an, als wir uns zum ersten Mal sahen?
4. Was ist mein Lieblingsfilm?
5. Welchen Urlaub fand ich am schönsten?
6. Welchen Problemen sehe ich mich derzeit gegenüber?
7. Beschreibe genau, was ich gestern oder vorgestern getan habe.
8. Welches Tier mag ich am liebsten?
9. Wann ist unser Hochzeitstag?
10. Welchen meiner Verwandten mag ich am liebsten?
11. Was ist mein größter Traum?
12. Welche Pflanze habe ich am liebsten?
13. Wovor habe ich am meisten Angst?
14. Was wäre für mich die größte Katastrophe?
15. Zu welcher Tageszeit habe ich am liebsten Sex?
16. Womit meine ich, mich am besten auszukennen?
17. Was macht mich sexuell an?
18. Was ist mein Lieblingsgericht?
19. Welche ist meine schlimmste Erfahrung aus der Kindheit?
20. Was ist meine Lieblingsfarbe?
21. Welche persönlichen Verbesserungen möchte ich im Leben erreichen?

Für die Durchführung dieser Übung praktiziere ich folgendes Vorgehen: Zunächst vergewissere ich mich, dass beide Partner daran interessiert sind zu überprüfen, ob ihr Wissen über den anderen noch aktuell ist.

Die nähere Begründung versuche ich darauf abzustellen, was ich schon von dem Paar weiß.

Habe ich die Zustimmung des Paares, dann bitte ich die Partner dazu, sich umzudrehen und Rücken an Rücken zu sitzen. Ich erkläre dies damit, dass sich so erfahrungsgemäß jeder besser auf die Übung konzentrieren kann. Jeder bekommt dann einen Zeichenblock und wird gebeten, spontan die Umrisse einer Landkarte aufzumalen, wobei es ein konkretes Land sein kann oder eines, das nur in der eigenen Vorstellung existiert. Dahinter steht die Absicht, die Idee der Partnerlandkarte als sinnliche Erfahrung zu etablieren und emotional zu verankern.

Ist dieser erfolgt, teile ich beiden mit, dass ich ihnen nacheinander mehrere Fragen stellen werde, die nummeriert sind, damit sie nachher die Antworten leichter den Fragen zuordnen können. Diese Fragen sollen sie so beantworten, wie sie denken, dass der andere darauf antworten würde. Ich betone, dass es darum geht, sich bei jeder Frage in den anderen hineinzuversetzen. Die Antwort sollen sie dann jeweils schriftlich zusammen mit der Nummer der Frage auf seiner Landkarte eintragen.

Nach diesem Teil frage ich die Partner zuerst nach ihren Gefühlen, die sie währenddessen empfunden haben. Danach erfolgt die eigentliche Auswertung, die ich jeweils durch eine hypothetische Frage einleite. So frage ich beispielsweise die Partnerin, bevor ihr Partner eine Frage beantwortet, ob sie glaube, dass er die Frage richtig beantwortet hat. Spielerisch können auch Wetten abgeschlossen werden oder es kann provozierend gefragt werden, ob er sie oder sie ihn wirklich so gut kenne, dass man in seiner Einschätzung so sicher sei, obwohl man die Antwort des anderen noch gar nicht kenne.

Es wird Frage für Frage durchgegangen. Am Schluss der Übung wird das Paar gebeten, eine Einschätzung vorzunehmen und sich darüber auszutauschen, ob sich irgendwelche Schlussfolgerungen hieraus ergeben.

Unter diagnostischen Gesichtspunkten gibt die Übung dem Therapeuten Hinweise über den Intimitätsgrad der Partner. Möglicherweise ist die Partnerlandkarte nur in einigen wenigen Bereichen ungenau. Es können aber auch erhebliche Lücken zum Ausdruck kommen, die auf einen generellen Mangel an Intimität hinweisen. Dieser kann von beiden Seiten herrühren oder von einer. Das Paar kann dann klären, ob jeder von ihnen Möglichkeiten sieht, daran etwas zu verändern.

6. Inselspiel

Viele eheliche Streitgespräche enden ergebnislos. Viele Paare verbringen Jahr um Jahr damit zu versuchen, den anderen umzustimmen, und zermürben sich dabei.

Wenn diese Gespräche erfolglos verlaufen, so liegt das oftmals daran, dass diesen Konflikten unterschiedliche Persönlichkeitszüge, Lebensstile oder Wertesysteme zugrunde liegen. Dies ist den Paaren jedoch nicht immer bewusst oder sie überschätzen die Anpassungsfähigkeit und Veränderungsbereitschaft des Partners. Streitet man nun über diese Differenzen, verschwendet ein Paar nur seine Zeit und gefährdet seine Ehe.

Die mögliche Lösung liegt daher nicht darin, den anderen umzuerziehen, sondern die Unterschiede zu akzeptieren und einen Modus Vivendi zu finden.

Die Übung »Inselspiel« eignet sich dazu, Paare zu einem phantasievollen und vom Alltag losgelösten Umgang mit ihren grundsätzlichen Unterschieden einzuladen. Die Übung hat ihre Wurzeln in der Kindertherapie. Das Kind wird gefragt, welche Personen und Gegenstände es auf eine Insel mitnehmen würde, wenn es dort zu einem längeren Ferienaufenthalt hinginge.

Analog dazu wird den Partnern vorgeschlagen, sich eine Auszeit zu nehmen und in der Zeit miteinander eine kleine Übung durchzuführen.

Jeder bekommt eine Schreibunterlage mit einem Blatt Papier und einen Stift. Dann werden wiederum beide gebeten, sich umzudrehen und einander den Rücken zuzuwenden. Nach einer kleinen Einstimmung kann dem Paar die folgende Anweisung gegeben werden:
»Stellen Sie sich vor, Sie gewinnen einen längeren Aufenthalt auf einer einsamen Insel. Welche zehn Dinge würde jeder von ihnen unbedingt auf die Insel für diesen längeren Aufenthalt mitnehmen? Nehmen Sie sich Zeit dafür, überlegen sie in aller Ruhe.«
Die Partner werden dann gebeten, ihre Ideen aufzuschreiben. Danach wenden sie sich einander wieder zu. Auch bei dieser Übung empfiehlt es sich als Therapeut, »über die Bande zu fragen«, also jeweils den anderen zu fragen, was er glaube, welche Dinge auf der Liste seines Partners stehen. →

Ausgehend von der metaphorischen Darstellung der unterschiedlichen Werte, Lebensstile und Charakterzüge kann dann ein Austausch darüber stattfinden.

Das Ergebnis dieses Austausches ist nach mehreren Richtungen offen: Entweder lernen die Partner die Unterschiede zu akzeptieren und nach Kompromissen zu suchen oder sie akzeptieren die Unterschiede nicht. Dann müssen sie entweder weiter streiten oder sich trennen und ihr Glück mit einem anderen Partner versuchen, der in diesen Grundsatzfragen mehr mit ihnen übereinstimmt.

Obwohl die Übung darauf abzielt, dass sich die Partner in ihrer Unterschiedlichkeit akzeptieren, wie sie sind, entsteht in den meisten Fällen gerade dadurch, dass sie es aufgeben, einander verändern zu wollen, in ihnen von allein die Bereitschaft zu positiver Veränderung. Zudem modifiziert sich die Erwartungshaltung beim unzufriedenen Partner, wenn er den anderen nicht mehr zu verändern sucht.

Akzeptanz meint nicht die Billigung des Status quo oder Resignation, sondern die Einsicht, dass Unterschiede zwischen den Partnern bestehen können, ohne dass diese als intolerabel angesehen werden und permanente Quelle von Spannungen sein müssen. Der beharrliche Versuch, den Partner nach seinen Vorstellungen verändern zu wollen, schafft nicht nur eine Menge von Misserfolgserlebnissen, sondern häufig Verhärtungen der Positionen auf beiden Seiten und gegenseitige Reaktanz.

Um den Prozess der Akzeptanz zu fördern, können zusätzlich zu dieser Übung folgende Interventionen eingesetzt werden, die von Jacobson und Christensen (1996) stammen:

1. **Besprechung der gemeinsamen Paargeschichte**
Wie sind die Partner zusammengekommen, wie hat sich die Partnerschaft verändert, wie sieht die Beziehung aus, wenn keine Spannungen vorhanden sind, wie würde die Beziehung aussehen, wenn die Probleme beseitigt wären?

2. **Aufbau von mehr Verständnis für Verhaltensweisen des Partners**
Als Mittel hierzu werden emotionale Selbstöffnung und Paraphrasierung benutzt. →

3. Förderung der emotionalen Entflechtung zwischen dem Problem und der Partnerschaft

Hierzu wird vorgeschlagen, das Problem als einen »Feind der Partnerschaft« anzusehen. Wenn es gelingt, diese Sichtweise emotional zu verankern, können die Partner über ihre Schwierigkeiten sprechen, ohne sich gegenseitig anzuklagen. Nach dem Motto »Geteiltes Leid ist halbes Leid« können sie sich empathisch verbünden. Der ursprüngliche Konfliktstoff, der zwischen den Partnern stand, kann zur Quelle neuer Verbundenheit werden.

4. Reformulierung und Neutralisierung des Problems und der damit verbundenen Attributionen

Eine Reformulierung und Neutralisierung des Problems kann durch Humor, das Erkennen auch von positiven Aspekten und den Einbezug des Kontextes relativiert und versachlicht werden. Um diesen Prozess zu erleichtern, sollen die Konfliktthemen nicht ständig, sondern zu eigens dafür vorgesehenen Zeiten und an einem bestimmten Ort diskutiert werden. Innere Distanzierung vom Problem kann auch durch die sachliche Analyse des typischen Ablaufs einer Streitsituation anhand eines zirkulären Modells und dessen Visualisierung in Gang gesetzt werden. Da häufig nicht das Verhalten des Partners oder seine Bedürfnisse als problematisch erlebt werden, sondern die damit einhergehende Ursachenzuschreibung und Interpretation („Er/Sie unternimmt diese Aktivität nicht mit mir, weil er/sie mich nicht mehr liebt«), liegt eine der Hauptaufgaben darin, bei der Neuinterpretation bzw. Neutralisierung des Problems anzusetzen.

5. Förderung der Selbstpflege

Beide Partner werden aufgefordert, in ihrer Freizeit wieder vermehrt eigenständig hedonistischen Aktivitäten ohne den Partner nachzugehen, damit die Abhängigkeit vom Partner und damit die Ansprüche an ihn reduziert werden können. Die dadurch gewonnenen Freiräume schaffen eine gesunde Distanz und erleichtern das Verständnis und die Toleranz gegenüber dem Partner und seinen eigenen Bedürfnissen und Unzulänglichkeiten.

7. Die 3-Felder-Beziehungsanalyse

Partner, die in vernachlässigten – sozusagen ungepflegten – Beziehungen leben, verlieren die Freude aneinander. Sie gehen auf Distanz, sie weichen aus, und ihr Zusammenleben wird sowohl freudlos als auch zwangsläufig unproduktiv.

Die »3-Felder-Beziehungsanalyse« stellt eine einfache Möglichkeit dar, wie sich Therapeut und Partner gemeinsam einen optischen Eindruck vom Zustand der Beziehung verschaffen können.

Hierfür werden drei Bereiche vorgegeben und mit unterschiedlichen Farben verknüpft. Es sind dies:

- der Bereich des Konsens (grün) – das ist der Teil oder Bereich der Beziehung, bei dem die Partner in ihrer Einschätzung übereinstimmen. Dieser Bereich bedarf besonders der kontinuierlichen Pflege.
- der Bereich der Diskrepanz (gelb) – das ist der Teil oder Bereich der Beziehung, in dem es nicht so läuft, wie ich mir das vorstelle oder wünsche. Solche Ist-Soll-Abweichungen werden allzu gern verdrängt oder bagatellisiert. Damit eine negative Entwicklung in den Konfliktbereich möglichst vermieden werden kann, kommt es darauf an, sich Soll-Ist-Abweichungen überhaupt einzugestehen, sie möglichst früh zu erkennen und möglichst bald gegenzusteuern.
- der Bereich des Konflikts (rot) – das ist der Teil oder Bereich der Beziehung, der durch einen oder mehrere aktuelle Konflikte belastet ist. Hier heißt das Ziel Klärung des Konflikts.

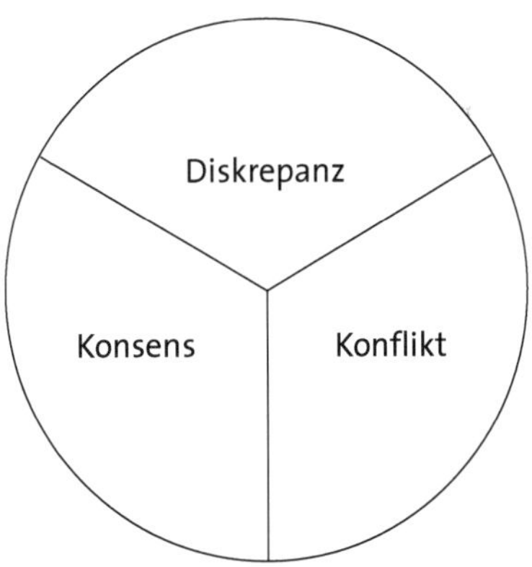

Das Dreifeldermodell der Beziehungsgestaltung (TRIAT)

Im Anschluss an diese Vorgabe erhalten beide Partner eine Schreibunterlage, ein weißes Blatt Papier und drei Wachsstifte in den Farben Grün, Gelb und Rot. Beide drehen sich dann den Rücken zu.

Jetzt werden die Partner gebeten, sich ihre Beziehung als eine Kreisfläche vorzustellen und auf das Blatt Papier aufzumalen. Dann soll jeder für sich überlegen, wie groß oder klein er/sie den Bereich erlebt, in dem Konsens zwischen ihm und dem Partner besteht, wie groß oder klein der Bereich ist, in dem der Istzustand der Beziehung vom Sollzustand abweicht, und wie groß oder klein der Bereich ist, den er/sie aktuell als konfliktbeladen erlebt. Zum Abschluss wird jeder der drei Bereiche mit der entsprechenden Farbe ausgemalt.

Danach wenden sich die Partner wieder einander zu und stellen ihr optisches Ergebnis einander vor, wobei sie vom Therapeuten gebeten werden, sich zunächst auf das optische Ergebnis zu konzentrieren und nicht sofort in die Inhalte einzusteigen. Durch die farbliche Visualisierung der drei Felder erhalten die Partner nun Informationen darüber, ob sie in ihrer Einschätzung der Beziehung weitgehend übereinstimmen, teilweise übereinstimmen oder auseinander liegen. Stimmen sie nur teilweise oder gar nicht überein, können sie darüber sprechen, wie sie zu den unterschiedlichen Einschätzungen gekommen sind. Aufgabe des Therapeuten ist es dabei, vorschnellen Bewertungen einen Riegel vorzuschieben und das Gespräch offen zu halten, da die unterschiedlichen Einschätzungen wichtige zusätzliche Gesichtspunkte beinhalten.

Ist dieser Teil gesichert, kann dann im Weiteren über jeden der drei Bereiche ein ausführlicher Austausch erfolgen.

Hand aufs Herz. Wie pflegen Sie ihre Liebesbeziehung?

1. Was tun Sie für Ihre Ehe bzw. Partnerschaft?
2. Wie viel Wertschätzung bringen Sie Ihrem Partner entgegen?
3. Erinnern Sie sich noch an damals, wie alles anfing, und erzählen Sie sich Ihre Liebesgeschichte?
4. Wie oft kuscheln Sie?
5. Wie reden Sie im Alltag miteinander?
6. Wie oft verwöhnen Sie sich gegenseitig?
7. Wie oft sorgen Sie für Überraschungen in Ihrer Beziehung und für positive Erlebnisse?
8. Wie gut lösen Sie Probleme miteinander?

9. Wie gut können Sie Ihre Unterschiedlichkeit akzeptieren und Toleranz aufbringen für das Erleben des anderen?
10. Wie ehrlich und offen sind Sie?
11. Unterstützen Sie den Partner aktiv?
12. Wie gut hören Sie einander wirklich zu, ohne innerlich bereits mit Gegenargumenten und Rechtfertigungen beschäftigt zu sein?
13. Welche gemeinsamen Ziele, Interessen und Visionen haben Sie?
14. Achten Sie auch darauf, dass Sie den anderen mal dabei erwischen, wie er Ihnen Gutes tut?
15. Können Sie sich in die Augen sehen und einander sagen, was sie aneinander interessiert und was Sie am anderen mögen?
16. Wie viel Freiheit gönnen Sie sich in Ihrer Partnerschaft?
17. Wie gut finden Sie sich selbst und wie selbstständig sind Sie?
18. Grenzen Sie sich ausreichend gegen Kinder, Schwiegereltern etc. in Ihrer Liebesbeziehung ab?
19. Pflegen Sie auch, als Entlastung Ihrer Partnerschaft, Freundschaften außerhalb Ihrer Liebesbeziehung? Wie viel Freiraum geben Sie sich hierfür?
20. Wie erfüllend finden Sie Ihr Sexualleben?
21. Tauschen Sie sich über Ihre jeweiligen Wünsche und Phantasien aus?
22. Haben Sie sich mit ihren unerfüllten kindlichen Wünschen ausgesöhnt?

W.-J. Maurer, 2005

8. Stressmanhattan

Bei dieser Übung geht es um die Förderung emotionaler Ressourcen des Paares in Stresssituationen. Nach Bodenmann (2002) sollte in der Paartherapie nicht nur die Kommunikation von Emotionen gefördert werden, sondern ebenso das gegenseitige und gemeinsame Unterstützungspotenzial.

Partnerschaftsprobleme und -krisen sind auch Folge von Alltagsstress und dessen Kumulation. So schafft eine hohe externe Stressbelastung weniger Gelegenheit zu gemeinsamen Erfahrungen und Aktivitäten und damit zu einem geringeren emotionalen Austausch des Paares, führt zu stressbedingtem Egozentrismus und mehr Rückzugsverhalten und damit beim anderen Partner zum Gefühl der Zurückweisung und emotionalen Entfremdung und zu einer höheren Negativität im Interaktionsverhalten mit dem Partner. Dadurch wird Stress zu einer lange Zeit unbemerkten oder zu gering beachteten Einflussgröße auf die Partnerschaft: Liebesgefühle und gegenseitiges Commitment werden durch Stress zugeschüttet und begraben.

Bei der Übung Stressmanhattan handelt es sich ebenfalls um eine Papier-und-Bleistift-Übung.

Die Partner erhalten einen Zeichenblock und einen Farbstift. Dann werden sie gebeten, nebeneinander eine Reihe gleich großer Säulen zu malen, die für mögliche Stressbereiche stehen: Partnerschaft, Familie, Beruf, Kinder, Freizeit, soziale Beziehungen, Finanzen, Gesundheit und anderes.
Dann füllt jeder jede Säule so weit mit einem Farbstift aus, wie er/sie den Bereich als belastend erlebt. Bei außerordentlich viel Stress wird etwa die ganze Säule bis oben hin ausgemalt, bei wenig Stress nur das untere Drittel. Ich empfehle, mit der hauptsächlichen Stresssäule zu beginnen und dann die übrigen entsprechend auszufüllen. Es entsteht eine Wolkenkratzermetropole – daher der Begriff Stressmanhattan.
Nachdem beide Partner ihr Stressmanhattan gemalt haben, sprechen Sie gemeinsam über das Ergebnis.
Nachdem die Partner nun darüber Bescheid wissen, wie stark jeder in welchen Bereichen durch externen Stress belastet ist, können sie zu weiteren Schritten übergehen. Um insbesondere die emotionalen und problembezogenen Bewältigungsressourcen des Paares zu fördern, kann zunächst die Verbesserung der emotionalen Stresskommunikation, d.h. die Mitteilung von Belastungen, Sorgen, negativen Emotionen und deren Gründe, angestrebt werden. Das entsprechende Kommunikationsverhalten kann modellhaft in Form von Rollenspielen geübt werden. Dabei geht es vor allem darum, den emotionalen Bedeutungsgehalt zu ergründen, weshalb die Situation für den Partner dermaßen belastend und schlimm war.

Die dadurch gewonnenen intimen Informationen zum Befinden und Erleben des Partners schaffen die Grundlage für eine angemessene, persönliche und emotionszentrierte Unterstützung seines Partners. Erst auf

Mein eigenes Stressmanhattan

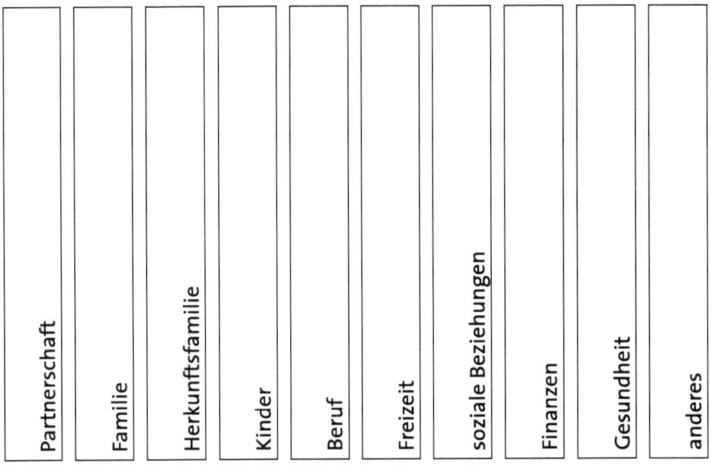

Tragen Sie in die einzelnen Säulen das Ausmaß an Stress in diesem Bereich ein. Ganz ausgefüllte Säulen bedeuten eine höchste Beanspruchung, leere Säulen überhaupt keinen Stress.

© Bodenmann, G. (1996). Freiburger Stressbewältigungstraining. Trainermanual Fribourg. Universität Fribourg

der Basis dieses Verständnisses wird es dem Partner möglich, den anderen und seine Reaktionen wirklich zu verstehen und ihn bei der Bewältigung des Stressereignisses zu unterstützen.

In einem nächsten Schritt können dann Möglichkeiten des supportiven und gemeinsamen emotionalen Umgangs mit Alltagsstress verstärkt werden. Die emotionale Unterstützung kann mittels:

- Empathie und Verständnis,
- Interesse für das, was der andere erlebt hat,
- Solidarisierung,
- Umbewertung der Situation,
- Gefühlsberuhigung,
- den Glauben an den Partner bekunden
- Austausch zärtlicher Gesten stattfinden (Bodenmann, 2002).

Auf dieser Basis können dann beide gemeinsam nach Lösungsmöglichkeiten suchen und Kompromisse finden. Hierzu vereinbaren die Partner, wie sie die Lösung in konkretes Verhalten umsetzen wollen: Wer übernimmt was? Ab wann und wo wird es gemacht? Welche Hindernisse können auftreten? Damit die Partner die Hilfe bekommen, die sie wirklich brauchen, können Sie Ihnen folgende Übung vorschlagen: Nehmen Sie jeder ein Blatt Papier und teilen Sie es in vier Spalten. Schreiben Sie eine oder zwei Wochen lang in die erste Spalte, was Ihr Partner tut, um Ihnen zu helfen. Dann notieren Sie in der zweiten Spalte neben jedem Punkt, wie zufrieden Sie damit sind. Daneben, wie wirksam bzw. hilfreich seine Unterstützung für Sie ist. Und in einer letzten Spalte sammeln Sie, was Sie sich stattdessen oder zusätzlich noch wünschen würden.

Erweitern oder festigen Sie Ihr eigenes hedonistisches Repertoire

- Kulturelle oder bildende Aktivitäten (Konzertbesuche, Museumsbesuche, Reisen, Lesen etc.)
- Kreative Aktivitäten (Musizieren, Dichten, Schreiben, Malen, Basteln, Nähen etc.)
- Körperliche Aktivitäten (Sport, Spaziergänge, Gymnastik etc.)
- Passiv-konsumatorische Aktivitäten (fernsehen, Radio hören, Entspannungsmassagen, Sauna, Mittagsschlaf etc.)
- Soziale Aktivitäten (Freunde treffen, diskutieren, gesellige Anlässe wahrnehmen etc.)

Bodenmann, 2002

9. Faustübung

Diese Übung geht auf M. Cöllen (2003) zurück. Ich verwende sie vorzugsweise bei Paaren, mit Annäherungs-Vermeidungskonflikten (Nähe–Distanz) und Vermeidungs-Vermeidungskonflikten (Distanz–Distanz).

Die Übung erfolgt bis auf die Anweisungen des Therapeuten ohne Worte und wird am besten im Stehen durchgeführt, wobei sich die Partner einander in Armlänge entfernt gegenüberstehen. Der Therapeut stellt sich dicht zu den Partnern. Einer der Partner entscheidet sich für die passive Rolle. Er schließt dazu seine linke Hand zur Faust und hält sie dem Partner in Hüfthöhe entgegen. Diese Faust soll – und hier ist die Formulierung wichtig – »das in Wut, Kränkung, Zorn oder Trauer verschlossene eigene Herz darstellen« (Cöllen).

Der Therapeut wendet sich dann dem aktiven Partner zu. Dieser wird nun gebeten, zunächst auf seine für ihn typische Art und Weise zu versuchen, ganz ohne Worte die Faust des Partners zu öffnen. Dieser wiederum soll seine Faust nur dann öffnen, wenn er in sich den Impuls spürt, seine Hand, und damit sein Herz, jetzt auch wirklich für den Partner öffnen zu wollen. In diesem Zusammenhang betone ich, dass daher der Ausgang der Übung offen ist, das Paar aber in jedem Fall auf die eine oder andere Art davon profitieren wird.

Nicht selten herrscht zu Beginn der Übung zunächst einmal allgemeine Ratlosigkeit, da die Partner jetzt plötzlich ohne Sprache direkt miteinander kommunizieren müssen. Der Aktive ist daher vielleicht zögernd, unsicher, ängstlich und wartet auf ein Signal der Ermunterung von seinem Partner, das aber zunächst ausbleibt. Oder er versucht hastig, stürmisch, nahezu gewaltsam voranzukommen, weil er die Zurückweisung durch die Faust kaum ertragen kann. Dadurch ist er jedoch ganz auf sich und nicht auf den Partner konzentriert, was möglicherweise ein typisches Muster zwischen den Partnern darstellt und jetzt in aller Deutlichkeit sichtbar wird.

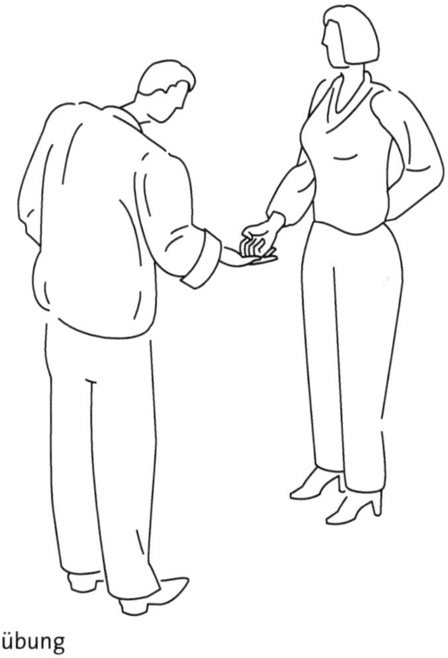

Bild 3: Faustübung

Hat der aktive Partner mit seinem typischen Vorgehen keinen Erfolg, schlägt der Therapeut ihm vor, einen weiteren Versuch zu wagen und jetzt etwas Neues auszuprobieren, z. B. das Gegenteil von dem, was er/sie bisher gemacht hat. Nach einer bestimmten Zeit wird dann ein Rollentausch vorgeschlagen. Dieser ist auch dann sinnvoll, wenn nur einer der Partner sich zurückgezogen hat, da er/sie sich anschließend besser in diese Rolle versetzen kann. Jetzt versucht der bisher Passive ebenfalls auf die ihm eigene Art und Weise, die Faust seines Gegenübers wiederum ohne Worte zu öffnen. Auch hier ermuntert der Therapeut gegebenenfalls zum Experimentieren. Anschließend nehmen beide wieder ihre übliche Sitzhaltung ein und tauschen sich unter der aufmerksamen Begleitung des Therapeuten über ihre Erfahrungen aus. Durch diese Übung werden Annäherungs- und Vermeidungsmuster deutlich, die im Alltag oft vertuscht werden und mit Worten leicht zerredet werden können.

Fallbeispiele

Der Ehemann übernimmt in der Übung die passive Rolle, die er auch in der Beziehung innehat. Die Ehefrau versucht zunächst recht stürmisch, die Hand ihres Partners zu öffnen, worauf dieser seine Faust noch fester ballt, sodass seine Knöchel weiß werden. Nach kurzer Zeit gibt die Frau weinend auf und will auch keinen Rollenwechsel. In der Nachbesprechung wird ihr selbst, aber auch ihrem Partner und dem Therapeuten deutlich, dass sie keine Kraft mehr hat, weiter auf ihren Mann zuzugehen. Sie habe das während der Übung plötzlich so deutlich gespürt wie noch nie zuvor. Im Alltag sei sie wohl einfach darüber hinweggegangen. Der Mann reagiert auf die Äußerung seiner Frau sehr betroffen. Vermutlich war er bisher davon ausgegangen, dass er es sich leisten könne, seiner Frau die ganze Beziehungsarbeit zu überlassen. In der nächsten Stunde teilt der Mann mit, dass er alles tun wolle, um die Ehe aufrechtzuerhalten.

In einem anderen Fall fing der Mann die Übung erst gar nicht an. Auf meine Nachfrage erklärte er, dass er sich schon längst aus der Beziehung verabschiedet habe, seine Frau aber aus Bequemlichkeit darüber im Unklaren gelassen habe. Die Ehefrau war weniger enttäuscht als letztlich entlastet, da sie sich in ihrem Gefühl, dass ihr Mann sie nicht mehr liebte, nicht getäuscht hatte. Das Paar trennte sich daraufhin.

In einem ähnlich gelagerten Fall schob die Partnerin die Faust ihres Partners einfach zur Seite und küsste ihn stattdessen auf den Mund, was er als ein Ignorieren seiner Gefühle erlebte, während sie der Meinung war, ihr Partner solle sich nicht so anstellen. Als die Übung wiederholt wurde und der Mann gebeten wurde, sich nicht wieder übergehen zu lassen, entstand bei seiner Partnerin völlige Ratlosigkeit. Beide lernten aus der Übung, dass weder nur Nachgeben noch nur Übergehen zu einer für beide bedeutsamen Nähe führt.

In einem weiteren Fall kam das Paar wegen Nähe-Distanz-Problemen in die Paartherapie. Es hatte auch keine sexuellen Kontakte mehr. Die Frau übernahm zunächst die passive Rolle. Der Mann strengte sich furchtbar an, die Faust seiner Frau zu öffnen, indem er alle Register zog: Er streichelte sie erst sanft, dann kräftig, dann biss er, und schließlich küsste er sie eins ums andere Mal. Je mehr er sich anstrengte, umso weniger erreichte er bei ihr. Im Anschluss an die Übung teilte sie mit, dass sie sich immer weiter nach innen zurückgezogen habe.
Der Mann wurde nun gebeten, etwas anderes zu versuchen oder das Gegenteil von dem, was er bisher gemacht hatte. Zunächst fiel ihm nichts ein. Schließlich tat er für seine Verhältnisse fast nichts, erreichte damit aber ganz viel: Er legte ganz sanft seine Hand über die Faust seiner Frau und schaute ihr dabei in die Augen. Nach einer Weile begann sie ihre Hand zu öffnen. Ihre und seine Hand konnten sich anschließend frei berühren.

10. Aufeinander zugehen

Bei dieser Übung geht es hauptsächlich um das Thema Nähe und Distanz. Nähe und Distanz sind keine festen Größen, sondern zyklische Bedürfnisse. Dabei kann man sich nur so nahe kommen, wie man sich voneinander entfernen kann. Konfliktscheue Paare vermeiden das.

Willi (1975) beschreibt, wie sich Partner mit komplementären emotionalen Profilen gegenseitig anziehen und sich diese Wahl zunächst durch die positive Ergänzung und damit verbundene Selbsterweiterung stabilisiert. Dies gilt auch für Nähe und Distanz.

Auf lange Sicht jedoch kann sich ein solches Arrangement als konflikthaft herausstellen. Der Nähe-Partner will nicht immer für die Nähe zuständig sein und beginnt, den Distanz-Partner zu attackieren, damit dieser sich mehr für die Nähe engagiert. Setzt dieser nun dieser Erwartung Widerstand entgegen, kommt es zum offenen Konflikt, indem sich beide in ihrer jeweiligen Position gefangen fühlen.

Polarisierung macht das Problem nicht besser, sondern schlechter. Die Unterschiedlichkeit wird übertrieben, die unvereinbaren Verhaltensweisen wachsen sich zu unversöhnlichen Unterschieden an, und die gegenseitig zugefügten Enttäuschungen und Verletzungen nehmen überhand. Oft geht dann auch im verbalen Austausch nichts mehr.

Wenn man wissen möchte, wie die Partner mit Nähe umgehen, kann man sie bitten, in die gegenüberliegenden Ecken des Therapieraums zu

Nähesucher	**Distanzhalter**
Leidet unter der zunehmenden Sprachlosigkeit, sucht Gespräche, stellt Fragen, macht Angebote	
	Fühlt sich eingeengt, will Freiheit, zieht sich zurück, glaubt, der andere wolle ihn an der persönlichen Entwicklung hindern, Desinteresse am anderen steigt
Kontrolliert, beschuldigt den anderen, nicht mehr zu lieben, oder schreibt dem anderen Angst vor Nähe zu, droht mit Trennung oder anderen Machtmitteln	
	Antwortet mit dem Vorwurf, der andere wolle sich abhängig machen, sei unfähig, allein zu leben, weist den anderen zurück
Resigniert, zieht sich gekränkt zurück, sucht sich Alternativen, geht fremd	
B. Hippler, 2000	Zeigt sich gleichgültig, kriegt Panik, verlassen zu werden

gehen. Dann sollen sie ohne Worte aufeinander zugehen oder das tun, was ihnen im Moment gefühlsmäßig am nächsten kommt.

Fallbeispiel

Das Paar ist Mitte vierzig und hat einen Sohn im Schulkindalter. Anlass der Paartherapie waren massive sexuelle Probleme, die in stereotyper Weise abliefen. Die Frau fühlte sich von ihrem Mann ständig bedrängt und reagierte mit zunehmender Lustlosigkeit. Der Ehemann fühlte sich als Sexmonster, reagierte gekränkt und rächte sich dafür, indem er von seiner Frau forderte, dass sie bis zur körperlichen Erschöpfung am Umbau des Hauses mitwirkte.

Die Übung lief wie folgt ab: Nachdem sich beide in die gegenüberliegenden Ecken meines Therapieraums gestellt hatten, begann die Frau, sich dem Mann zu nähern, der seinerseits stehen blieb, ihr aber nonverbal signalisierte, sie solle weiter auf ihn zugehen. Im Körperausdruck machte der Mann einen jämmerlichen Eindruck: Schultern und Arme hingen schlaff nach unten, sein Blick war bittend. Als die Frau fast die Mitte der Strecke erreicht hatte und die Spannung immer größer wurde, begann er sich ihr zu nähern. Es hatte aber nichts Lustvolles. Die Frau begann aufgrund der Anspannung und der großen Vorleistung zu weinen. Als der Mann sich in der Mitte mit ihr traf, waren beide so erschöpft, dass sie keine Energie mehr hatten, sich zu umarmen oder in anderer Weise näher zu kommen.

Beide waren erschüttert. Beide sagten übereinstimmend, sie hätten sich wie Kinder gefühlt, die sich nicht geliebt fühlen und allen Halt am anderen suchen.

Der Ehefrau wurde bewusst, dass sie zu viel an Vorleistung erbracht hatte und dass sie das auch oft im Alltag macht. Sie äußerte auch, dass sie schlecht für sich selbst sorgen könne. Dem Ehemann wurde sein Vermeidungsverhalten in aller Deutlichkeit bewusst: Um kein Monster zu sein, wurde er von sich aus nicht mehr aktiv und wartete nur noch ab. Seine bittende Haltung nahm er sich übel und schämte sich dafür.

Ich fragte beide, ob sie zu einem weiteren Versuch bereit wären, für den es von mir ein paar neue Regieanweisungen gebe. Beide stimmten erleichtert zu. Ich bat daraufhin die Frau, sich vorzustellen, dass sie bereits gut für sich sorge; die damit verbundenen Gefühle und Empfindungen solle sie in ihrem Körper ausbreiten lassen. Sobald sie sich so fühle wie eine »Frau, die für sich sorgt«, solle sie mit dieser Haltung auf ihren Mann zugehen. Dem Mann schlug ich vor, sich als »liebenswertes Monster« zu sehen und alle dazugehörigen Gefühle und Empfindungen zuzulassen und ihren körperlichen Ausdruck finden zu lassen. Dann soll er auf seine Partnerin zugehen.

Die Frau ging nun weniger schnell als zuvor auf den Mann zu, ihr Mann näherte sich ihr rascher und in aufrechter Haltung. Zuerst blieb die Frau stehen und schaute ihren Mann mit einem offenen Blick an. Der Mann ging noch einen Schritt auf seine Frau zu, blieb dann auch stehen. Ich bat dann beide zu überprüfen, ob die angenehmen Gefühle bei jedem überwogen, was beide bestätigten. Dann bat ich sie, ohne ihren Abstand zu verändern, zu schauen, ob und wie sie miteinander in Kontakt treten wollen. Der Mann fing daraufhin an, Grimassen zu schneiden, was seine Frau zum Lachen brachte. Ich warf ihnen einen bunten Jonglierball zu, den sie sich gegenseitig zuwarfen. Der Mann versuchte einige Kunststücke, sie versteckte den Ball hinter ihrem Rücken, sodass er raten musste, in welcher Hand sich der Ball befand.

In der nächsten Stunde berichtete das Paar, das sie entspannter miteinander umgingen. Außerdem hatten sie wieder damit begonnen, ihrer alten Leidenschaft fürs Kartenspiel nachzugehen und um kleine Einsätze zu spielen.

Will der Therapeut wissen, wie das Paar mit Distanz umgeht, bittet er die Partner, von der Raummitte aus sich in verschiedene Richtungen voneinander zu entfernen, wobei sie sich am Ende wieder in der Mitte des Raumes treffen sollen.

Bei einem Paar ergab sich, dass die Frau aufblühte, je mehr sie sich von ihrem Mann entfernte, während der Mann sich kaum von ihr entfernen konnte und sie dauernd aus den Augenwinkeln beobachtete. Der Frau wurde klar, dass sie mehr Freiheit benötigte, und dem Mann, dass er mit seiner Angst die Frau zu sehr festhielt, was eigentlich seiner Überzeugung widersprach.

Durch den direkten räumlichen und körperlichen Ausdruck werden Nähe und Distanz in metaphorischer, jedoch sehr emotionalisierender Weise ausgedrückt. Daraus ergeben sich viele Hinweise, die zum Ausgangspunkt weiterer Überlegungen und Schritte werden können:

- Wer will wie viel Nähe und wie viel Distanz und wie erfolgt die Regulierung?
- Wer setzt sich beim anderen mit seinen Vorstellungen durch?
- Wie direkt oder indirekt werden Wünsche nach Nähe und Distanz ausgedrückt?
- Welche Durchsetzungsstrategien werden benutzt, eher direkte oder indirekte?
- Wer ist auf welchem Gebiet aktiv und engagiert und wer passiv und abwartend?
- Wie groß ist die Anpassungs- und Veränderungsbereitschaft der Partner, um Nähe- und Distanzspielräume zu erweitern?

11. Was uns verbindet

Im Rahmen ihrer Beziehung entwickeln die Partner ganz bestimmte Bindungen aneinander (Mary, 2004). Diese Verbindungen kann man sich im Wortsinn als Bänder vorstellen, die beispielsweise mithilfe verschiedenfarbiger Seile visualisiert werden können.

Bindungen werden gespürt, ohne dass sich die Partner bewusst sind, wodurch sie miteinander verbunden sind. Deshalb kann es sinnvoll sein, sich diese Verbindungen zu vergegenwärtigen. Insbesondere in Zeiten des inneren oder äußeren Umbruchs verändern sich bestehende Bindungen: Sie können reißen, sich auflösen oder erschlaffen. Bleibt dies unerkannt, wird meist nur ein vages Gefühl von »etwas stimmt nicht mehr« oder Verlust wahrgenommen.

Auch wenn es romantisch klingt, dass Partner durch das Band der Liebe miteinander verbunden seien, stellt dies doch eine unzulässige Vereinfachung dar. Meist ist nämlich mehr als Liebe im Spiel, was Partner miteinander verbindet. Partner können ebenso durch Angst, Besitz, Hoffnungen, gemeinsam durchlittenes Leid, erlebtes Glück, Gefühle, Erwartungen, Versprechen, Verpflichtungen, Rituale, Kinder usw. aneinander gebunden sein. So viele Verbindungen es geben kann, so unterschiedlich stark können diese sein. Auch ihr Zustand kann höchst unterschiedlich sein. Manche dieser Bänder erscheinen sehr stark, andere eher zart oder schwach. Manche machen einen gepflegten Eindruck, andere wirken vernachlässigt und selten in Gebrauch.

Sich auf eine gemeinsame Wahrnehmung der gegenseitigen Verbindungen zu einigen, kann unterschiedliche Konsequenzen nach sich ziehen. Es kann:

1. die Beziehung bestätigen
2. von Ansprüchen befreien, die sie nicht zu erfüllen vermag, oder
3. in Frage stellen.

Zu inszenieren, was zwei Partner miteinander verbindet, lässt eine von der üblichen Rationalisierung unabhängige Kommunikation entstehen.

Welche Verbindungen bzw. Bindungen zwischen zwei Partnern sind vorstellbar? Neben der auf Liebe basierenden Bindung können folgende Verbindungen existieren:

- Kinder und Familie
- Vertrauen
- Seelenverwandtschaft
- Sex
- Gleiche Lebensziele
- Gleiche Werte
- Gemeinsame Interessen
- Erlebnisse
- Die gemeinsame Geschichte der Partner
- Gemeinsam erlittenes Leid
- Verständnis
- Freundschaft
- Wut usw.

Als Material können für diese Übung verschiedenfarbige und unterschiedlich dicke Seile verwendet werden. Die Übung kann folgendermaßen eingeführt werden:
»Nach dem, was ich bisher von Ihnen gehört habe, frage ich mich, ob es nicht Sinn machen könnte, wenn Sie heute überprüfen, was Sie miteinander verbindet und ob Sie das gleich oder unterschiedlich sehen. Ich denke, es würde auch mir helfen zu verstehen, was Sie verbindet.«
Die nächste Anweisung besteht darin, dass die Partner gebeten werden, sich fünf bis sechs Seile unterschiedlicher Farbe und Stärke auszusuchen und diese neben ihre Stühle zu legen. Anhand der Stärke des Seils kann

die Wichtigkeit der Verbindung eingeschätzt werden, während die Farbe die Art der Verbindung oder das damit verbundene Gefühl ausdrücken kann.
Einer der Partner beginnt nun, indem er ein Seil in seine Hand nimmt, dessen Namen mitteilt oder seine Bedeutung umschreibt z. B. »Mich verbindet mit dir ein tiefes Vertrauen« oder » Mich verbinden mit dir unsere vielen schönen Erlebnisse« und es seinem Partner hinhält. Nimmt der Partner dieses Seil auf und hält es seinerseits fest, gilt die Verbindung als bestätigt. Die Partner wechseln sich innerhalb der Übung ab.

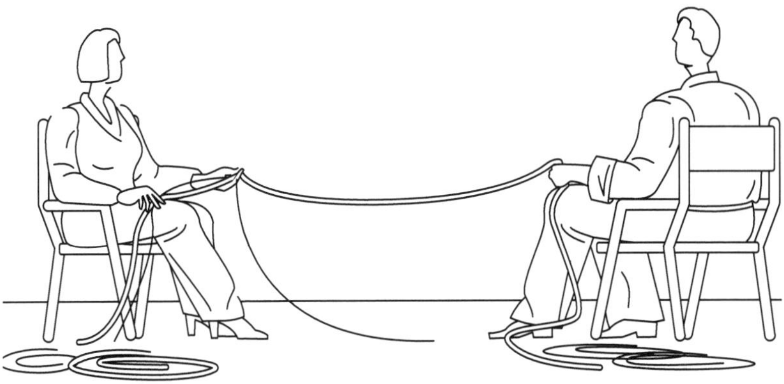

Bild 4: Was uns verbindet

Im Anschluss an die Übung erfolgt ein Austausch, der durch folgende Fragen strukturiert werden kann:

- Wie geht es Ihnen?
- Sind Sie in irgendeiner Weise überrascht? Worüber?
- Was hat Sie nicht überrascht? Weshalb?
- Fühlen Sie sich bestätigt (toll, wie viel uns verbindet)?
- Fühlen Sie sich entlastet (uns muss gar nicht so viel verbinden)?
- Wem fehlt welche Verbindung?
- Kann sie reaktiviert werden? Von wem ?
- Gibt es neue Verbindungen zwischen uns?
- Waren früher andere Verbindungen? Was ist aus ihnen geworden?
- Fühlen Sie Ihre Beziehung in Frage gestellt (Ist das alles, was uns verbindet)?

Fallbeispiele

Ein verheiratetes Paar um die vierzig, das zusammen zwei Kinder hat, kommt in die Therapie. Der Ehemann hat seine Ehefrau über einen längeren Zeitraum betrogen; die Freundin erwartet nun ein Kind von ihm. Er hat inzwischen die Beziehung zu ihr beendet. Beide sind hin- und hergerissen zwischen Momenten lange nicht mehr gekannter Nähe und scheinbar unüberbrückbarer Distanz. Die Frau ist aufs Tiefste gekränkt und hatte kein Vertrauen mehr zu ihrem Mann. Er versucht, ihr Vertrauen auf jede denkbare Art zurückzugewinnen.

Bildlich gesprochen hatte die Außenbeziehung des Mannes das Band »Vertrauen« zerrissen, obwohl es sich bisher scheinbar um ein festes Band zu handeln schien.

In der Übung hielt die Frau das von ihrem Mann in die Hand genommene »Vertrauensband« nicht fest. Ihr Ende bleibt auf dem Boden liegen. Die Frau sagte dazu, dass dieses Seil nicht mehr in den ursprünglichen Zustand gebracht werden könne. Es ist ihr nicht möglich, darauf zu vertrauen, dass so etwas nicht wieder passieren wird, zumal der Mann ein derartiges Versprechen nicht abgeben will. Nachgefragt, was sie jetzt damit machen wollen, erklären beide, dass sie ihre Bemühungen. das »Vertrauensband« wieder in den alten Zustand zu versetzen, einstellen wollen.

Durch die Übung wurde beiden klar, dass sich ihre Beziehung nicht mehr in der alten Sicherheit wiegen kann, die – was im weiteren Therapieverlauf deutlich wird – beide blind füreinander gemacht und zu einem Nebeneinanderher-Leben geführt hatte. Paradoxerweise kehrt mit der Anerkennung dieser Tatsache ein Teil des gegenseitigen Respekts zurück, der in den letzten Jahren verloren gegangen war. Paradoxerweise steigt auch der Wert der Beziehung: Beide wollen die Beziehung fortsetzen, obwohl ein wichtiges Band zwischen ihnen zerrissen ist. Damit kann auch der Blick geöffnet werden für die anderen Bindungen, die zwischen ihnen bestehen. Es ist auch nicht ausgeschlossen, dass im Laufe der Zeit vom verlorenen Vertrauen einiges wiederkehrt und ein neues Band entsteht.

Ein anderes Paar stellte durch die Übung fest, dass es bis auf die Sexualität viele starke Verbindungen zueinander hatte.

Die beiden hatten gemeinsame Kinder, wohnten zusammen, unterstützten sich beruflich, hatten gemeinsame Freunde, liebten sich und führten gute

Gespräche miteinander. Als sie dies wahrnahmen und die vielen Seile in ihren Händen hielten, relativierte sich für beide die Bedeutung des Bandes Sexualität. Beiden schien es nunmehr nicht mehr die Beziehung in Frage zu stellen. Dadurch fiel sehr viel Druck von ihnen ab. Beide beschlossen, sich nicht weiter anstrengen zu wollen, auch in der Sexualität eine tolle Beziehung zu haben. Dies führte dazu, dass beide lockerer wurden und es passieren ließen.

Festgehaltene beziehungsweise abgelegte oder phantasierte Seile machen mehr als Worte folgende Aspekte der Beziehung deutlich:

1. Gemeinsamkeiten und Unterschiede im Erleben und in der Wahrnehmung der Bindungen
2. die Kluft zwischen Wunsch und Wirklichkeit
3. im Laufe der Zeit Verlorengegangenes
4. zukünftige Möglichkeiten an Bindungen.

Während das eine Paar aus der Übung für sich den Schluss zieht, sich darüber Gedanken zu machen, ob und wie ein Band reaktiviert und mit Leben erfüllt werden kann, kommt ein anderes Paar zu dem gegenteiligen Ergebnis. Es stellt fest, dass keine Bereitschaft da ist, ein bestimmtes Band aufzunehmen und wieder mit Leben zu erfüllen. Ebenso kann realisiert werden, dass zwar einige Bänder erschlafft, dafür aber neue, straffere entstanden sind.

Nach Sager (1976) ist Paartherapie die Verhandlung eines neuen Beziehungskontrakts, wenn der alte oder Teile davon veraltet ist und die Entwicklung der Beziehung behindert. Dazu müssen die unausgesprochenen, impliziten Anteile zunächst bewusst gemacht werden. Diese implizite Übereinkunft z. B. einer spielerischen Beziehung (Lee, 1988) wirkt sich auf allen Ebenen aus: sie beeinflusst die Sexualität (spielerisch), die sozialen Verhaltensweisen (keine Einengung), die Gedanken (Liebe ist ein Kind der Freiheit), den Attributionsstil (Wir genügen uns) und die Gefühle (leicht und leidenschaftlich).

1. Die spielerische Liebe
Liebe muss etwas Spielerisches, Leichtes haben. Den anderen einzuengen, zu kontrollieren passt nicht dazu. Das bringt eine erfrischende Spannung in die Beziehung, birgt aber auch die Gefahr, dass sich die Partner mitunter alleingelassen fühlen.

2. Die kameradschaftliche Liebe
Es werden keine Wechselbäder der Gefühle angestrebt, sondern Zuverlässigkeit und Gelassenheit. Der Partner ist der beste Freund. Dies kann zu einem spannungslosen Miteinander führen.

3. Die Coaching-Liebe
Bei diesem Liebesstil wird die Partnerschaft pragmatisch angegangen. Gleiche Lebensziele, Einstellungen und ein gemeinsamer Freundeskreis spielen eine wichtige Rolle. Die Partner kümmern sich sehr umeinander, aber nicht auf romantisch-spielerische Art, sondern unterstützend. Beide erwarten ein hohes Engagement für die gemeinsamen Belange. Schwierig kann es werden, wenn sich aus der Liebe eine Zweckgemeinschaft entwickelt.

4. Die besitzergreifende Liebe
Hier herrscht ein hohes Bedürfnis nach Aufmerksamkeit und Zuwendung vor. Entspricht das Verhalten nicht den hohen Erwartungen, machen sich die Partner die Hölle heiß. Beide möchten der Mittelpunkt im Leben des anderen sein. Dies kann für beide ziemlich anstrengend sein.

5. Die selbstlose Liebe
Hier stehen jeweils die Wünsche des anderen im Mittelpunkt. Egoismus ist suspekt. Man ist dann glücklich, wenn sich der andere wohl fühlt. Auf Dauer kann daraus ein Gefängnis werden.

6. Die leidenschaftliche Liebe
Dieser Liebesstil ist in allen Filmen, Romanen und Wunschvorstellungen der absolute Favorit. Auf Romantik, Erotik, Zärtlichkeit und große Gefühle wird größter Wert gelegt. Nachteilig daran ist, dass auch die heftigste Leidenschaft nach einigen Jahren abnimmt, was Eros-Typen nicht wahrhaben wollen.

Liebesstile nach Lee (1988) u. a.

12. Sich durchsetzen

Bei dieser Übung, die auf Bader und Pearson (1988) zurückgeht, beschäftigen sich die Partner mit ihren indirekten und direkten Strategien, sich in der Beziehung durchzusetzen.

Die Partner werden gebeten, ihre Stühle so zueinander zu drehen, dass sie einander gegenübersitzen, ohne sich zu berühren. Dann wird ihnen erklärt, dass die Übung ohne Worte stattfindet. Anschließend erhalten sie ein weißes DIN-A4-Blatt Papier, das beide mit Daumen und Zeigefinger an der ihnen zugewandten Seite festhalten sollen, ohne damit schon irgendetwas zu tun. Beide halten jetzt das Blatt zwischen sich.
Anschließend erhalten sie sinngemäß folgende Anweisung:
»Stellen Sie sich vor, dass dieses Blatt Papier all das verkörpert, was jeder von Ihnen jeweils von der Beziehung will. Nehmen Sie sich Zeit, sich das vorzustellen ... Wenn Sie so weit sind, geben Sie mir ein kleines Zeichen ... Und jetzt versuchen Sie beide ohne Worte, Ihre Vorstellung von Ihrer Beziehung dadurch durchzusetzen, dass Sie das Blatt in Ihren Besitz bringen.«

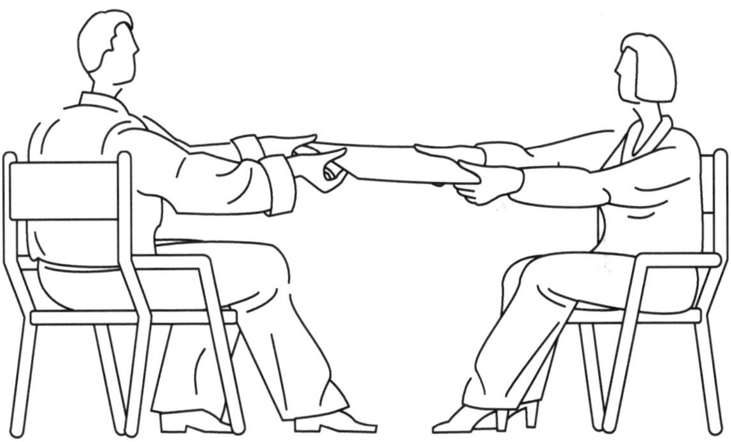

Bild 5: Sich durchsetzen

Fallbeispiel

Der Mann verhält sich abwartend. Die Frau zieht das Blatt vorsichtig auf ihre Seite. Dann lässt sie wieder locker, sodass das Blatt durchhängt. Diesen Vorgang wiederholt sie mehrmals. Als das Blatt erneut durchhängt, zieht der Mann mit einem kräftigen Ruck daran, worauf die Frau nicht vorbereitet war und ihre Seite des Blattes loslässt. Der Mann hält nun das Blatt allein in der Hand, die Verbindung zu seiner Frau ist abgebrochen. Die Frau beginnt daraufhin zu weinen. Auf meine Nachfrage erklärt sie, dass es zu Hause genauso ablaufe. Sie ergreife die Initiative, ihr Mann lasse sich bitten, um dann plötzlich das Ruder an sich zu reißen. Der Mann beginnt sich daraufhin zu verteidigen und der Frau vorzuwerfen, dass sie das Blatt nicht genügend festgehalten habe. Ich schlage vor, den Ablauf in Zeitlupe zu wiederholen in der Hoffnung, der Mann erkennt dann seine Alles-oder-nichts-Strategie. Bei den einzelnen Sequenzen frage ich jeweils nach dem inneren Erleben. Es kommen verschiedene Inkongruenzen zur Sprache: Die Frau beginnt, obwohl sie gar nicht anfangen will. Er erlebt das als »viel Luft um nichts«, was ihn ärgerlich macht. Anstatt mit ihr etwas Neues auszuprobieren, macht er dem ganzen Spuk ein Ende: Entweder es läuft nach meiner Vorstellung oder es läuft gar nichts.

Ich schlage weitere Durchgänge vor. Zunächst soll sich die Frau dem Mann anpassen. Der Mann zieht das Blatt kräftig zu sich, die Frau hält dagegen. Beide gehen an ihre Grenze. Schließlich reißt das Blatt an beiden Seiten ein, und jeder hat nur noch ein Stück in der Hand. Beide scheinen den symbolischen Kampf genossen zu haben. Der Mann konnte Stärke zeigen, die Frau hielt genauso kräftig dagegen. Danach sollte sich nun der Mann der Frau anpassen. Die Frau bewegt das Blatt mal in direkter Linie zu sich hin, mal nach oben, dann zur Seite nach links und rechts. Während die Frau die fließenden Bewegungen genießt, hat ihr Mann erst mal Mühe damit.Abschließend bitte ich beide, eine Mischung aus den beiden letzten Durchgängen auszuprobieren. Beide zeigen sich mit dem Ergebnis zufrieden, auch wenn noch völlig unklar ist, welche Konsequenzen dies für den Alltag ihrer Beziehung hat.

Die Übung macht den Partnern Verhaltensstrategien deutlich, die sonst oft zerredet werden wie Vermeidung von Aggression, Passivität, Provozieren, Alles oder nichts, sofortiges Aufgeben usw. Beide erleben zudem in sehr plastischer Weise, wie wenig sie davon haben, wenn sich nur eine

Seite in der Beziehung durchsetzt. Die unmittelbare Erfahrung, die beide Partner mit der Übung machen, erweist sich oft als günstiger Einstieg für eine weitere Besprechung auf verbaler Ebene. Häufig werden durch die Übung auch Themen angesprochen, die noch andere Aspekte der Beziehung betreffen.

Empfehlenswert erscheint mir, diese Übung mit einem Paar nicht nur einmal durchzuführen, sondern es zu ermutigen, verschiedene Varianten auszuprobieren. Wichtig ist hierbei, nah an der Übung und den direkten Erfahrungen der Partner im Hier und Jetzt zu bleiben und nicht in Verallgemeinerungen oder Erklärungen abzuschweifen. Dies erfordert vom Therapeuten ein hohes Maß an Aufmerksamkeit und einen Blick für die Feinheiten nonverbaler Kommunikation.

In der Beziehung zwischen zwei Menschen das richtige Maß zwischen unterstützen, begrenzen und herausfordern (Willi, 1991) zu finden, ist eine äußerst schwierige Angelegenheit, da kaum ein Mensch über alle drei Verhaltensweisen gleichermaßen verfügt. Wichtig sind sie aber alle drei: Wer nur den Partner unterstützt, kommt auf Dauer selbst zu kurz. Wer dem Partner keine Grenze setzt, darf sich nicht wundern, wenn er von diesem nicht respektiert wird. Wer umgekehrt den Partner immer nur herausfordert, muss damit rechnen, dass diesem die Beziehung zu anstrengend wird.

Wie Partner reagieren, wenn sie in der Beziehung nicht genügend zum Zug kommen, hängt von zwei Einflussgrößen ab: zum einen von der Enttäuschungsbereitschaft, zum anderen von der Art und Weise, wie das Sich-nicht-Durchsetzen erlebt wird.

Die Enttäuschungsbereitschaft von Partnern kann ganz unterschiedlich sein. Während der eine ein ziemlich dickes Fell hat und relativ gelassen bleibt, wenn er mit einem Wunsch auf der Strecke bleibt, reagiert der andere auf den gleichen Sachverhalt tief betroffen oder ist mimosenhaft empfindlich, wenn Wunsch und Wirklichkeit der Beziehung auseinanderklaffen. Dadurch ist auch die Toleranz hinsichtlich der Verkraftbarkeit von Entbehrungen unterschiedlich. Wer schlecht verzichten kann, wird sich mit einer Absage nicht zufrieden geben, sondern fühlt sich eher in seiner Kampfbereitschaft angesprochen und beginnt nun den Partner liebevoll zu umgarnen, seine Bitten zu verstärken, penetrant zu drängeln oder droht mit Sanktionen.

Auf der Ebene des Erlebens haben Partner eine ganze Palette von

Auswahlmöglichkeiten. Je nachdem, auf welchen biografischen Hintergrund die Versagung trifft, können Frustrationen als Lieblosigkeit, feindseliger Akt, Missachtung, unverdiente Bestrafung usw. wahrgenommen werden.

Erlebnismöglichkeiten in Reaktion auf Nichtbefriedigung von Partnerbedürfnissen

- Als Lieblosigkeit: »Du bist gemein, mich so hängen zu lassen!«
- Als feindseliger Akt: » Er/Sie will mir wehtun, mir Böses zufügen, mich quälen!«
- Als Missachtung: »Mit mir kann man so was ja machen!«
- Als unverdiente Bestrafung: »Ich finde es ungerecht, wie du mich behandelst!«
- Als Beweis fehlender Liebe: »Früher hättest du mir diesen Liebesdienst nicht verweigert!«
- Als Bestätigung des eigenen Unwertes: »Ich bin es einfach nicht wert!«
- Als Aufkündigung der Beziehung: »Jetzt ist alles aus!«
- Als gerechte Bestrafung: »Ich hab es nicht anders verdient!«
- Als Verarschung: »Er/Sie macht sich einen Spaß daraus, mich auflaufen zu lassen!«
- Als Bestätigung der eigenen paranoiden Position: »Alle Welt ist gegen mich und will mich fertig machen – auch mein Partner.«

nach Stiemerling

Derartige Erlebnismuster bahnen nun wiederum gewisse Reaktionsmuster. Die Palette möglicher Reaktionen reicht von einem flapsigen Achselzucken nach dem Motto »dann eben nicht!« bis hin zu heftigsten Racheschwüren. Weitere Beispiele sind:

- Offene Vorwürfe bis hin zu körperlicher Aggression
- Einschnappen und tagelanges Schweigen
- Rabattmarken sammeln
- Rache üben
- Uneinlösbare Wiedergutmachungsansprüche stellen
- Innere Kündigung →

- Depressiver Rückzug
- Schuldgefühle machen
- Klagloses Sich-damit-Abfinden
- Verdoppelung der Bemühungen
- Konstruktive Auseinandersetzung

13. Umschuldung

Fallbeispiel

Die Eheleute, beide im pädagogischen Bereich tätig, suchen wegen erheblicher Erziehungsdifferenzen um therapeutische Hilfe nach. Im Erstgespräch macht die Ehefrau dem Mann massive Vorwürfe, an dem älteren der beiden Söhne kein gutes Haar zu lassen: er kritisiere ihn, schreie ihn an und mache ihn nach. Dieser zeige dadurch bereits erhebliche Auffälligkeiten. Der jüngere Sohn dagegen werde vom Vater bevorzugt. Er sei dem Vater ähnlich. Die Ehe sei durch dieses Problem erheblich belastet.

Der heftig attackierte Ehemann reagierte mit einer Doppelstrategie: auf der einen Seite gab er seiner Frau teilweise Recht, auf der anderen Seite griff er sie ihrerseits an. Darauf wiederum reagierte die Frau in ähnlicher Weise wie ihr Mann: Sie lenkte teilweise ein, um dann aber ihren Mann umso heftiger zu beschuldigen. Obwohl sie verbal den längeren Atem als ihr Mann und die Argumente auf ihrer Seite hatte, gelang es ihr nicht, ihn von ihrer Position zu überzeugen. Beide befanden sich in einer emotional aufgeladenen Pattsituation.

Auch die nächste Stunde startete nach demselben Muster. Meine Versuche, das Gespräch zu versachlichen, schlugen fehl. Daraufhin entschied ich mich für einen Kurswechsel und schlug beiden die Übung »Umschuldung« vor.

Für diese Übung wird ebenfalls ein weißes DIN-A4-Blatt eingesetzt. Dieses symbolisiert die Schuld, für die sich die Partner gegenseitig verantwortlich machen. Ohne Worte soll jeder seinen Teil der Schuld symbolisch dadurch übernehmen, dass er einen entsprechenden Teil vom Blatt abreißt und in seiner Hand hält. →

Ablauftechnisch bitte ich die Partner zunächst mit dem Blatt so zu verfahren, wie sie üblicherweise damit umgehen. Beschönigt das Paar den Ablauf, hole ich mir die Erlaubnis, ihm zu zeigen, wie ich seine Interaktion wahrnehme. Dann bitte ich das Paar, dies nachzumachen und so lange weiterzuführen, bis eine Entscheidung erreicht wird. Dies führt meistens zum Erleben der Sinnlosigkeit.
Im nächsten Schritt schlage ich vor, wiederum ohne Worte nach einem Ausgang zu suchen, der für ihre Beziehung besser ist. Hier sind dann verschiedene Varianten denkbar: Beide Partner reißen entweder unterschiedlich große oder etwa gleich große Teile ab oder jeder reißt einen mehr oder weniger großen Teil ab und ein Teil bleibt übrig.
Danach werden beide gebeten nachzuspüren, wie sie die Übung erlebt haben und was sich jetzt verändert hat. Abschließend wird das Paar gebeten, die Erfahrung mit in ihren Alltag zu nehmen und darauf zu vertrauen, dass sich spontan die eine oder andere kleine Veränderung wie von selbst einstellen wird.

Danach sollte die Sitzung strikt und ohne weitere Diskussion beendet werden.

Fallbeispiel

In unserem Beispiel beginnt die Übung damit, dass die Ehefrau dem Mann das Blatt hinreicht. Dieser nimmt es mit gequältem Gesicht in die Hand, um es ihr nach einem kürzeren Moment wieder zurückzugeben. Diese gibt es rasch an ihn zurück. Der Ehemann will dann die Übung beenden. Ich bitte ihn weiterzumachen, da er der Meinung sei, er trage nicht die alleinige Schuld. Er gibt ihr das Blatt zurück. Ich fordere beide auf weiterzumachen, da sich jeder im Recht fühle. Es kommt zu einem Hin und Her. Schlussendlich gibt der Ehemann auf und gibt das Blatt nicht mehr an seine Frau zurück. Auf meine Nachfrage stellt sich heraus, dass er kapituliert habe. Auch die Ehefrau wirkt nicht glücklich über den Ausgang, da es sich um einen Scheinerfolg handelt.

Ich frage dann das Paar, ob es etwas an ihrer Partnerschaft gäbe, das sie trotz dieses Problems schätzen. Beide bestätigen dies und nennen verschiedene Bereiche.

Daraufhin schlage ich vor, ihrer Beziehung zuliebe die Übung noch einmal durchzuführen. Beide stimmen zu. Der Mann reißt nun etwa die Hälfte des Blattes ab und gibt die andere Hälfte an seine Frau weiter. Diese reißt ungefähr die Hälfte ihres Teils ab und legt die andere Hälfte auf den Boden. Hier sei sie sich nicht sicher, ob dieser Teil noch zu ihr gehöre oder einfach für Dinge, die sich ihrer beider Einfluss entziehen.

Auf Nachfrage teilen beide mit, dass sie ein Gefühl von Frieden empfinden, das sie als erleichternd erleben. Beide wirken längst nicht mehr so erregt wie im Gespräch.

Die Sitzung wird ohne Diskussion der metaphorischen Lösung beendet. Bei der nächsten Sitzung vier Wochen später berichten beide darüber, dass jeder bei sich angefangen habe, sein Verhalten zu verändern, und zwar genau in die Richtung, die der andere durch seine Kritik zuvor gewiesen hatte.

Streitgespräche, wie in diesem Beispiel, sind leider ebenso häufig wie gefährlich für eine Beziehung. Sie tun beiden Beteiligten sehr weh, auch wenn dies nicht immer gezeigt wird. Es werden aus dem Drang heraus, sich verteidigen zu müssen, immer massivere Vorwürfe und Gegenvorwürfe, Drohungen und Gegendrohungen, Entwertungen und Beschuldigungen produziert, bis ein friedlicher Ausstieg einer solchen Eskalation immer unwahrscheinlicher wird.

Äußerungen, die Streitgespräche anfachen, sind in folgender Aufzählung gesammelt.

Merkmale destruktiver Streitgespräche

- Du-Botschaften
  »Du hast dich nicht richtig verhalten!«
- Verallgemeinerungen
  »Du kümmerst dich nie um mich!«
- Übertreibungen
  »Tausendmal muss man den gnädigen Herrn bitten!«
- Negative Eigenschaftszuschreibungen
  »Diese unendliche Trägheit ist typisch für dich!«
- Schuldzuschreibungen
  »Du bist schuld, dass ...!«
  »Du bist schuld, wenn ...!«
  »Wenn du nicht ..., dann wäre (nicht)!« →

- Negative Interpretationen
  »Das tust du doch nur, weil...!«
- Scheinfragen
  »Findest du dein Verhalten etwa richtig?«
  »Du glaubst doch nicht im Ernst ...?«
- Rechtfertigungen
  »Das stimmt doch gar nicht!«
- Scheinvorschläge
  »Du könntest mir gegenüber ruhig einmal ein bisschen aufmerksamer sein!«
  »Ich finde, du solltest endlich mal weniger rauchen!«
- Entwertungen, Beleidigungen
  »Du bist auch zu nichts gut, du Stümper!«
- Verletzende Ausdeutungen
  »Du weißt bestimmt noch ganz genau, wie dir dieses peinliche Missgeschick unterlaufen ist!«
- Drohungen
  »Wenn du nicht endlich mit mir in den Urlaub fährst, verlasse ich dich!«
- Ironie
  »Das hast du ja wirklich großartig gemacht, geradezu eine Meisterleistung!«
- Sarkasmus
  »Wenn das so weitergeht, können wir uns gleich scheiden lassen, nicht wahr, mein Schatz!«
- Verbündete und Zeugen zitieren
  »Meine Mutter hat mir immer schon gesagt, dass aus dir nichts wird«!

nach Engl u. Thurmaier, 1995

14. Der Stellenwert der Beziehung

Die Anregung zu dieser Übung stammt von Stiemerling (2002). Bei ihr geht es darum, den Stellenwert, den die Beziehung für die Partner hat, in bildhafter und symbolischer Weise der Erfahrung zugänglich zu machen.

Jeder Partner erhält vom Therapeuten eine Schreibunterlage mit einem Blatt Papier mit der Aufforderung, auf dieses einen Kreis zu zeichnen. Beide sollen dann – ohne dass sie sehen, was der andere zeichnet – ein mehr oder weniger großes Segment dieses Kreises dunkel schraffieren. Die Größe des Segments oder »Kuchenstücks« soll den Stellenwert der Beziehung im Ganzen der Person symbolisieren. Je nachdem, welchen Stellenwert die Partner ihrer Beziehung beimessen, wird die gezeichnete Fläche kleiner oder größer ausfallen: ein Viertel, die Hälfte, drei Viertel oder mehr des gesamten Kreises bedecken.

Die Beziehung zu einem Partner kann »mein Ein und Alles«sein; sie kann eines von mehreren Standbeinen sein und gleichwertig neben Beruf, Kindern und Hobby stehen. Manche Partner empfinden ihre Beziehung als eine Bereicherung ihres Lebens, nicht aber als existenziell bedeutsam für ihr Leben. Andere wiederum haben ihre Wünsche an die Beziehung auf ein Minimum reduziert und scheuen jedoch die Folgen einer Scheidung.

Daher ist es immer wieder spannend zu erleben, wenn die beiden Kreise eines Paares miteinander verglichen werden. Noch bevor die Partner ihre Kreise einander zeigen, kann der Therapeut sie fragen, was jeder von ihnen glaubt, wie groß das »Kuchenstück« des anderen ausgefallen ist. Dies erhöht nicht nur auf spielerische Weise die Spannung, sondern gibt auch Auskunft darüber, wie gut sich die Partner diesbezüglich kennen.

Stellt sich dann heraus, dass die in den Kreisen markierten Segmente von unterschiedlicher Größe sind, kann dies zum Ausgangspunkt eines Dialogs werden, der um Themen kreist wie

- Wie geht es uns damit?
- Kann ich akzeptieren, dass die Beziehung für meinen Partner einen anderen Stellenwert hat als für mich?
- Was könnte mir dabei helfen?
- War dieser Unterschied schon immer so?
- Wollen wir es dabei belassen?
- Wer sieht welche Möglichkeiten, etwas daran zu verändern?

Fallbeispiel

Beide Ehepartner sind Anfang fünfzig. Zwischen beiden war es in der Vergangenheit zu immer häufigeren Streitigkeiten gekommen, sodass sie in der Folge immer weniger miteinander unternahmen und es zu einer vorübergehenden räumlichen Trennung kam. In dieser Situation suchten sie therapeutische Hilfe.

Als eine mögliche Ursache der Streitigkeiten wurde vermutet, dass sich beide bezüglich des Stellenwerts der Beziehung nicht einig sind. So warf der Mann seiner Frau vor, dass sie mehr Zeit und Energie für ihren Beruf und ihre Interessen einsetze als für die Beziehung. Sie wiederum beklagte sich darüber, dass sie ihn immer »bedienen« müsse. Sie erlebe daher das Zusammensein mit ihm als unfrei.

Dem Paar wurde daraufhin die Übung »Der Stellenwert der Beziehung« vorgeschlagen. Die beiden Zeichnungen ergaben ein etwa gleich großes »Kuchenstück« von beiden. Dies überraschte den Mann, da er das Verhalten seiner Frau bisher anders wahrgenommen hatte. Im Gespräch darüber stellte sich dann heraus, dass seine Frau begonnen hatte, ihre Prioritäten neu zu ordnen. Dazu gehörte auch, dass sie inzwischen damit begonnen hatte, den Stellenwert, den die Arbeit für sie bisher hatte, um einige »Prozent« zu verringern. Der Mann war darüber erleichtert.

Im weiteren Gespräch wurde überlegt, was diese Veränderung für die Partnerschaft bedeuten könnte. Die Ehefrau wünschte sich von ihrem Mann, dass er in Zukunft seine Wünsche klarer äußert und sich nicht beleidigt zurückzieht. Er wiederum wünschte sich, dass seine Frau ihn öfters mal an die erste Stelle setzt. Anhand der Übung »Inselspiel« konnte das Paar weitere Gemeinsamkeiten feststellen.

Stellt sich bei der Übung heraus, dass die Differenz zwischen den Partnern ein bestimmtes Maß übersteigt – z. B. ihr »Kuchenstück« macht drei Viertel aus, das seine ein Viertel –, dann ist Alarm angesagt. Die Verbindung eines solchen Paares baut dann auf sehr unterschiedlichen Voraussetzungen auf, die entweder zu Dauerkonflikten führen oder ein sehr hohes Maß an Toleranz erfordern.

15. Kompromisse eingehen

Die Übung »Kompromisse eingehen« bezieht sich auf Problembereiche in einer Partnerschaft, die Anlass zu Meinungsverschiedenheiten sind. Ziel der Übung ist, eine Kompromissbildung zu erreichen, bei der sich kein Partner untergebuttert fühlt.

Die Partner werden zunächst gebeten, gemeinsam zu entscheiden, welches lösbare Problem sie angehen wollen. Nach erfolgter Einigung soll jeder – ohne Sichtkontakt mit seinem Partner – auf ein Blatt Papier zwei Kreise ineinander malen, und zwar einen kleineren und einen größeren. Danach werden die Partner gebeten, in den inneren Kreis die Aspekte des Problems zu schreiben, bei denen sie glauben, keine Zugeständnisse machen zu können.

Anschließend erfolgt die Bitte, im äußeren Kreis die Aspekte des Problems aufzulisten, bezüglich derer jeder einen Kompromiss eingehen kann. Der Therapeut bittet die Partner, sich darum zu bemühen, den äußeren Kreis so groß wie möglich werden zu lassen und den inneren nur so klein wie nötig.

Wenn die Partner ihre Kreise ausgefüllt haben, erfolgt das Gespräch darüber.

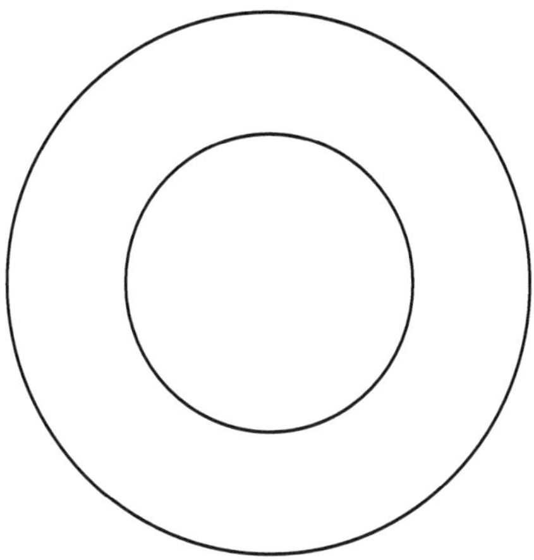

Kompromisse eingehen

Nichtverhandelbare Aspekte des Problems hängen fast immer mit grundsätzlichen Unterschieden über Lebensstil, Persönlichkeit und Wertesysteme zusammen – mit Faktoren also, die aufs Engste mit der eigenen Person und deren Identität zu tun haben.

Typische Themen, die in der Übung zur Sprache kommen, sind:
- Pflichten im Haushalt
- Erziehung der Kinder

- Sexualität
- Interessen
- Werte
- Geld
- Kontakt zu Schwiegereltern
- Beziehung zu Expartnern
- Kommunikation
- Freiräume
- Freundschaften

Im Gespräch können die Partner feststellen, in welchen Aspekten eine Einigung erfolgen kann. Dieser Bereich kann größer oder kleiner sein. Außerdem erfahren sie voneinander, in welchem Teil des Problems keiner über seinen Schatten springen kann. Dies kann negativen Unterstellungen das Wasser abgraben und die gegenseitige Akzeptanz fördern. Damit können die Partner aufhören, den anderen bezüglich dieser Aspekte des Problems ändern zu wollen. Die Energie kann nun in das Aushandeln von Kompromissen gelenkt werden.

Selbst wenn die Partner feststellen, dass ein Kompromiss nicht möglich ist, hat die Übung durch die andere Art und Weise, wie die Partner mit ihrer Meinungsverschiedenheit umgehen, einen positiven Effekt.

So hat Gottman (2000) aufgrund aufwändiger empirischer Untersuchungen von Paarinteraktionen wiederholt festgestellt, dass der Interaktionsprozess der Partner von größerer Bedeutung ist als die Ergebnisse dieses Prozesses. Mit anderen Worten: Gelingt es den Partnern, ihre Differenzen in respektvoller, zugewandter und mit einer Prise Humor gewürzter Weise anzugehen, verschmerzen sie es leichter, wenn dabei kein optimales Ergebnis herauskommt.

16. Vorwürfe in Wünsche verwandeln

Eine wichtige paartherapeutische Intervention besteht in der Unterbrechung dysfunktionaler Zirkel. Diese verlaufen regelhaft nach folgenden symmetrischen bzw. komplementären Mustern:

- Vorwurf von Partner A – Partner B reagiert mit einem Gegenvorwurf
- Vorwurf von Partner B – Rechtfertigung von Partner A

- Rechtfertigung von Partner – Partner B reagiert ebenfalls mit Rechtfertigung.

Zur Unterbrechung solcher Muster gibt es in der systemischen Therapie zahlreiche Techniken. Die folgende Übung basiert auf zwei Prämissen. Die eine geht davon aus, dass viele partnerschaftliche Vorwürfe einen wahren Kern enthalten und es daher müßig ist, darüber endlos zu streiten (J. Willi, 2002). Die andere Prämisse geht davon aus, dass hinter Vorwürfen meist Wünsche stecken, die als solche nicht artikuliert werden, weil sie entweder nicht bewusst sind oder aus einer Schutzhaltung heraus nicht mehr formuliert werden. In der folgenden Übung geht es darum, Vorwürfe in Wünsche zu verwandeln. Das therapeutische Vorgehen der Übung erfolgt in acht Schritten.

Der erste Schritt besteht darin, die Übung einzuführen. Hierbei ist darauf zu achten, dass der Therapeut die Übung nicht gerade dann einführt, wenn der Streit bereits im Gange ist. Zur Einführung kann der Therapeut auf seine Beobachtung von wiederkehrenden Vorwürfen hinweisen und seinen Eindruck wiedergeben, dass beide Partner damit unzufrieden sind, wie das zwischen ihnen läuft. Zur eigentlichen Vorgehensweise wird dann erklärt, dass die Partner während der Übung abwechselnd und nacheinander sprechen, d. h., einer beginnt und der andere ist dann später mit seinem Thema dran. Der zweite Schritt besteht darin, dass der zunächst beginnende Partner gebeten wird, seinen zentralen partnerschaftlichen Vorwurf zunächst dem Therapeuten mitzuteilen. Hierfür wendet sich der Therapeut deutlich diesem Partner zu, sodass der Dialog zwischen Therapeut und diesem Partner stattfindet. Die Zuwendung erfolgt mittels Körpersprache und Ausrichtung des Stuhles. Der dritte Schritt dient der Verständnissicherung durch den Therapeuten. Dieser paraphrasiert den gehörten Vorwurf und sichert so das Verständnis mit dem vorwerfenden Partner ab. Fühlt sich dieser vom Therapeuten verstanden, erfolgt der vierte Schritt: die Umformulierung des Vorwurfes in einen Wunsch. Dazu fragt der Therapeut: »Wenn Sie das, was in Ihrem Vorwurf an Botschaft steckt, als Wunsch an Ihren Partner formulieren, … wie würde dieser Wunsch an ihn genau lauten?« Wird dann ein Wunsch formuliert, ist dieser oft sehr allgemein und auch nicht unbedingt angriffsfrei formuliert. Deshalb drängt der Therapeut im nächsten Schritt auf die Konkretisierung des Wunsches und eine angriffsfreie Formulierung. Hierbei kann er Hilfestellung leisten. Im sechsten Schritt wird der Dialogpartner aufgefordert, diesen Wunsch genau so jetzt direkt dem Partner zu sagen. Nachdem dies erfolgt ist, besteht der nächste Schritt darin, dass die Verständnissicherung in Form des kontrollierten Dialogs erfolgt. Therapeut zum anderen Partner: »Können Sie bitte wiederholen, was Sie von Ihrem Partner verstanden haben?« Dies kann mehrere Wiederholungen erfordern, bis sich der Partner mit seinem Wunsch verstanden fühlt. Der letzte und achte Schritt besteht darin, dass der Therapeut die Reaktionen auf den Wunsch exploriert: »Wie ist das für Sie, wenn Sie diesen Wunsch hören? Wie wollen Sie darauf reagieren, was können Sie Ihrem Partner in Aussicht stellen?«

Anschließend erfolgt derselbe Prozess mit dem anderen Partner.

Übung: Vorwürfe in Wünsche verwandeln:

1. Einführung der Übung
2. Vorwürfe schildern lassen
3. Verständnis sichern
4. Umformulierung von Vorwurf in einen Wunsch
5. Konkretisierung und angriffsfreie Formulierung
6. Senden des Wunsches an den Partner
7. Verständnissicherung durch den kontrollierten Dialog
8. Reaktionen auf den Wunsch explorieren

Nach J. Willi, 2001

17. Imaginationsübung »Samenkorn«

Paarkrisen sind Chance und Krise zugleich. Auf Veränderungen reagieren die meisten Partner daher ambivalent: Man trennt sich ungern von Gewohntem, und das Neue weckt nicht nur Neugierde, sondern macht in vielerlei Hinsicht Angst. Oftmals wird nur gesehen, was wir verlieren und nicht, was wir gewinnen können. Wo eine Tür zugeht, geht eine andere auf, heißt ein bekanntes Sprichwort. Paarkrisen fordern die Partner zu Entwicklungsschritten heraus, die als solche zunächst oft nicht erkannt werden. Dazu ist es wichtig, dass die Partner in Kontakt kommen mit ihren inneren Wachstumssehnsüchten und -wünschen. Die Übung

»Samenkorn« fokussiert auf die Frage: Was ist es, was in mir wachsen will? und kombiniert hierfür hypnotherapeutische und erlebnisaktivierende Techniken: die Technik der Imagination und die erlebnisaktivierende Technik, Gegenstände einzusetzen – in diesem Fall ein Samenkorn. Damit die Fokussierung nach Innen gelingt, ist es hilfreich, dass sich die Partner während dieser Übung den Rücken zukehren. So fällt es Ihnen leichter, die Außenkontrolle einzuschränken, da sie sich nicht vom Partner beobachtet fühlen. Ist dies erfolgt, werden die Partner gebeten aus einer Schale mit verschiedenen Samenkörnern ein Samenkorn auszuwählen und dieses in die Hand zu nehmen. Die hypnotherapeutische Intervention erfolgt von Außen nach Innen. Zunächst soll das Samenkorn angeschaut und befühlt werden. Dann werden die Partner gebeten die Augen zu schließen oder einen Punkt auf dem Boden zu fixieren und sich weiter in die Vorstellung zu vertiefen, wie aus einem Samenkorn eine neue Pflanze heranwächst. Darauf aufbauend wird die Aufmerksamkeit auf eigene Wachstumswünsche gelenkt. Dieser Prozess kann folgendermaßen angeleitet werden:

»Jetzt, wo Sie dieses Samenkorn in Ihrer Hand halten, das Sie selbst ausgesucht haben, können Sie es genau betrachten … wie es aussieht … wie groß es ist … welche Form und Farbe es hat … welches Gewicht und welche Oberfläche. Seien Sie ganz aufmerksam. Nehmen Sie wahr, wie es sich anfühlt … lassen Sie es auf sich wirken, wie Sie es empfinden, dieses spezielle, von Ihnen ausgewählte Samenkorn in Ihrer Hand zu halten … Und während Sie all das wahrnehmen, spüren Sie, wie Sie ruhiger und entspannter werden …

Vielleicht möchten Sie mit dem Samenkorn etwas anfangen … es in ihrer offene Hand legen, es hin und her rollen lassen … mit ihrer Hand umschließen, wie wenn sie es beschützen oder nähren möchten …, oder auch etwas ganz anderes … Beobachten Sie, was passiert und wie Sie sich dabei fühlen … Und ohne dass Sie es beabsichtigen taucht aus Ihrem Inneren die Frage auf, zu welcher Pflanzenart dieses Samenkorn gehört … und welche Fruchte sie wohl tragen wird … Allzu gern möchten Sie das wissen und lassen Ihrer Phantasie freien Raum … Und während Sie das tun, sehen Sie vor Ihrem geistigen Auge, wie eine kleine Wurzel in den Boden hinunter wächst, wie es anfängt zu sprießen und sich zu bewegen … der kleine Trieb, der langsam wächst und sich zum

Sonnenlicht hinauf streckt … seine Blätter dem Wind und dem Regen öffnet, um größer zu werden und weiter zu wachsen und zu blühen … bis es zur vollen Reife herangewachsen ist … Welch ein Wunder der Natur … Während Sie von außen gesehen tief entspannt und bewegungslos in Ruhe sind, verspüren Sie in Ihrer inneren Wirklichkeit, wie dieses Samenkorn zu Ihrem Samenkorn wird … und Sie zu der Frage führt, welches Samenkorn in Ihnen aufgehen möchte … Was es ist, was in Ihnen wachsen möchte …? Und Sie geben dieser Frage Raum, ohne Kritik und Bewertung … neugierig auf und offen für das, was da jetzt hochkommt … Nehmen Sie sich hierfür alle Zeit der Welt … Vielleicht spüren Sie, was Sie schon seit längerem ändern wollten … Ihr Essverhalten … Ihr Schlafverhalten … Ihr Aussehen … Ihre Einstellung zu Ihrem Partner … zu ihren Kindern … zu sich selbst … zum Leben … Welche Bedürfnisse und Sehnsüchte wären es wert, Raum zu bekommen … Für ein Leben, das sich gut anfühlt … Lassen Sie zu, was an Gedanken und Impulsen hochkommt … es sind lediglich Gedanken und Bilder … Welche bislang verschlossene Tür möchten Sie gerne öffnen … Was soll mehr, was weniger Raum in Ihrem Leben bekommen … was wollen Sie Neues ausprobieren und was hinter sich lassen … In der Erkenntnis, ich kann auch anders, entwickeln sich motivierende Perspektiven und Horizonte … Welche Entwicklungsschritte stehen bei Ihnen selbst an … welche in Ihrer Beziehung … Mit der eigenen Entwicklung vorangehen, ohne Ihren Partner aus den Augen zu verlieren … Alles hat seine Zeit heißt es! Könnte nicht gerade jetzt der günstige Zeitpunkt für diese Entwicklung … für dieses Wachsen wollen sein … Wer oder was könnte diesen Entwicklungsschritt begünstigen … Was könnte der erste kleine Schritt sein? … Und während ein Teil von Ihnen sich damit beschäftigt, kann ein anderer Teil von Ihnen Ihre Stimmung und Ihr körperliches Empfinden wahrnehmen … Lassen Sie es nun noch für ein paar Sekunden ganz still in Ihnen werden, dass Sie Ihr Erlebnis in Ruhe abschließen mögen, um dann langsam … in Ihrem Tempo die Augen zu öffnen und in diesen Raum zurückzukehren.«

Im Anschluss an die Imaginationsübung stehen verschiedene Anschlussinterventionen zur Verfügung. So können die Partner direkt in den Paardialog einsteigen und einander erzählen, was sie wahrgenommen und erlebt haben. Der Therapeut kann aber auch über die Bande spielen und jeden Partner fragen, was er glaubt, was bei dem Anderen Partner wachsen will und auf diese Weise den Paardialog steuern. Eine weitere Intervention kann dahingehend erfolgen, dass die Partner statt über die Übung zu sprechen einen bestimmten Wochentag auswählen, an dem jeder von Ihnen etwas von dem umsetzt, was in ihm wachsen will.

Die Nacharbeit kann durch folgende Fragen vertieft werden:

1. Was ist es, was in mir (Vorname) wachsen will?
2. Welcher Entwicklungsschritt steht bei mir an?
3. Wer oder was könnte diese Entwicklung erschweren?
4. Warum könnte jetzt gerade der günstige Moment für diese Entwicklung sein?
5. Wer oder was könnte diesen Entwicklungsschritt erleichtern?
6. Was könnte ein erster Schritt meinerseits sein?
7. Bis wann werde ich mich entscheiden, diesen ersten Schritt zu tun?
8. Wie wird es weitergehen, wenn ich diesen Entwicklungsschritt vermeide? (John O. Stevens 1975, G. Hötker-Ponath 2009)

Wichtig bei dieser Übung ist das Timing. Erst wenn beide Partner das Gefühl haben, dass der Therapeut den Ernst der Lage versteht und für beide Seiten Verständnis aufbringt, ist der Boden für den Übergang vom Ernst der Lage zum spielerischen Umgang mit neuen Möglichkeiten hinreichend geebnet.

18. Ja-Nein-Übung

Diese Übung stammt ursprünglich aus der Gruppendynamik, eignet sich aber auch sehr gut als kurztherapeutische Intervention bei Paaren. Wie bei anderen Übungen liegt der Schwerpunkt der Übung auf der direkten körperlichen und emotionalen Interaktion der Partner. Ziel der Übung ist es einerseits, dem Partner ausreichend Widerstand entgegenzusetzen, und andererseits, ihm das eigene Anliegen genügend deutlich zu machen.

Bei Paaren, die zur ständigen Harmonie neigen, zeigen die Partner überproportional häufig Verhaltensweisen, die der gegenseitigen Unterstützung und Schonung dienen. Dies kann auf Dauer der notwendigen Entwicklung der Partner und ihrer Beziehung entgegenstehen.

Zur Durchführung der Übung werden die Partner gebeten, sich einander gegenüberzustellen und dabei die Arme zu verschränken. Partner A soll dann versuchen, Partner B an die gegenüberliegende Wand zu drücken, und dies verbal durch »Ja-Rufe« unterstützen. Nähere er sich der Wand, ertöne ein Stopp-Zeichen des Therapeuten. Partner B soll diesem Vorhaben Widerstand entgegensetzen und dies durch »Nein- Rufe« zum Ausdruck bringen. Im zweiten Durchgang tauschen die Partner die Rollen.
Ist einer der Partner dem anderen körperlich überlegen, wird dieser gebeten, einen Teil seiner Kraft zurückzuhalten, oder es wird ein Handikap vereinbart (er darf nur auf einem Bein stehen).

Fallbeispiel

Ein unverheiratetes jüngeres Paar kommt zur Therapie, da es sich nicht einig ist, ob es eine Familie gründen will. Der Mann ist seit längerem unentschlossen, die Frau würde gern möglichst bald schwanger werden. Beide beschäftigen sich schon länger mit diesem Thema, ohne dass es zu einer Entscheidung kommt. Für die Frau heißt das abwarten.

Nachdem klar wurde, dass weder alleiniges Abwarten noch Vermeidung des Themas eine Entscheidung ermöglicht, wurde mit dem Paar darüber gesprochen, wie sich jeder in der Beziehung normalerweise durchsetzt oder dem anderen eine Grenze setzt.

Beide beschrieben sich als ängstlich und selbstunsicher. Viele Entscheidungen würden vertagt werden, da keiner den anderen kränken wolle. Streit würde praktisch nicht vorkommen. Mit der Sexualität sei es ähnlich.

Der Therapeut macht daraufhin den Vorschlag, ob sie nicht auf spielerische Weise ausprobieren wollen, sich Grenzen zu setzen und sich durchzusetzen.

Nachdem die Partner die Anweisung erhielten, passierte zuerst gar nichts. Jeder stand da und wartete darauf, dass der andere den Anfang machte. Beide versuchten die steigende Anspannung durch verbales Geplänkel zu überspielen. Dies wurde vom Therapeuten unterbunden.

Der Mann machte dann einen vorsichtigen Versuch, seine Partnerin an die gegenüberliegende Wand zu drücken, wogegen sie Widerstand leistet. Darauf weicht er zurück. Schließlich wird es der Frau zu blöd und sie legt ihre bisherige Zurückhaltung ab. Der Mann traut sich immer noch nicht richtig. Die Frau ist enttäuscht, dass sie ins Leere läuft.

Der Mann wird daher gebeten, der Frau das zu geben, was sie braucht. Er traut sich nun mehr, und es kommt zu einem Hin und Her zwischen den beiden.

Danach tauschen die beiden die Rollen.

In der Nachbesprechung können sowohl die Schwierigkeiten als auch die neuen Erfahrungen besprochen werden. Nachdem das Paar vorsichtig sein Interesse bekundet, in diese Richtungen weitere Erfahrungen zu sammeln, wird ihnen vorgeschlagen, die Übung zu Hause mehrmals durchzuführen. Dabei sollen sie den Schauplatz der Übung von Mal zu Mal verändern.

Nachdem das Paar die Übung zu Hause mehrmals durchgeführt hatte, wurde ihnen vorgeschlagen, die Übung als »Ringkampf im Bett« fortzusetzen. Dazu sollten sie anfangs die Übung – wie sie sie schon kennen – kniend auf dem Bett machen, später dann zu einer freieren Form übergehen.

Die Übung »Ja-Nein« kann bei sehr ängstlichen Paaren in abgestufter Form durchgeführt werden: zunächst Rücken an Rücken ohne Worte, dann mit Worten und erst dann von Angesicht zu Angesicht.

Die Übung macht den Partnern Verhaltensweisen deutlich, die sonst mit Worten leicht übertüncht werden, wie Vermeiden, Auflaufenlassen, Überrumpeln, Austricksen beidseitiges Beharren, Lustlosigkeit. Außerdem können sie sich beide plastisch vor Augen führen, was sie damit in ihrer Beziehung bewirken. Gleichzeitig können durch die Übung reale neue Erfahrungen gemacht werden, die für weitere Verhaltens- und Einstellungsänderungen genutzt werden können.

19. Führen und führen lassen

Die Übung hat Ähnlichkeiten mit der vorherigen, verfolgt jedoch ein anderes Ziel. Es geht darum, die Partner auf nonverbale Weise erleben zu lassen, welches Wechselspiel von Führen und Anschließen in ihrer Beziehung vorherrscht. Die Übung eignet sich daher gut als erfahrungsorientierter Einstieg in ein oft schwieriges Thema.

Macht spielt in einer Beziehung zwischen Partnern eine wichtige

Rolle. An Polen festgemacht, kann statt von Macht als einem statischen Begriff auch von Dominanz und Unterordnung gesprochen werden (Jellouschek), was die Komplementarität der verschiedenen Positionen besser ausdrückt: Setzt sich ein Partner immer gegen den anderen durch oder lässt er den anderen genauso zum Zug kommen? Wollen sich beide ständig durchsetzen, ohne dass sich einer von beiden dem anderen anschließt und zurücksteckt, kommt es zu einem symmetrischen Machtkampf und zur gegenseitigen Aufrüstung.

Zur Durchführung der Übung werden die Partner aufgefordert, sich einander gegenüberzustellen und dabei den rechten Fuß einen Fußbreit nach vorne zu setzen. Dann berührt der Zeigefinger der rechten Hand des einen Partners den Zeigefinger der rechten Hand des anderen Partners. Dabei sollen sie darauf achten, dass sich die Zeigefinger zum einen fest genug berühren, die Berührung sich zum anderen auch nicht unangenehm anfühlt. Dann blicken sich beide in die Augen und halten den Blickkontakt während der gesamten Übung aufrecht. Während der Übung dürfen beide nicht miteinander sprechen oder den Prozess in irgendeiner Weise verbal beeinflussen.

Danach erfolgt die Aufforderung, die dem Partner zugewandte Hand spontan zu bewegen, dabei jedoch darauf zu achten, dass der Kontakt zur Hand des Partners nicht verloren geht.

Der Therapeut kann dies mit der Empfehlung verknüpfen, zunächst mit vorsichtigen und kleinen Bewegungen zu starten und darüber einen gemeinsamen Rhythmus zu finden.

Danach können die Partner z. B. verschiedene Gangarten ausprobieren, indem sie den gefundenen Rhythmus variieren.

Schließlich können sie sich an die Grenze des »noch reißt der Kontakt nicht« herantasten, indem sie die Bewegung vergrößern und die Richtungswechsel verstärken, dabei weiterhin darauf achten, dass sie sich wohl fühlen und einander nicht überfordern.

Falls die Partner zu sehr auf die Bewegung ihrer eigenen Hand oder die ihres Partners fixiert sind, kann ihnen der Therapeut vorschlagen, die Augen zu schließen, um sich nun ganz auf die Bewegungen zu konzentrieren und dabei zu versuchen, nichts Bestimmtes zu wollen.

Die Übung fokussiert die Aufmerksamkeit der Partner auf das gegenseitige Wahrnehmen und Spüren ihrer Berührung und Impulse. Hierbei können die Partner neue körperliche und emotionale Erfahrungen im Umgang mit ihrer Durchsetzungs- und Anpassungsfähigkeit machen.

IV. Kapitel

Komplexe und vertiefende Interventionen

1. Einführung

Nachdem im vorangegangenen Kapitel verschiedene erlebnisaktivierende Kurzinterventionen vorgestellt wurden, möchte ich nun eine Reihe weiterführender Interventionen präsentieren. Weiterführend verstehe ich in dem Sinn, dass sich diese Interventionen stärker mit der Hinterbühne des Paares beschäftigen: der Passungsebene, den unbewussten Anteilen und den Modi des Erlebens. Sie erfordern außerdem in aller Regel einen größeren zeitlichen Aufwand und sind in ihrer Durchführung anspruchsvoller.

Die in diesem Kapitel vorgestellten Interventionen beziehen sich auf wichtige Bereiche der Paarbeziehung: den zeitlichen Verlauf und die Geschichte des Paares (Time Line), die Interaktionsprozesse der Partner und deren biografische Hintergründe (Dissoziative Distanzierung), die Nähe und Distanz der Partner zueinander (Paarskulptur) sowie die inneren Teams der Partner (Teilearbeit). Die herfür verwendeten Methoden und Techniken stammen aus unterschiedlichen Quellen. Während das Arbeiten mit Paarskulpturen aus der Familientherapie der siebziger Jahre stammt, hat die Methode der Time Line ihre Wurzeln im NLP – dem neurolinguistischen Programmieren. Die Technik der dissoziativen Distanzierung wiederum hat ihre Wurzeln in der Hypnotherapie und dient der Problemlösung. Früheste Vorläufer der Teilearbeit gehen auf V. Satir und das Psychodrama zurück.

Auf den folgenden Seiten wird jede der *vier* Methoden ausführlich behandelt. Zunächst werden die Wurzeln und der konzeptionelle Hintergrund vorgestellt. Dann wird das therapietechnische Vorgehen erläutert: zum einen in Form eines standardisierten Vorgehens, zum anderen werden verschiedene Anwendungen gezeigt und anhand von Fallbeispielen erläutert. Durch die Fallbeispiele wird auch deutlich, worin ich mich von den Begründern der Methode unterscheide und worin nicht und wo die Orginalmethode an das Paarsetting adaptiert werden muss. Da die Prozesssteuerung auch durch Methoden geschieht, gehe ich ausführlich auf die Rolle des Therapeuten ein. Die Vielschichtigkeit und Prozesshaftigkeit dieser Methoden und Techniken allein durch Worte zu beschreiben hat Grenzen. Die im Text verwendeten Illustrationen sollen zusätzlich zu den Falldarstellungen zur Veranschaulichung beitragen.

2. Beobachterräume schaffen

2.1 Konzeptioneller Hintergrund

Viele Paare, die eine Paartherapie aufsuchen, stecken in mehr oder weniger destruktiven Interaktionsprozessen fest, die nach festen Mustern ablaufen. Dabei prallen dysfunktionale Bewältigungsstrategien aufeinander, durch die sich die Partner verletzt, angegriffen, missachtet oder erniedrigt fühlen. Hieraus entstehen zirkuläre, komplementäre Teufelskreise, die die Entwicklung der Beziehung blockieren. Die Partner drängen sich geradezu in die Rückzugs- oder Angriffssituation und haben meist kein Bewusstsein dafür, dass sie dies tun. Im Gegenteil: Jeder erlebt den Partner als Verursacher seines negativen Erlebens und reagiert entsprechend. Ohne ihre früheren Beziehungserfahrungen hätten sie aber nicht diese Reaktionsbereitschaft aufgebaut. Zwischenmenschliche Teufelskreise funktionieren wie geschlossene Stromkreisläufe, die sich stopp-und bremsresistent selbst reproduzieren und eine toxische Wirkung auf die Beziehung haben. Die häufigsten Formen sind:

- Kampf-Flucht-Teufelskreis
- Kampf-Kampf-Teufelskreis
- Flucht-Flucht-Teufelskreis.

Ersterer hat ein Trennungsrisiko von 80 Prozent innerhalb der nächsten fünf Jahre. Kampf-Kampf-Teufelskreise sind besonders gefährdet zu eskalieren oder in die einseitige Kapitulation umzuschlagen, um so eine weitere Eskalation zu verhindern. Flucht-Flucht-Teufelskreise zeichnen sich oft durch Erstarrung aus und fördern einen Zustand, in dem die Partner entfremdet nebeneinanderher leben oder sich trennen. Von ihrem Erleben neigen Männer eher dazu, sich als nicht kompetent und zurückgewiesen zu fühlen, Frauen fühlen sich eher zu wenig verbunden und allein gelassen. Gelingt es in der Therapie, dass die Partner wechselseitig ihre Grundbedürfnisse befriedigen, werden die dysfunktionalen Bewältigungsstrategien und die aus ihnen resultierenden Teufelskreise überflüssig und die Beziehung wieder entwicklungsfähig.

Der Fokus der Paartherapie ist im Gegensatz zur Einzeltherapie nicht der einzelne Partner, sondern die Interaktionsprozesse zwischen den Partnern. Schon aus diesem Grund sollte der Paartherapeut diesen vom ersten Moment der Begegnung gebührend Aufmerksamkeit einräumen. Zudem ist es zum Schutz der Partner wichtig, eskalierende und destruktive Interaktionsprozesse möglichst früh zu stoppen, um die Partner vor weiteren Verletzungen zu schützen und die toxische Wirkung negativer emotionaler Aktivierung abzubremsen.

Zwischenmenschliche Teufelskreise sind brems- und stoppresistent. Von daher sind Interventionen, die diese direkt und verbal stoppen wollen, selten von Erfolg gekrönt – und darüber hinaus sehr anstrengende Interventionen. Dies gilt auch, wenn der Therapeut nur funktionell neues Verhalten aufbauen will, ohne dass die biografischen Hintergründe und die Reaktionsbereitschaften der Partner bewusst und bearbeitet werden. Der Fokus liegt hierbei auf dem Erleben der Partner und den von ihnen eingesetzten dysfunktionalen Bewältigungsstrategien. Hierbei geht es darum, die von den Partnern eingesetzten Bewältigungsstrategien vor dem biografischen Hintergrund zu verstehen, die daraus komplementären Teufelskreise sichtbar zu machen und die eigentlichen Bedürfnissen und Wünsche hervorzuholen, um diese dann wechselseitig gezielt zu befriedigen. Dadurch lernen die Paare, Konflikte konstruktiv zu lösen und nicht länger zu vermeiden oder zu eskalieren. Bei der Durchführung dieser therapeutischen Zielsetzung spielt neben kognitiven und erlebnisaktivierenden Strategien wie dem Besprechen, Veranschaulichen und Erleben des Teufelskreises die Technik der dissoziativen Distanzierung eine maßgebliche Rolle.

Dissoziation ist ein therapeutischer Prozess, bei dem man die Situation von Außen beobachtet. Durch visuelles Dissoziieren sieht man die erinnerte Szene und ist selbst Teil einer Situation. Es ist auch möglich, auditiv zu dissoziieren. Dabei wird die Erinnerung aus der Distanz nochmals gehört. Wer in dieser Situation selbst gesprochen hat, kann auch versuchen, die eigene Stimme von weit weg zu hören. Eine Indianerweisheit meint, es lohne sich, in heiklen Situationen aus den eigenen Schuhen zu steigen und in fremde Schuhe zu schlüpfen. Dadurch kann man ein Geschehen nicht nur aus einem anderen Blickwinkel, sondern auch aus heilsamer Distanz betrachten. Schulz von Thun hat bereits Anfang der achtziger Jahre das Bild vom »Feldherrenhügel« verwendet, von dem aus Sender und Empfänger per Metakommunikation die Art und Weise, wie sie miteinander umgehen, zum Gegenstand des Gesprächs machen. In der neueren Literatur werden verschiedene Techniken der dissoziativen Distanzierung unter dem Begriff der »Fahrstuhltechnik« zusammengefasst.

In der Hypnotherapie zählt die dissoziative Distanzierung zu den Basistechniken, um Erinnerungen distanziert zu betrachten. Dabei werden verschiedene Qualitäten der sinnlichen Erfahrung in der Vorstellung so verändert, dass sie erträglich und ihre Betrachtung zugelassen wird. Sie ist ein Weg der Problemlösung.

Das paartherapeutische Setting bietet für den Einsatz dieser Technik einen großen Vorteil. Die Anwesenheit der Partner ermöglicht ja nicht nur die direkte Beobachtung der Interaktionsprozesse, sondern stellt auch eine besondere Chance dar, dass das, was verändert werden soll, auch real erlebt werden kann. Zudem ist der Zugang zu den Intentionen und Motiven der Partner für ihr Verhalten leichter: die Frage, warum reagieren sie jetzt gerade so? drängt sich fast automatisch auf. Schließlich können die Partner im Hier und Jetzt dazu angeleitet werden, via Fahrstuhltechnik eine Beobachterposition einzunehmen, die ihnen erlaubt, sowohl ihr eigenes Verhalten und Erleben zu reflektieren als auch das interaktionelle Zusammenspiel mit dem Partner. Damit ist nicht mehr der Partner Gegenstand des Gesprächs, sondern die Art, wie die Partner miteinander umgehen und warum sie glauben, das so tun zu müssen. Problemaktualisierung, Klärung und Intentionsrealisierung stellen wichtige psychotherapeutische Wirkfaktoren dar (Weber, 2011).

Kommen zur gestörten Interaktion noch erhebliche individuelle Störungen der einzelnen Partner hinzu, ist ein längerer therapeutischer Prozess nötig. Da die Veränderungsarbeit hauptsächlich von den Partnern zu bewerkstelligen ist, ist sie stark von deren Disziplin und Motivation abhängig und von Seiten des Paartherapeuten immer wieder zu thematisieren. Um zwischenmenschliche Teufelskreise zu verändern, müssen die Partner bereit sein, einiges zu investieren, und dies tun sie nur dann, wenn noch ein ausreichendes Commitment vorhanden ist und sie dabei sicher begleitet werden.

Im Folgenden werde ich die von mir in meiner paartherapeutischen Arbeit verwendeten Dissoziationstechniken detailliert beschreiben und durch Fallbeispiele veranschaulichen.

2.2 Der Teufelskreis als gemeinsamer Außenfeind der Beziehung

Das Modell der »zwischenmenschlichen Teufelskreise« stammt von Schulz von Thun (1988, 1992) und stellt ein dyadisches Interaktionsmodell dar, das aus einer äußeren und einer inneren Bühne besteht. Die äußere Bühne ist das zirkuläre Zusammenspiel von Handlungen und Reaktionen, die innere Bühne bilden die Gefühle und Empfindungen dazu. Das Grundschema besteht aus sechs Elementen: Zum einen enthält es vier Stationen des aktuellen Teufelskreises, wobei hier sowohl das äußere Verhalten als auch das innere Erleben berücksichtigt sind. Es besteht des Weiteren aus den beiden »Hilfsmotoren«, die einen biografischen Hintergrund haben.

Im Einzelnen enthält dieses Schema:

1. Das beobachtbare Verhalten der Person A
2. Das beobachtbare Verhalten der Person B
3. Die Gefühle und Empfindungen der Person A im Zusammenhang mit dem Verhalten der Person B
4. Die Gefühle und Empfindungen der Person B im Zusammenhang mit dem Verhalten der Person A
5. Zusätzliche Motoren der Person A: Alles, was die alten Wunden, in die hinein das Verhalten von B schlägt, und dadurch die Reaktion von A verschärft
6. Zusatzmotoren der Person B.

Dieses einfache Grundschema reicht zur Erklärung der meisten Teufelskreise aus. Wenn mehrere Verhaltensweisen abwechselnd gezeigt werden kann es »Nebenkreisläufe« geben. Die »Hilfsmotoren« sind den Beteiligten meist nicht bewusst, ergänzen sich aber häufig. Schon aus diesem Grund erweisen sich Teufelskreise als relativ hartnäckig. Der an-

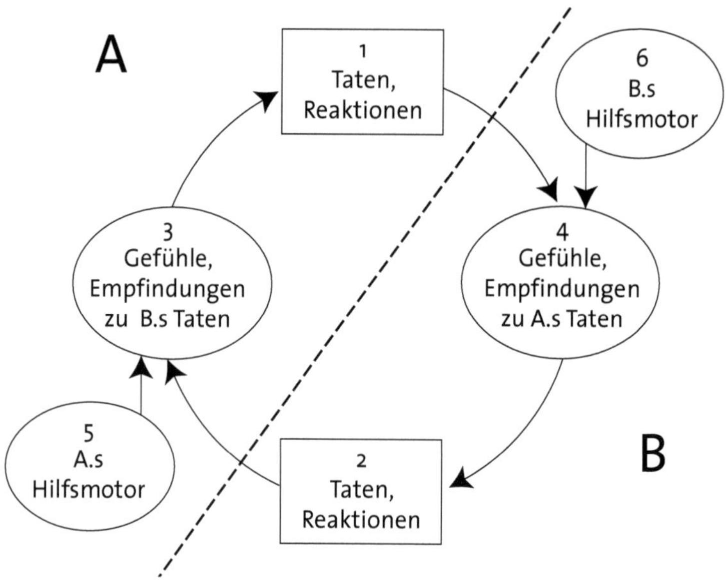

Zwischenmenschlicher Teufelskreis nach Schulz von Thun

dere Grund, dass sich Teufelskreise brems- und stoppresistent drehen, liegt daran, dass jeder Beteiligte aufgrund des fehlenden Blicks aufs Ganze in seiner gefühlsmäßigen Reiz-Reaktions-Automatik verharrt und die Abläufe so interpunktiert, dass man selber besser als der andere dasteht.

Zusätzlich schlagen alle Verbesserungsmöglichkeiten fehl, die sich auf den anderen beziehen oder »dagegen arbeiten« wie Hoffnung, Wille, Vorsätze, und werden dann tragischerweise selber Teil des Problems.

Schulz von Thun lässt offen, wie die Hilfsmotoren zu konzeptualisieren sind, da sein Modell vor allem für den Einsatz in Beratung, Coaching und Psychoedukation gedacht ist. Klar ist auch für ihn, dass diese biografische Hintergründe haben.

Ähnliche Überlegungen wie diejenigen von Schulz von Thun finden sich auch in der Schematherapie. Anstelle des Teufelskreises sprechen die Autoren vom Moduszirkel (E. Roediger, G. Jacob 2011). Die wesentlichen Annahmen, auf denen das Moduszirkel-Modell basiert, sind:

- Durch die Frustration von Grundbedürfnissen entstehen negative emotionale Schemata wie zum Beispiel emotionale Vernachlässigung, Im-Stich-gelassen-Sein, Grandiosität, unerbittliche Ansprüche
- Zur Spannungsreduktion werden unbewusst dysfunktionale Bewältigungsstrategien entwickelt, wie zum Beispiel Erdulden der Situation und des Partners, Vermeidung von Gefühlen oder Kämpfen oder sich über den Partner stellen.
- Partner werden unbewusst nach den vertrauten Modellen der Kindheit ausgesucht, wodurch die Paare die Tendenz haben, sich in kollusiven Dyaden zusammenzufinden.
- Die Bewältigungsstrategien der Partner sind komplementär und bilden Moduszirkel.
- Veränderungstendenzen eines Partners führen zur Verstärkung der Moduszirkel.
- Der Wechsel des Bewältigungsstils eines Partners führt zur Dekompensation des Moduszirkels.
- Das therapeutisches Ziel ist, wie beim Teufelskreis-Modell, den Moduszirkel als gemeinsamen Außenfeind zu sehen und darüber die Compliance der Partner zu stärken.

Mithilfe des Teufelskreismodells hört der Paartherapeut die von den Partnern linear präsentierten Informationen schon zirkulär, das heißt immer zugleich als Reaktion und als ursächlich neue Aktion. Unterstützt wird diese Art des Denkens durch die Beobachtungen des Therapeuten im Hier und Jetzt. Meist kann man durch die direkte Beobachtung der Interaktionsprozesse und durch gezieltes Nachfragen: »Wie reagieren Sie innerlich und äußerlich auf das, was Ihr Partner gerade gesagt hat?« schon nach relativ kurzes Zeit einen ersten Teufelskreis auf ein Blatt aufzeichnen.

Die therapeutische Zielsetzung ist, dass die Partner den Teufelskreis als gemeinsamen Außenfeind sehen lernen. Das Vorgehen des Therapeuten ist einerseits mitfühlend und wertschätzend, andererseits auch konsequent klärend. Er wiederholt die benutzten Formulierungen der Partner, markiert dadurch einzelne Sequenzen des Teufelskreises. Er arbeitet die Beweggründe und Wirkungen der einzelnen Sequenzen heraus und fügt sie schrittweise zu einem komplementären Muster zusammen. Er lenkt die Aufmerksamkeit auf die verdeckten Gefühle, die dem Verhalten zugrunde liegen. »Merken Sie, was sich da für eine Gewitterfront zwischen Ihnen zusammenbraut?« Plastische Worte und Metaphern eignen sich besonders gut, um die Interaktion deutlich zu machen. Ausgehend von seinen aktuellen Beobachtungen kann der Therapeut zur Veranschaulichung der Interaktion einen vorläufigen Teufelskreis auf ein Blatt zeichnen. Wird die Sequenz wiederholt, wird sie vom Therapeuten markiert und auf das Teufelskreismodell bezogen. In dieser Phase sollte der Therapeut nicht auf Inhalte, Gründe und Schuldfragen eingehen, sondern nur auf die aktuelle Interaktion, um so von der Paardyade Spannung auf den Teufelskreis ablenken. Bei wieder anlaufendem Teufelskreisverhalten wird der Therapeut das Verhalten markieren, auf das Blatt Papier beziehen und den bzw. die Partner fragen: »Welches Verhalten und Erleben ist das?« So verbinden sich konkrete Situationen in der Sitzung zunehmend mit dem Modell. Bei wieder anlaufendem dysfunktionalen Verhalten werden die Partner gebeten, selbst den Bezug zum Teufelskreismodell herzustellen. Fragen bremsen automatisches Verhalten und lenken den Fokus von den Partnern auf deren Miteinander. So kann schrittweise jeder Partner sowohl seine eigene Position im Teufelskreis erkennen, als auch die im Alltag bekämpfte Gegenpartei in komplementärer Position danebenstehend erfahren. Die gegenseitige komplementäre Bedingtheit wird in der Kreisform offensichtlich. Die nachfolgende Abbildung zeigt die von mir verwendete Veranschaulichung, deren Originalfassung von E. Roediger stammt.

Die Visualisierung des Teufelskreises zur Frage *Was läuft zwischen uns ab?* beinhaltet bereits eine gewisse Distanzierung. Durch das Zeichnen auf ein Blatt entsteht ein neuer Fokus, der von der Dyade ablenkt und spannungsreduzierend wirkt. Durch seine Anschaulichkeit erklärt es in einfacher Weise die Komplexität des zwischenmenschlichen Mit- und Gegeneinander und unterstützt den angestrebten Perspektivenwechsel: Nicht der Partner ist der Feind, sondern der Teufelskreis, der die Beziehung der Partner immer mehr vergiftet und ihre Weiterentwicklung blockiert. Durch eine problemexternalisierende Sichtweise (M. White 2010, R. Weber 2011) können dann die Auswirkungen des Teufelskreises auf die Beziehung und die Partner sowie auf andere Le-

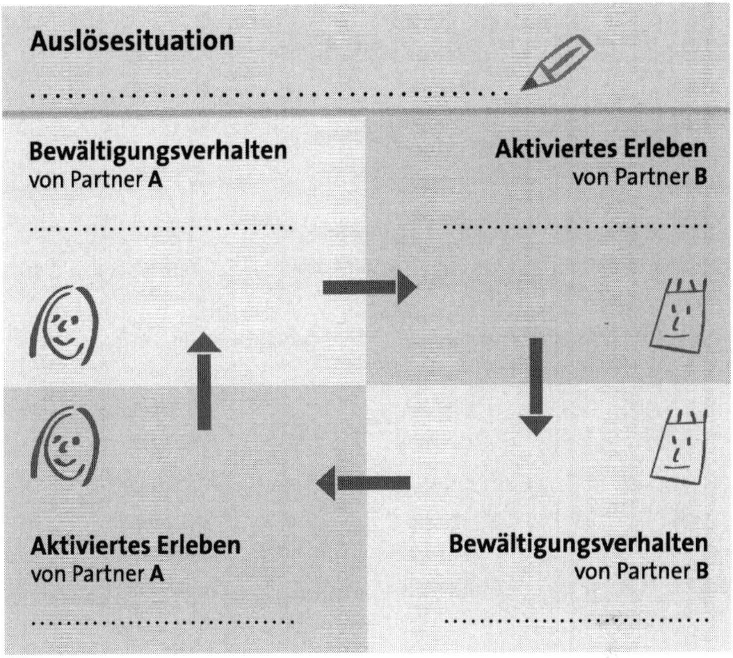

bensbereiche untersucht und der Perspektivenwechsel verstärkt werden (vgl. Kapitel 2.3). In der Veränderungsphase geht es dann darum, die hinter den Abwehr-und Schutzstrategien liegenden unbefriedigten Grundbedürfnisse ins Bewusstsein zu rufen, damit die Partner dann darauf gezielt eingehen können.

Das Teufelskreismodell ist in erster Linie ein kognitives Modell, das der Erklärung und Reflexion dient. Die mit der kognitiven Umstrukturierung einhergehende atmosphärische Veränderung öffnet die Tür für die vertiefende Arbeit an den dysfunktionalen Bewältigungsstrategien, kindlichen und elterlichen Selbstanteilen. Dies erfordert seitens des Therapeuten eine konsequent klärungsorientierte Haltung, durch die das Verhalten der Partner rückgespiegelt und markiert wird. Zusätzlich werden mit dem Paar für den Umgang mit dem Teufelskreis außerhalb der Therapiesitzungen einige Punkte vereinbart: Stopp-Regeln zur Unterbrechung der Eskalation, räumliche Trennung zur Abkühlung, Selbstständiges Ausfüllen der Teufelskreis-Protokolle während der Abkühlungsphase, Sammeln von Beispielen, um diese in der nächsten Sitzung gemeinsam zu analysieren (Roediger, 2011).

Zum Abschluss dieses Kapitels möchte ich die wichtigsten praktischen Schritte des therapeutischen Arbeitens mit Teufelskreisen im Überblick darstellen.

Therapeutisches Arbeiten mit Teufelskreisen

Im ersten Teil geht es um die Identifikation des Teufelskreises und seiner Elemente:

1. Paardialog laufen lassen, bis die Verhaltensanteile der Partner am Teufelskreis deutlich werden
2. Wiederholen von Formulierungen und Markieren einzelner Interaktionssequenzen
3. Bezüge zum Teufelskreismodell herstellen und, wenn bekannt, zu den biografischen Hintergründen
4. Die Bedeutung und Wirkung der einzelnen Interaktionssequenzen herausarbeiten: Bei einem Partner mit dem Markieren des Verhaltens beginnen, dann zum anderen Partner wechseln und nach den aktivierten Gefühlen fragen. Von den aktivierten Gefühlen zum Verhalten weitergehen und dann wieder zurück zum ersten Partner und zu dessen Gefühlsreaktion wechseln (Chr. Thomann 2007). Bei der Frage nach den aktivierten Gefühlen können unterschiedliche Gefühle deutlich werden, also nicht nur ärgerliche oder wütende, sondern auch ängstliche, verletzte, hoffungsvolle, verbitterte, beschämte, etc. Daher ist es wichtig, dass der Therapeut hier nachfragt.
5. Identifizierung der Hilfsmotoren, die das dysfunktionale Coping aktivieren
6. Visualisierung des konkreten Teufelskreises. Diese erlaubt die so wichtige Disidentifikation, das heißt das Heraustreten aus dem aufwühlenden Geschehen und der Blick von außen auf das »Getümmel«
7. Reframing: der Teufelskreis als gemeinsamer Außenfeind
8. Exploration der Auswirkungen und der Bedeutung des Teufelskreises auf die Beziehung und das Leben der Partner.

Nach erfolgter Klärung kann dann im nächsten Schritt an der Auflösung des Teufelskreises gearbeitet werden:

1. Stoppregel, Auszeit und Reflexionsprotokolle vereinbaren
2. Vertiefung der biographischen Hintergründe beider Partner
3. Nach dem tatsächlichen Wunsch des einen Partners fragen und ihn bitten, diesen dem anderen Partner in direkter Rede zu sagen
4. Zum anderen Partner wechseln und nach seiner gefühlsmäßigen Reaktion fragen. Oftmals werden hier eigene Wünsche dagegengestellt, was den alten Teufelskreis triggert. Das wird vom Therapeuten wahrgenommen, aber zunächst zurückgestellt und dann erneut nach der emotionalen Reaktion auf den Wunsch gefragt mit der Bitte, in direkter Rede zum Partner zu antworten.
5. Zurück zum ersten Partner wechseln und nach dessen emotionaler Reaktion fragen
6. Jetziges Gefühl markieren und mit dem Ausgangsgefühl vergleichen, dann den gleichen Ablauf spiegelbildlich mit dem Wunsch des anderen Partners.
7. Abschließend den Prozess auf eine konkret-handlungsbezogene verbindliche Absprache fokussieren.

(J. Willi 2001, E. Roediger 2011)

2.3 Die Externalisierung des Problems

Horst und Ute, beide Anfang 40, seit 18 Jahren verheiratet, zwei Kinder, melden sich auf Initiative von Ute zur Paartherapie an. Die Stimmung ist im Keller. Ute wirft ihrem Mann vor, dass es für ihn nichts anderes mehr gebe als seine Arbeit, Horst wirft Ute vor, dass sie ihn nicht unterstütze. Ute hat gesundheitliche Probleme und leidet unter chronischen Kopfschmerzen. Horst steckt in einer schon länger bestehenden beruflichen Krise und zeigt mehrere Symptome eines Burnout. Beide empfinden ihre individuellen Probleme durch den Partner verursacht und versuchen über ihren jeweiligen Opferstatus Unterstützung und Verständnis zu erhalten, was jedoch nicht gelingt. Während Horst unter Stress generell zur Vermeidung und zum Rückzug neigt, reagiert Ute erst seit kurzem ebenfalls mit Rückzug. Wenn beide Partner im Vermeidungsmodus agieren, erstarrt die Beziehung mehr und mehr.

Sind die Klagen hinreichend ausgesprochen und beim Therapeuten angekommen, kann er – wie an diesem Fallbeispiel im Weiteren dargestellt – die internalisierende Problemsicht der Partner um eine externalisierende zu erweitern versuchen, mit dem Ziel, aus dem Gegeneinander der Partner ein Miteinander zu machen, sodass ihnen bewusst wird, dass sie wegen ihrer Beziehung in die Therapie kommen und nicht, um den Partner zu verändern. Der erste Schritt besteht darin, zusammen mit dem Paar eine erfahrungsnahe, spezifische Definition des Problems auszuhandeln (M. White 2010).

Th: »Stimmen Sie mir zu, dass Sie beide ganz schön unter der Fuchtel all dieser Probleme stehen und dass sie beide damit unzufrieden sind, wie das zwischen Ihnen läuft?«
Beide bestätigen dies. Oft erreicht man auch bei Erwachsenen eine detaillierte Beschreibung des Problems dadurch, dass es personifiziert wird.
Th: »Mir kommt ein Bild, das ich Ihnen gerne sagen und aufmalen möchte. Da sitzen an ihrem Tisch einige ungebetene Gäste, die sich auf Ihre Kosten immer breiter machen, während Sie immer mehr verschwinden, und die Ihr Leben als Paar ungefragt durcheinanderbringen. Gäste kann man sich nicht immer aussuchen; was man kann, ist, zu entscheiden welche Rolle sie spielen: die Hauptrolle oder eine Nebenrolle. Und so wie es von Außen aussieht, übernehmen die Gäste die Hauptrolle und Sie verbrauchen Ihre ganze Kraft im Kampf gegeneinander, anstatt Ihren Lebensraum von all den Problemen zurückzufordern.« Parallel dazu zeichnet der Therapeut auf dem Flipchart mit einfachen Mitteln das verbalisierte Bild auf. Ute und Horst schauen interessiert zu, und zum ersten Mal lässt die Spannung zwischen den beiden etwas nach.
Th (zeigt auf das Bild): »Hier sitzen Sie am Tisch, dort übergroß die ungebetenen Gäste, die Ihnen die Haare vom Kopf essen. Wie würde man solche Gäste nennen? Überlegen Sie zusammen und einigen Sie sich auf einen gemeinsamen Namen.«
Nach einigem Hin und Her einigen sich die beiden auf »Herr und Frau Vielfraß«. Nun werden die Partner gebeten, genauer zu beschreiben, was an Herr und Frau Vielfraß speziell ist und wie man sich vorzustellen hat, wie diese auf den Plan treten und das Leben anderer Menschen durcheinander bringen, ohne dass sie darum gebeten wurden. Der Therapeut kann auch die Partner bitten, die Zeichnung entsprechend ihren spezi-

fischen Kenntnissen ihres Problems zu vervollständigen, also Gesichter zu malen, Symbole oder Sprechblasen. Auf diese Weise entsteht ein gemeinsames Bild, in dem die einzigartigen Kenntnisse und Fertigkeiten des Paares zum Tragen kommen. Das Paar geniert sich zunächst, gibt sich dann aber einen Ruck und malt Gesichter mit aufgesperrten Mündern dazu. Mit weiteren Fragen hält der Therapeut das Gespräch im Fluss: »Erzählen Sie mehr darüber, wie es für Sie ist, unter der Herrschaft von Herrn und Frau Vielfraß zu leben.« »Wie würden Sie den Charakter von Herrn und Frau Vielfraß beschreiben, die einfach das Leben anderer Menschen durcheinanderbringen, ohne dass sie darum gebeten wurden?« »Wie schaffen die es, Ihnen Ihr Leben zu nehmen und Sie in Ihrem eigenen Haus an den Rand zu drängen?«

Im zweiten Schritt untersucht der Therapeut zusammen mit dem Paar die Auswirkungen und Einflüsse des Problems in den Lebensbereichen, in denen Komplikationen ausgemacht wurden, zum Beispiel am Arbeitsplatz, in der Partnerschaft, in der Familie, im Verhältnis zu sich selbst, zu den eigenen Zielen, Hoffnung und Träumen und Zukunftsperspektiven.

Hier wurde deutlich, dass sich die Hauptauswirkungen im Bereich der Partnerschaft (Erstarrung, Glaube an die Stärken der Beziehung geht verloren), der Zukunftsperspektiven (Trennung) und des Verhältnisses der Partner zu sich selbst (gesundheitliche Probleme, Depressivität) zeigen. Als biografischer Hintergrund wurde deutlich, dass beide aus Elternhäusern kommen, in denen Krankheit und Depression über Jahre hinweg eine zentrale Rolle spielten. Beide sind zutiefst verunsichert darüber, inwieweit das Leben nicht nur aus Last, Einengung und Mühsal besteht. Das macht beide anfällig für Sorgen, Probleme und externe Einflussfaktoren.

Im dritten Schritt werden die Partner dazu eingeladen, die stärksten Auswirkungen des Problems auf ihr Leben zu beurteilen. Einer solchen Klärung stellt man seitens des Therapeuten am besten eine Zusammenfassung der wichtigsten Auswirkungen voran. Die Beurteilung leitet man meistens mit Fragen ein wie z.B.: »Sind diese Auswirkungen für Sie in Ordnung? Wie ist Ihre Einstellung dazu? Wie beurteilen Sie die Auswirkungen? Wollen Sie das so lassen? Welche Vorteile und welche Nachteile haben die Auswirkungen?« Solche Fragen lösen einen gemeinsamen Suchprozess aus, über nicht vorhersehbare Entwicklungen nachzudenken und neu zu verorten.

Im vierten Schritt wird erkundet, warum die Partner die Auswirkungen so oder so beurteilen. Dadurch erleben sie sich als kompetent. Außerdem knüpfen »Warum-Fragen« an den Intentionen und Motiven der Partner an, klären, was ihnen wichtig und wertvoll ist, wofür sie sich in der Therapie engagieren möchten und warum gerade dafür. Nur wenn die Partner gute Gründe haben, sich den Problemen gemeinsam entgegenzustellen und ihr Leben zurückzuholen, kann am Wünschenswerten gearbeitet werden.

Die 4 Schritte einer externalisierenden Problemdefinition nach M. White sind:

1. Fragen stellen, um eine erfahrungsnahe, besondere Definition des Problems auszuhandeln
2. Fragen stellen, mit deren Hilfe die Auswirklungen der Aktivitäten des Problems kartiert werden
3. Fragen stellen zur Beurteilung der Auswirkungen der Aktivitäten des Problems
4. Fragen stellen zur Begründung der Beurteilung.

Erlebt der Therapeut im Gespräch, dass sich beide auf das Vorgehen einlassen, kann er einzelne Schritte auch als Hausaufgabe mitgeben. Hilfreich erweist sich hierbei, wenn der Therapeut das bisherige Ergebnis der Exploration kurz und prägnant zusammenfasst als Basis, auf der das Paar in Eigenregie bei der Beantwortung der Auswirkungen und deren Beurteilung selbstständig weiter explorieren kann.

Bei Horst und Ute konnte so vorgegangen werden: Der neue Blickwinkel hat die beiden aktiviert und sie dazu motiviert, mit einer Reihe von Notizen zur nächsten Sitzung zu kommen und diese besprechen zu wollen. Sie präsentierten sich wieder als Paar.

Gelingt es, das Problem als gemeinsamen Außenfeind zu betrachten, unter dem beide leiden, stärkt dies die Arbeitshaltung des Paares und die Partner können über ihre Schwierigkeiten sprechen, ohne sich nur anzuklagen. Sie können sich nach dem Prinzip »Geteiltes Leid ist halbes Leid« in den Gesprächen näherkommen und sich empathisch verbünden. Insofern wird der Konfliktstoff, der ursprünglich zwischen den Partnern stand und sie emotional entzweite, zur Quelle neuer Verbundenheit.

2.4 Der Gebrauch der dritten Person

Hierbei handelt es sich in erster Linie um eine Verbalisierungstechnik, mit deren Hilfe der jeweilige Partner vom Therapeuten in der dritten Person angesprochen wird. Durch den grammatikalischen Gebrauch der dritten Person wird der nötige Abstand zum eigenen Verhalten erzeugt, den es braucht, um sich intensiv mit eigenen Selbstanteilen zu beschäftigen und sich gleichzeitig nicht völlig damit zu identifizieren, sondern zu erkennen: Das bin nicht ich, das ist ein Teil von mir! Statt dass der Therapeut einem der Partner rückmeldet, dass er ihn als verärgert erlebt, kann er beispielsweise sagen »Da scheint jemand ganz schön ärgerlich zu sein«. Anschließend kann man diese Person fragen, wie er so jemanden nennen würde und ob er wisse, warum dieser ärgerlich sei.

Hat ein Partner eine Außenbeziehung, kann der Therapeut diesen fragen, »wer da wohl fremdgegangen ist«, was diese Person angetrieben hat, welche Bedürfnisse diese hat und was sie gefunden hat, was nicht etc. Dies nimmt Druck vom fremdgehenden Partner und lenkt die Spannung auf diesen einen Teil. Durch die weitere Exploration kann erforscht werden, wer sich da zu Wort gemeldet hat, wie man eine solche Person nennen könnte, ob es diese Person früher auch innerhalb der Partnerschaft gab, ob sie sich vorstellen könnte, innerhalb der Ehe fremdzugehen etc. Der Therapeut spricht diesen Teil, nicht die Person an. Gerade wenn es um Bedürfnisse und Sehnsüchte geht, die die Partner aus ihrer Kommunikation heraushalten, ist das Reden darüber in der dritten Person leichter.

Durch die Benennung des Verhaltens und seines Motivs als Person nimmt ein bisher namenloser Selbstanteil Gestalt an und wird zum Romantiker, Freiheitskämpfer, Verführer, Bestätigungsucher, Nicht-funktionieren-Wollender, Provozierender. Ist die eine Seite identifiziert, kann die andere Seite exploriert werden: »Wenn das der Teil ist, der fremdgegangen ist, wie könnte man den Teil nennen, der in der Partnerschaft geblieben ist, ihr die Treue hält«? Erfolgt die Namensgebung, gehen die weiteren Fragen nicht an Herrn oder Frau Müller, sondern an den Nicht-funktionieren-Wollenden und die Zurückgezogene als das Pendant auf Seiten der Partnerin.

Schließlich kann der Prozess der Disidentifikation auch durch hypothetische, lösungsorientierte Fragen vorangetrieben werden: »Angenommen der Teil, der »Nicht-funktionieren-will«, würde das nicht mehr heimlich tun, sondern dazu stehen, was würde man ihn dann tun sehen, welche Möglichkeiten würden sich ihm auftun? ... Schlüpfen Sie mal für einige Momente ganz in diese Rolle.

Gelingt die Disidentifikation hat dies nicht nur für den untreuen Partner eine spannungsreduzierende Wirkung. Für den davon betroffenen Partner ermöglicht dieses Vorgehen, bei seinem Partner zwischen der Person als Ganzes und dessen Verhalten zu trennen.

Michael Mary (2008) verwendet in seinem Beratungsansatz für Paare das Modell von Problem- und Lösungsfigur. Problemfiguren sind für das Entstehen der beklagten Beziehung verantwortlich, während Lösungsfiguren für ein alternatives Verhalten stehen, mit dem sie die Beziehung verändern können. Verkompliziert wird die Unterscheidung allerdings dadurch, dass die Problemfigur im Keim bereits die Lösungsfigur in sich tragen kann. So ist das Fremdgehen des einen Partners zumindest für den anderen das Problem, bei näherer Betrachtung kann darin aber gerade der Keim zu Veränderung bzw. Lösung stecken. Ähnliches gilt, wenn einer der Partner in einer bislang friedlichen und harmonischen Beziehung Streit anfängt. Er verhält sich nicht mehr konform zur Beziehung, macht also Probleme und der streitende Teil wird zur Problemfigur und soll wieder aus dem Spiel genommen werden. Das darin liegende Veränderungs- und Entwicklungspotential wird nicht erkannt, alles soll so bleiben, wie es war.

Wichtig ist, dass die nähere Beschäftigung mit solchen Teilpersönlichkeiten jenseits jeder Wertung stattfindet. Es geht allein um die Beschreibung eines Verhaltens und seiner Folgen und dem sich daraus ergebenden Perspektivenwechsel.

So wie die Verhaltensanteile der Partner personalisiert und externalisiert werden können, kann auch die Beziehung selbst externalisiert und personalisiert werden. Dies macht insofern Sinn, als die meisten Paare wegen ihrer Beziehung eine Paartherapie aufsuchen, der Blick auf die Beziehung aber meist verloren gegangen ist. Die Partner klagen sich gegenseitig an und erwarten, dass sich dieser verändert. Um hier eine Richtungsänderung zu erreichen, indem der Blick auf die Beziehung gerichtet wird, kann mit der Beziehung ähnlich verfahren werden, wie zuvor bereits geschildert. Die quasi beiläufig gestellte Frage des Therapeuten : »Wie geht es Ihrer Beziehung damit, wenn sich jeder von Ihnen nur noch zurückzieht?« löst meist Verblüffung und Irritation aus. Dieses Überraschungsmoment kann genutzt und ausgebaut werden, indem der Therapeut die Partner dazu einlädt, die Auswirkungen ihres Verhaltens auf ihre Beziehung zu untersuchen und zu bewerten. Hierzu bieten sich folgende Vertiefungsfragen an (vgl. Mary):

- Wie geht es Ihrer Beziehung damit, dass …?
- Worunter leidet sie am meisten, wenn Sie … machen und Sie … machen?
- Was gibt das für eine Beziehung? Suchen Sie einen gemeinsamen Namen für Ihre Beziehung.
- Wenn Ihre Beziehung eine Person wäre, wie würde sie sich dann fühlen?
- Was würde sie zu Ihnen sagen, wenn sie sprechen könnte?
- Was braucht eine Beziehung, die sich so fühlt?
- Was passiert mit Ihrer Beziehung, wenn alles so bleibt wie jetzt?
- Was könnte jeder von Ihnen, wenn er wollte, lassen oder tun, damit die Beziehung etwas von dem bekommt, was sie braucht?

Der Therapeut begleitet das Paar bei der Suche nach Antworten, indem er mit leiser Stimme, wenn nötig, Ideen anbietet. So kann er auf die Frage: »Was braucht eine Beziehung, die sich so fühlt?« verschiedene Alternativen ansprechen: »Streit, Auszeit, Interesse, Achtsamkeit …« Geduldig und freundlich lenkt er das Gespräch immer wieder zur Beziehung zurück und stoppt die Partner, wenn diese ihre eigenen Wünsche voranstellen und dadurch in das alte Verhalten zurückfallen.

Die Technik die Beziehung der Partner zu externalisieren und zu personalisieren kann durch erlebnisaktivierende Methoden unterstützt und emotional fokussiert werden. So kann der Therapeut einen leeren Stuhl vor die Partner stellen und auf diesen einen Zettel kleben, auf den die Partner ihre Vornamen schreiben. Der Stuhl mit den beiden Vornamen steht für die Beziehung. Im Gespräch kann durch Gesten und verbale Äußerungen immer wieder der Bezug zur Beziehung hergestellt werden. »Schauen Sie ruhig hinüber zu dem Stuhl, auf dem Ihre Beziehung sitzt und Ihnen zuhört!« Der Therapeut kann selbst in die Rolle der Beziehung schlüpfen und sich hierfür auf den Beziehungsstuhl setzen und von dort aus das Paar ansprechen. Danach wechselt er zurück auf seinen Stuhl und befragt das Paar, was es dabei gefühlt und gedacht hat. Die Wirkung eines mit den Vornamen der Partner versehenen Stuhls ist nicht zu unterschätzen und sollte daher unbedingt eingesetzt werden. Um nicht bei den eigenen Wünschen zu landen, ist es hilfreich, dass die Partner, das, was sie der Beziehung geben wollen, auf eine Karte schreiben und diese dann auf den Beziehungsstuhl legen.

Bei einem Paar führte die Suche nach einem gemeinsamen Namen für ihre Beziehung dazu, diese »eine auf den Hund gekommene Beziehung« zu nennen. Zutiefst darüber erschrocken, suchten beide zunächst ihr Heil in aktionistischen Rettungsversuchen, die bei näherer Betrachtung unrealistisch waren, wie z. B. einen Paarabend abmachen. Dies führte zur Frage, ob sie die Beziehung sterben lassen wollen, was beide verneinten. Daraus ergab sich die Lösung, die Beziehung zu schonen und zu schützen. Daraus entstand die Idee eines Nichtangriffspaktes zum Schutz der Beziehung. In einem anderen Fall waren beide durch die Intervention so berührt, dass sie weinten und sich spontan in den Arm nahmen. Bei einem weiteren Paar wurde deutlich, dass ihnen ihre Beziehung nichts mehr wert war: Damit konnten sie mit den gegenseitigen Vorwürfen aufhören.

2.5 Stuhltechniken

Die nachfolgende Technik knüpft an der vorherigen an (Weber 2006). Der Therapeut nutzt auch hier die natürliche Fähigkeit des Menschen zur Dissoziation. Diese Technik kann zum Beispiel eingesetzt werden, um den fruchtlosen Streit eines Paares zu unterbrechen, die Partner aus ihrer negativen emotionalen Aktivierung herauszuholen und das Geschehen aus einer heilsamen Distanz zu betrachten. Dies erleichtert in der Regel auch, dass die Partner in Kontakt mit ihren wirklichen Wünschen kommen können. Stuhltechniken sind psychotherapeutische Methoden, die mit zwei sich gegenüberstehenden Stühlen arbeiten. In dem »Leerer-Stuhl-Modell« sitzt der Klient auf einem Stuhl und spricht zu einem imaginativen Gegenüber auf dem anderen Stuhl. Im »Zwei-Stühle-Modell wechselt der Klient zwischen den Stühlen und bringt so verschiedene Perspektiven eines Problems zum Ausdruck. Geht es um innere Dialoge, werden heute auch mehrere Stühle verwendet. Für die Paartherapie ist die Technik dahingehend zu adaptieren, dass meist mit beiden Partnern gleichzeitig gearbeitet wird.

Für die dissoziative Stühlearbeit im Paarsetting können beide Techniken angewendet werden. Im nachfolgenden Fallbeispiel wechseln die Partner zwischen verschiedenen Positionen, die durch mehrere Stühle markiert sind. Wenn der Streit des Paares einige Minuten angedauert hat und nun keine neuen Argumente mehr ins Spiel gebracht werden, fragt der Therapeut, wie sich die Partner fühlen und ob sie mit ihrem Verhalten erreichen, was sie erreichen wollen. Meistens wird die letztere Frage mit einem klaren Nein beantwortet. Dann wird das Paar gefragt, ob es zu einer Übung bereit sei, die ihnen erklärt wird, und sie dann sagen können, ob sie diese machen möchten oder nicht. Erklärung: »Ich stelle zwei Stühle Ihnen gegenüber. Sie wechseln von Ihrem Stuhl auf den gegenüberstehenden Stuhl und schlüpfen in die Rolle des ›besten Freundes‹ bzw. der ›besten Freundin‹. Beide hätten den vorangegangenen Streit mitbekommen und werden diesen nachfolgend ehrlich und offen kommentieren. Anschließend werden die Plätze wieder getauscht und dann das gemeinsame Gespräch neu gestartet. Jeder kann dann entscheiden, ob und was er von dem Gehörten berücksichtigen möchte.«

Sind die Partner einverstanden, platziert der Therapeut zwei weitere Stühle so im Raum, dass sie von ihm aus gesehen vor den Partnern stehen. Dann wechseln die Partner ihre Stühle, sodass der Mann dann seinem leeren Stuhl gegenübersitzt und die Frau ihrem. Beide werden gebeten, in Richtung seines und ihres leeren Stuhls zu schauen und auch zu sprechen.

Dann erfolgt das Eindoppeln in die Rolle des besten Freundes bzw. der besten Freundin. Der Therapeut fragt nach dem Vornamen der Person, ihren Eigenschaften und lässt sich erzählen, wie lange sich beide schon kennen. Die Identifikation soll auf möglichst vielen Ebenen gleichzeitig erfolgen. Der Therapeut spricht in Ich-Form und stellt sich dabei hinter die Person. Anschließend erhalten beide nochmals die Instruktion, dass sie den gerade abgelaufenen Streit miterlebt haben und nun ihre jeweilige Meinung zu dem Stuhl hin sagen sollen – so als wenn die Person dort tatsächlich sitzen würde. Der Therapeut begleitet diesen Prozess, ohne jedoch Verantwortung für den Inhalt zu übernehmen und folgt dabei dem Motto: Wahrheit vor Schönheit! Sagt Partner A in der Rolle des Freundes beispielsweise »Trenn dich doch endlich!« steht dies ebenso im Raum wie andere Vorschläge, Kommentare und Beurteilungen. Am Ende dieser Runde fragt der Therapeut nach, was denn wohl der wirkliche Wunsch des Mannes bzw. der Frau sei und paraphrasiert die Äußerungen betont langsam. Sind alle Argumente und Ratschläge vorgebracht und die Wünsche deutlich geworden, wechseln die Partner zurück auf ihre Stühle und sitzen nun einander wieder gegenüber. Der Therapeut schlägt ihnen vor, ihren Dialog neu zu beginnen und dabei nach eigenem Gutdünken das zu berücksichtigen, was sie zuvor aus Sicht des besten Freundes bzw. der besten Freundin gehört haben. Jeder entscheide dies für sich selbst. Dieses Vorgehen unterbricht nicht nur eingefahrene Kommunikationsmuster, sondern trägt zu mehr zwischenmenschlicher Klärung zwischen den Partnern bei. Sie ist zudem diagnostisch aufschlussreich, weil sie sehr rasch deutlich macht, wie viel Resonanz bei den Partnern noch vorhanden ist. Die Technik der Stühlearbeit hat also sowohl eine diagnostische als auch eine verändernde Funktion.

Bei einem Paar beispielsweise ergab sich, dass der Frau plötzlich klar wurde, dass sie innerlich die Beziehung bereits aufgekündigt hatte und ihre Vorwürfe an ihren Partner unbewusst der Verschleierung der Situation dienten. Als sie dies sah, empfand sie die Vorwürfe als unfair und nicht mehr gerechtfertigt und beschloss, darauf zu verzichten. Bei einem anderen Paar wurde dem Mann seine »Alles-oder-nichts«-Strategie deutlich und dies eröffnete den Zugang zu den biographischen Hintergründen.

Die in dieser Übung praktizierte Dissoziationstechnik hat Ähnlichkeit mit der von M. Erickson benutzten »My-friend-Jack«-Technik. Erickson benutzte diese Technik, um sowohl persönliche Erfahrungen als auch solche von seinen Patienten auf indirekte Weise in Form einer dritten Person in die Therapie einfließen zu lassen. Wesentlicher Unterschied zu Ericksons Vorgehen ist in meiner Intervention die erlebnisaktivierende Inszenierung.

Eine weitere Stuhltechnik läuft methodisch wie folgt ab: Bevor die Auseinandersetzung zwischen den Partnern zunehmend eskaliert, bittet der Therapeut die Partner, sich von ihren Stühlen zu erheben und sich etwa in einem Abstand von einem Meter davor zu stellen mit Blickrichtung zu ihrem leeren Stuhl. Beide können nun gleichsam von oben auf das Geschehen blicken. Das anschließende Gespräch findet wechselseitig mit beiden Partnern in der dritten Person statt. Im ersten Teil geht es darum, den Teufelskreis zu identifizieren, im zweiten um die mögliche Auflösung. Der Therapeut stellt sich so zwischen die Partner, dass er beide gut ansprechen kann. Vorzugsweise beginnt der Therapeut mit dem zurückgezogenen Partner.

Fallbeispiele

Jürgen und Uschi verstricken sich immer wieder in destruktive Streitgespräche. Jürgen agiert mit Vermeidung, indem er nahezu alles an sich abprallen lässt. Uschi kämpft mit allen ihr zur Verfügung stehenden Mitteln, Jürgens stonewalling zu durchbrechen. Je mehr Uschi kämpft, umso stärker geht Jürgen in die Vermeidung und umkehrt.

Nachdem der Therapeut den Prozess eine Weile hat laufen lassen, bittet er die Partner aufzustehen und sich gegenüber ihrem Stuhl hinzustellen.

Th: Wir sprechen jetzt über das, was gerade zwischen Ihnen abgelaufen ist, hier von dieser Position aus, bezogen auf die konkrete Auslösesituation von gestern Abend.

Th: »Bei wem wollen wir anfangen? Bei Ihnen, Jürgen?«

Jürgen: »Okay!«

Th: zu Jürgen gewandt und auf den leeren Stuhl vor ihm zeigend: »Jürgen, wie reagiert dieser Mann, wenn seine Partnerin den gestrigen Abend aufrollt und ihm Vorwürfe macht? Was macht der?«

Jürgen: »Der reagiert.«

Th: »Ja, aber wie tut er es? Auf welche Weise?«

Jürgen: »Er zieht sich zurück, sagt Augen zu und durch!«

Th wiederholt dies langsam und deutlich.

Therapeut wechselt jetzt zu Uschi und fragt diese nach den aktivierten Gefühlen:

Th: »Uschi, was macht das dieser Frau für ein Gefühl, wenn der Mann sich zurückzieht?«

Uschi: »Die läuft heiß, ist wütend.«

Th: »Sie ist wütend. Ist Sie nur wütend?«

Uschi: »Da ist auch Bitterkeit und noch eine Hoffnung, die aber weniger wird.«

Th zu Uschi: »Und wie reagiert die Frau darauf?«

Uschi: »Die attackiert, fordert, rennt gegen Türen.«

Jürgens stonewalling aktiviert bei Uschi das verletzte Kind in ihr, da sie in der Kindheit sehr viel Verantwortung für ihre Mutter übernehmen musste und dafür kein Lob erhielt und von ihrem Vater wegen Kleinigkeiten, die nicht perfekt waren, kritisiert wurde.

Therapeut zurück zu Jürgen: »Und was macht das mit diesem Mann, wenn dessen Partnerin so reagiert?«

Jürgen: Der ist verletzt und beschämt, fühlt sich klein, hat Angst.

Überschießende Ängste, über die man die Kontrolle verliert, sind in der Regel mit dem Erleben des verletzbaren Kindes verknüpft. Die Ängste weisen auf eine reale oder erlebte Bedrohung hin, die übermächtig erscheint. Bei Jürgen aktivierte Uschis Kritik das Erleben des misshandelten Kindes, da er in seiner Kindheit am Esstisch bei jeder Kleinigkeit beschimpft und oft geohrfeigt wurde, was ihn beschämte und in ihm bis heute ein Gefühl von Unzulänglichkeit hinterlässt.

Th: »Gibt es noch andere Gefühle bei ihm?«

Jürgen: »Er ist auch wütend, hat aber Angst davor.«

Therapeut paraphrasiert die Gefühle von Jürgen.

Th: »Jürgen, was wünscht sich dieser Mann eigentlich von seiner Partnerin?«

Jürgen: »Dass der nicht aus Bosheit so reagiert, sondern aus Not. Er wünscht sich mehr Verständnis und Anerkennung.«

Therapeut wechselt zu Uschi: »Was wünscht sich den diese Frau eigentlich von diesem Mann?«

Uschi: »Mehr Miteinander, um mich nicht so allein gelassen zu fühlen.«

Danach bittet er beide Partner, wieder auf ihren Stühlen Platz zu nehmen. Nun werden beide Partner gebeten, nacheinander ihren eigentlichen Wunsch dem anderen direkt zu sagen.

Th: »Uschi, sagen Sie es Jürgen direkt, was Sie sich von ihm wünschen und was Sie damit erreichen wollen.«

Uschi zu Jürgen: »Ich wünsche mir mehr Gemeinsamkeit, um mich nicht mehr so einsam zu fühlen. Das ist mit das Schlimmste für mich und lähmt mich.«

Therapeut wechselt zu Jürgen: »Jürgen, was macht das mit Ihnen, wenn Uschi diesen Wunsch äußert?«

Jürgen: »Da kommt Mitgefühl auf, möchte ihr die Hand reichen.«

Therapeut zu Uschi: »Was macht das mit Ihnen, wenn Jürgen jetzt Verständnis für Ihren Wunsch äußert?«

Uschi: »Das rührt mich und weckt wieder Hoffnung.«

Th: »Können Sie ihm das direkt sagen oder sonstwie ausdrücken?«

Uschi: »Das weckt Hoffnung in mir, mein ewiges Kämpfen und Ackern aufgeben zu können.«

Der Therapeut markiert Uschis jetziges Gefühl und vergleicht es mit ihrem Ausgangsgefühl. Dann erfolgt der gleiche Ablauf spiegelbildlich mit dem Wunsch von Jürgen. Danach wird eine verbindliche Absprache mit beiden getroffen.

2.6 Kinotechnik

Eine weitere Dissoziationstechnik ist unter dem Begriff »Kinotechnik« (Revenstorf, 1999) bekannt und lässt sich ebenfalls problemlos bei Paaren einsetzen. Dabei geht es darum, eine bestimmte Situation, an die sich die Partner erinnern, aus der Perspektive eines Kinobesuchers zu betrachten.

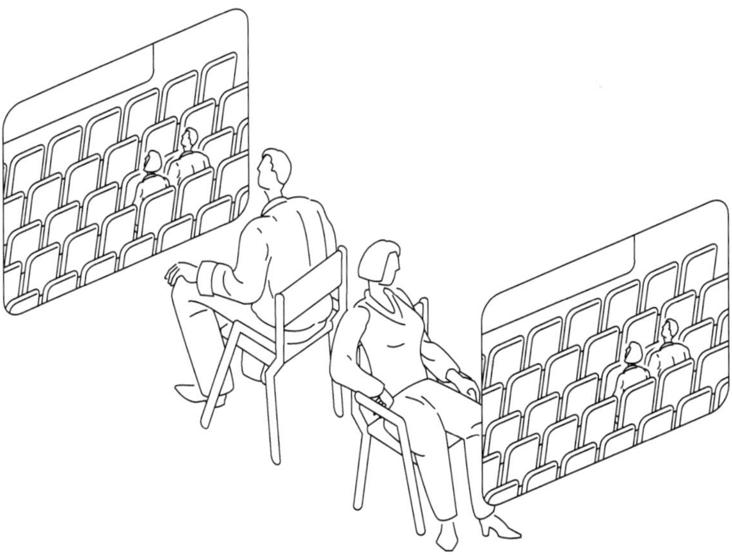

Bild 6: Kinotechnik

Hierfür werden die Partner gebeten, sich umzudrehen und Rücken an Rücken zu setzen und einen Punkt zu fixieren oder die Augen zu schließen. Alternativ dazu kann auch ein Flipchart zwischen die Partner gestellt werden, das die Kinoleinwand symbolisiert.

Die Distanzierung kann in dieser oder ähnlicher Weise erfolgen:

»Wenn es für Sie jetzt bereits in Ordnung ist, können Sie bewusst die Augen schließen. Lehnen Sie sich bequem zurück. Sie müssen nichts um jeden Preis erreichen wollen.
Stellen Sie sich vor, Sie gehen gemeinsam ins Kino. Vielleicht in ein bestimmtes Kino, in das Sie gerne gehen oder früher gegangen sind. Es kann auch ein Kino sein, das nur in Ihrer Vorstellung vorkommt. Malen Sie sich das in Ruhe aus: den Eingang, die Kinoplakate, die Kasse, den Geruch von Popcorn und dann lösen Sie eine Karte und gehen damit zu den Sitzplätzen.
Wählen Sie einen Platz, der nicht zu nah und nicht zu weit von der großen Kinoleinwand entfernt ist – vielleicht ist es die zwölfte Reihe. Sie brauchen nicht nebeneinander zu sitzen. Sie nehmen gemütlich Platz, spüren, wie gut der Sessel gepolstert ist, und Sie fangen an, sich zu entspannen. Sie schauen sich um und merken, wie gut Sie ihren Platz gewählt haben:
Sie haben den Blick frei nach allen Seiten. Und Sie haben noch Zeit und Sie atmen ein paar Mal tief und ruhig ein und aus und genießen es, nichts tun zu müssen, nichts leisten zu müssen – nicht einmal dem Film folgen zu müssen. Niemand erwartet etwas von Ihnen, und das macht Sie innerlich frei. Vielleicht werden Sie sogar ein bisschen schläfrig in dem bequemen Sessel, aber Ihr Kopf ist wach und klar, um alles wahrzunehmen.
Und jetzt geht auch der Film los und es wird diese Szene gezeigt, über die Sie vorher miteinander gesprochen haben. Und Ihr Platz ist wirklich gut gewählt, Sie können alles wahrnehmen und beobachten – die Details, aber auch das Ganze der Situation. Und es spielt keine Rolle, ob Sie sich auf die Dialoge konzentrieren oder auf die Handlungen oder ob Sie sich Gedanken machen, alles ist in Ordnung. Sie sind der Beobachter, und das einzig Wichtige ist, dass Sie von Ihrem Sessel aus diesen Film anschauen.
Nun gehen Sie in der Vorstellung in die letzte Reihe und beobachten aus der letzten Reihe, wie Sie aus der zwölften Reihe auf die Leinwand schauen. Und Sie machen sich Gedanken darüber, was sich im Kopf dieser Person abspielt, während sie diesen Film betrachtet. Und während Ihnen

dies klar wird, kommt Ihnen vielleicht selbst die eine oder andere Idee, da Sie alles aus einer anderen Perspektive sehen. Merken Sie sich das einfach.
Dann gehen Sie wieder zu Ihrem Platz in der zwölften Reihe zurück und schauen wieder auf den Film auf der großen Leinwand vor Ihnen. Prüfen Sie nun, ob sich bereits jetzt etwas an diesem Film zu verändern beginnt, vielleicht die Farbe, das Tempo, die Handlungen, die Dialoge, irgendetwas, was Ihnen auffällt. Sie nehmen das wahr.
Dann stehen Sie auf und gehen ganz nach vorne bis direkt zur Leinwand und gehen als Beobachter in den Film hinein. Und Sie stellen sich ganz nahe neben sich. Schon dies allein kann eine Veränderung mit sich bringen. Vielleicht flüstert er Ihnen etwas zu aufgrund seiner Wahrnehmungen und Beobachtungen aus der letzten Reihe. Oder er berührt Sie oder Sie selbst nehmen Kontakt mit ihm auf, um sich die eine oder andere Anregung zu holen, wie Sie sich in dieser Szene anders verhalten oder sie anders bewerten können. Und so werden Sie zum Akteur und Beobachter in einem, und daraus kann etwas Neues entstehen.
Dann steigen Sie wieder aus dem Film aus und kehren in Ihren Kinosessel zurück und sehen den Film in aller Ruhe noch einmal. Dann ist der Film auch zu Ende, das Licht geht an, Sie stehen auf und verlassen das Kino und kehren in diesen Raum zurück.«

Die Anleitung sollte langsam und mit Pausen gesprochen werden. Anschließend tauschen sich die Partner über das Erlebte aus.

2.7 Einsatz von Figuren

Zur erlebnisaktivierenden Vertiefung im Paarsetting können von Therapeuten auch Figuren als Stellvertreter eingesetzt werden. Diese Methode weist Parallelen zur Arbeit mit dem Familienbrett auf, das in der Familientherapie eine lange Tradition hat. Das Familienbrett besteht aus einem quadratischen Brett, in das im einem Abstand von etwa 10 Zentimeter zum Rand eine Rille eingefräst ist, und einer Reihe von einfachen Holzfiguren unterschiedlicher Größe mit oder ohne Gesicht. Die Rille markiert die äußere Familiengrenze.

In der Paartherapie empfiehlt sich diese Methode sowohl zur Erlebnisaktivierung als auch zum indirekten Umgang mit heiklen Paarthemen wie zum Beispiel die Sexualität des Paares.

Die Partner werden gebeten, für sich eine Figur auszuwählen. Zum Brett wird erklärt, dass dieses den Raum des Themas darstellt, welches das Paar bearbeiten möchte. Damit erfolgt eine räumliche Verortung des Themas. Die Partner sollen dann unabhängig voneinander dort ihre Figur auf dem Brett hinstellen, wo sie sich selbst im Moment bezüglich des Themas sehen. Ist dieser Schritt erfolgt, werden die Partner in der dritten Person zu den Figuren befragt. Diese und weitere Schritte werden im nachfolgenden Fallbeispiel deutlich.

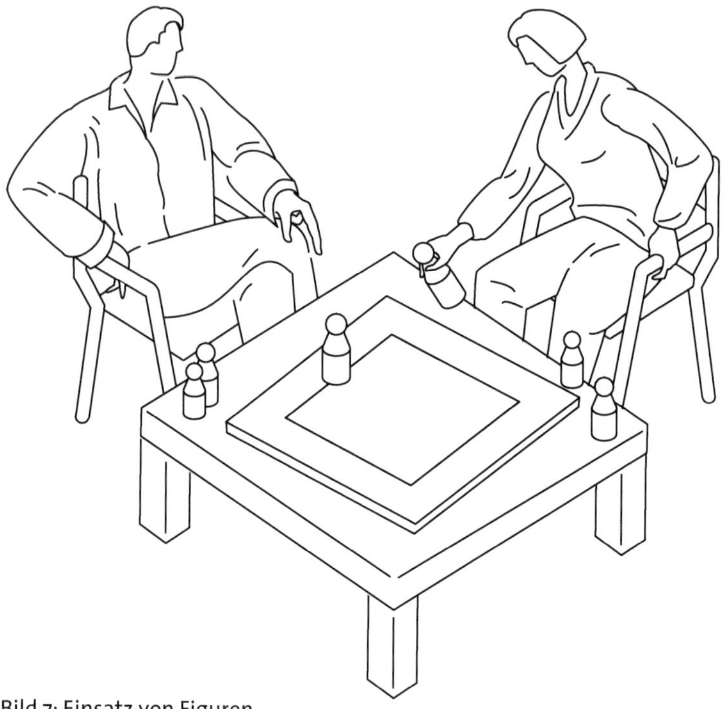

Bild 7: Einsatz von Figuren

Fallbeispiel

Herbert und Daniela kamen ursprünglich in die Therapie, weil die sexuelle Beziehung komplett eingeschlafen und als Thema exkommuniziert ist. Da das Paar aber derart heftige Auseinandersetzungen führte, bei der beide exzessive Verhaltensweisen an den Tag legten, wurde vereinbart, zunächst daran zu arbeiten, den destruktiven Eskalationskreislauf zu stoppen. Dies gelang mit Erfolg, sodass das Paar mit Zustimmung des Therapeuten beschloss, sich jetzt ihrer sexuellen Beziehung zuzuwenden. Zum Hintergrund ist wichtig zu wissen, dass Herbert 18 Jahre älter ist als Daniela. Die sexuelle Beziehung war anfangs für beide befriedigend, wenn auch unspektakulär. Herbert meinte dazu, er sei ein typischer Mann seiner Generation, der es zu »bringen habe«, was früher mit gutem Erfolg funktioniert habe. Daniela bezeichnete sich als sexuell »nicht besonders anspruchsvoll«. Sie sei froh darüber gewesen, dass Herbert immer die Initiative ergriffen hatte. Mit der Dauer der Beziehung kam es zu heftigen Streits und Verletzungen, die die sexuelle Beziehung schwer beeinträchtigten. Hinzu kamen Potenzprobleme bei Herbert. Daniela, die es nicht gewohnt und wohl auch nicht bereit war, die aktive Rolle zu übernehmen, verblieb in der passiven Rolle. So vermieden beide aus unterschiedlichen Gründen mehr und mehr, sich sexuell zu begegnen bzw. überhaupt über das Thema zu reden. Das so entstandene Tabu wollten beide jetzt aufbrechen.

Um beiden den Einstieg in das Gespräch zu erleichtern, wurde ihnen vorgeschlagen, sich auf spielerische und indirekte Weise mit dem Thema zu beschäftigen. Dazu wurde das Familienbrett eingesetzt und die Partner gebeten, stellvertretend für sich eine Figur auszuwählen.

Th:. »Jetzt, wo jeder von Ihnen eine Figur für sich gewählt hat, möchte ich Sie, Herbert, und Sie, Daniela, bitten, die eigene Figur so auf dem Brett zu platzieren, wie sich jeder von Ihnen dem Thema nahe oder fern fühlt. Sie haben hierfür das ganze Brett zur Verfügung!«

Beide überlegen einige Momente, dann stellt Herbert seine Figur auf die äußere Begrenzungslinie, Daniela ihre knapp davor. Dann wendet sich der Therapeut an Herbert.

Th: »Herbert, können Sie in erster Linie mir sagen, warum dieser Mann da steht, wo er steht und Daniela kann einfach zuhören?«

Herbert: »Ja, er hat zwar Angst, aber er will das Thema nicht weiter tabuisieren. Er steht sozusagen mit einem Fuß im Thema.«

Th: »Vielleicht so, wie wenn man einen Fuß ins Wasser hält und prüft wie die Temperatur ist?«

Herbert(schmunzelt): »Ja, und öfter als früher guckt der Mann auch mal im Bad zu ihr (Daniela) hin.«

Th: »Was gibt es noch über diesen Mann zu sagen? Sie sprachen von seiner Angst.«

Herbert: »Er hat Angst zu versagen und das kennt er nicht von früher. Die

Frauen waren immer zufrieden und das waren nicht wenige. Ohne Erektion geht nix, so denkt der, so ist der aufgewachsen.«

Th.: »Ich fasse mal zusammen: Also, der Mann bewegt sich, hängt einen Fuß ins Wasser und das fühlt sich nicht so schlecht an. Er schaut seine Frau öfter an als früher und auch das fühlt sich nicht schlecht an. Und er ist als Mann so sozialisiert, dass er es bringen muss und das geht nur, wenn er ihm steht und die Frau dadurch befriedigen kann. Und jetzt ist er mit seinem Latein am Ende und hat Angst vor dem nächsten Schritt. Stimmt das so?«

Herbert bestätigt. Der Therapeut wechselt zu Daniela.

Th: »Daniela, erste Frage: Was löst das in Ihnen aus, was mit dem Mann los ist?«

Daniela: »Dass er mich öfter anguckt, habe ich bemerkt, war mir nicht unangenehm. Dass er Angst hat, habe ich vermutet, aber bin froh, es von ihm selber zu hören, weil man macht sich ja so seine Gedanken ...«

Therapeut: (Zeigt auf Danielas Figur) »Welche Gedanken macht sich die da ...?«

Daniela: »Na, ob man noch attraktiv ist für den Partner, ob er sich absichtlich so verhält ...«

Therapeut: »Okay. Und Sie, Daniela, da steht Ihre Figur. Ist das richtig, dass sie vor der äußeren Linie steht?«

Daniela: »Nicht ganz, ein kleiner Teil steht auf der Linie.«

Th: »Das wäre dann der kleine Zeh, mit dem die Frau die Wassertemperatur testet. (Lacht). Warum steht die Frau da und nicht irgendwo anders? Was sind ihre Gründe?«

Daniela: »Die ist es gewohnt gewesen, dass der Mann aktiv ist. Die müsste sich umstellen und selber was dazu beitragen. Und die hat auch Angst, dass sie ins Leere läuft und dann dasteht wie ...«

Th: »Wie ...«

Daniela: »So eine geile Person ...«

Th: »Und wenn sie so eine geile Person wäre?«

Daniela: »Die fühlte sich beschämt, wenn sie abgewiesen wird.«

Th: »Ich fasse wieder zusammen: Da ist eine Frau, die findet es gar nicht so schlecht, dass der Mann sie anschaut und nicht mehr vorbeischaut. Diese Frau ist aber auch unter Druck, denn sie weiß schon, dass nur abwarten den Fuß nicht nasser macht. Und da ist die Angst vor Beschämung und die blockiert die Frau. Stimmt das so?«

Daniela: »Ja, ich würde mich schlecht und irgendwie verdorben fühlen, wenn ich aktiv wäre und da käme nix von ihm.«

Therapeut zu Herbert: »Herbert, wie geht es Ihnen mit dem, was Sie jetzt über die Frau auf der anderen Seite des »Flusses« wissen?«

Herbert: »Sie hat ja auch mit mir nicht mehr über das Thema gesprochen und ich habe mir auch gedacht, ob sie vielleicht einfach kein Interesse mehr an mir hat, ich ihr zu alt bin. Jetzt kommt bei mir an, dass sie Interesse hat, sich aber nicht traut, ähnlich wie bei mir. Wir stecken in derselben Misere.«

Therapeut: »Das ist wohl wahr. Die Frau möchte eine Garantie von dem Mann, dass er will und kann, und der Mann möchte die Gewissheit von der Frau, dass sie nicht enttäuscht ist, wenn er will, aber nicht kann. Darauf kommen wir zurück. Ich möchte Sie bitten, mal für einen Moment ihr jetziges Gefühl wahrzunehmen und dies mit Ihrem Gefühl zu vergleichen, das sie bisher bei diesem Thema hatten.«

Da sich die Sitzung dem Ende nähert, erfolgt noch ein zusammenfassender Ausblick des Therapeuten.

Th: »Aus meiner Sicht gibt es jetzt mehrere Optionen, wie Sie weitermachen können. Sie können es erstens beim momentanen Stand belassen und sich sagen, das fühlt sich besser an als vorher. Wir wissen zumindest, wovor wir Angst haben und brauchen uns daher nicht weiter den Kopf zu zerbrechen. Sie können aber auch sagen, ich würde ja schon gerne, aber der andere muss es machen! Und Sie können sich dafür entscheiden zu sagen, wenn wir uns weiter von unseren Ängsten beherrschen lassen, werden wir nie herausfinden, was zwischen uns möglich ist. Letzteres erfordert Mut, zu neuen Ufern aufzubrechen. Wir schauen, mit welcher Entscheidung Sie zur nächsten Sitzung kommen.«

Die folgende Sitzung beginnt damit, dass beide gebeten werden, ihre Figur dort hinzustellen, wo sich jeder sieht. Beide rücken ihre Figur weiter in Richtung Brettmitte. Beide werden vom Therapeuten interviewt, was dieser Mann und diese Frau machen. Die Frau sei im Bad immer nackt und auch sonst öfter mal leicht bekleidet. Der Mann nehme die Frau öfter in dem Arm und im Bett lege er sich beim Einschlafen enger an sie. Beide empfinden diese Entwicklung als positiv. Aber es gäbe auch weiterhin Befürchtungen und Ängste. So erzählt Herbert, dass es für den Mann immer noch ein Problem sei, nicht gleich zur Sache zu kommen. Das passe nicht in dessen bisheriges Bild von Männlichkeit, jetzt die Schulbank zu drücken, »zu üben«. Deshalb sperre sich etwas in dem Mann und er reagiere teilweise unwillig. Nachfragen bei Daniela ergeben ein ähnliches Bild. Bei ihr richtet sich der Unwille dagegen, selbst sexuell aktiv zu werden und damit mal wieder den Karren aus dem Dreck ziehen zu sollen. D. h., bei aller Annäherung blockieren sich beide durch eine Nicht-Haltung: der Mann will nicht »üben«, die Frau will nicht »den Karren ziehen«: Beiden wird dies durch die Außensicht deutlich und gemeinsam wird überlegt, ob sie es dabei belassen wollen. Beide verneinen dies.

In zwei sich anschließenden Einzelsitzungen wird diese Thematik vertieft und es werden verschiedene Szenarien durchgespielt, die nicht mehr auf der bisherigen »Alles-oder-nichts«-Strategie basieren. Diese besteht bei Herbert darin, dass er entweder der alte »Herbert-Mann« war oder kein Mann, bei Daniela darin, dass entweder Herbert sie erobert oder gar nichts läuft.

Techniken der dissoziativen Distanzierung, wie sie in den Fallbeispielen beschrieben wurden, dienen dazu, aus dem aufwühlenden Geschehen herauszutreten und von Außen auf die eigene Vorder- und Hinterbühne und die seines Partners zu blicken. Wenn man sich vor Augen führt, was beim Einsatz dieser Techniken tatsächlich geschieht, liegt das zwischen einer diagnostisch-klärenden und einer verändernden Arbeit. Schließlich, aber nicht unverzichtbar, erlauben diese Techniken diese auch erlebnisaktivierend einzusetzen und so Lernen auf mehreren Ebenen zu ermöglichen. Die Haltung des Therapeuten ist sowohl unterstützend-wertschätzend als auch konsequent-klärend. Seine Verantwortung liegt nicht im Inhalt, für diesen sind die Klienten selbst verantwortlich, sondern in der sicheren Steuerung des Prozesses. Die vorgestellten Techniken sind nicht nur effektiv, sie machen darüber hinaus auch Spaß und regen die eigene Kreativität immer wieder neu an.

3. Paarskulpturen

3.1 Definition

Eine der bekanntesten Aktionstechniken der Familientherapie ist die Familienskulptur. Die Beziehung der Familienmitglieder und charakteristische Interaktionssequenzen werden symbolisch als lebendiges Porträt der Familie dargestellt, und das innere Bild der Familie wird externalisiert und sichtbar gemacht.

Familienskulpturen haben einerseits eine diagnostische Funktion und vermitteln ein plastisches Bild von wahrgenommenen Konflikten, Triaden und Allianzen der Familie. Sie sind andererseits auch ein therapeutisches Instrument und gestatten es, mit Lösungsschritten zu experimentieren. Der unterschiedlichen Sichtwiese von verschiedenen Familienmitgliedern wird zu ihrem Recht verholfen, Grenzen werden markiert und die Möglichkeit von alternativen Beziehungen probeweise erkundet.

Das In-Szene-Setzen eröffnet über das Medium der Sprache hinausgehende Möglichkeiten, die Familienprozesse sichtbar und unmittelbar erfahrbar zu machen.

Die wohl vollständigste Definition dessen, was unter dem Begriff Skulptur oder Familienskulptur zu verstehen ist, findet sich bei dem italienischen Familientherapeuten M. Andolfi (1982, S. 130): »Sie gestattet uns, die Analyse des familialen Systems mit der Vorgeschichte und den inneren Aspekten des Lebens und der Familie zu verbinden. Dabei werden innerpsychische Zustände und emotionale Bindungen in symbolischer Weise neu geschaffen, und zwar durch die dreidimensionale Darstellung der Beziehungen unter den Familienmitgliedern, in die auch die Körper und ihre Bewegungen mit einbezogen sind.«

Die Skulptur kann als eine symbolische Darstellung eines Familien- oder Paarsystems bezeichnet werden, die sich die Dimensionen von Raum, Zeit und Energie zunutze macht.

Sie gestattet es den Akteuren, Beziehungen, Gefühle und mögliche Veränderungen zugleich in Szene zu setzen und an sich zu erfahren. Derjenige, der die Familienskulptur inszeniert, erarbeitet eine räumliche Komposition, die sichtbar seine Emotionen wie auch die Emotionen der anderen Familienmitglieder in ihrer wechselseitigen Interaktion und komplementären Passung zum Ausdruck bringt.

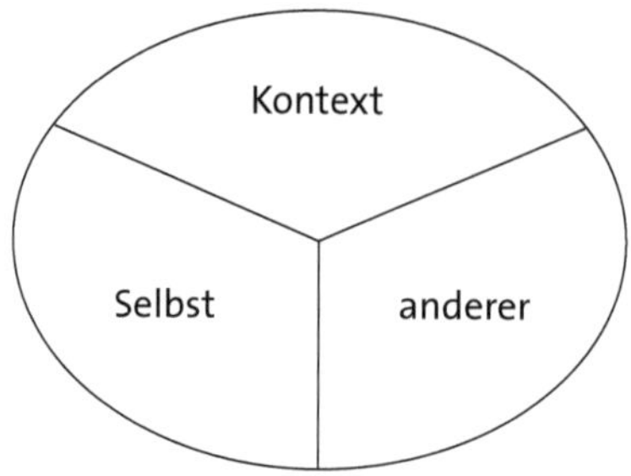

Kommunkationsmodell nach V. Satir

Als Begründer dieser Methode gelten D. Kantor in Zusammenarbeit mit F. und B. Duhl (1973), V. Satir (1977) und P. Papp (1973).

Da meine eigene Vorgehensweise sehr stark von Satir und Papp beeinflusst ist, möchte ich deren Ansätze kurz vorstellen.

3.2 Die Familienskulptur nach V. Satir

Satir beschäftigte sich zeit ihres Lebens mit dem Thema Selbstwert und Kommunikation. Sie entwickelte ein eigenes Kommunikationsmodell. Nach diesem besteht jede menschliche Kommunikation aus dem »Kontext«, dem »anderen« und dem »Selbst«. Im Idealfall hat eine Person Zugang zu allen drei Bereichen: Sie nimmt den Kontext wahr, sich selbst und das Gegenüber.

Grundlage ihres Vorgehens war das »Posturing« – das körperlich In-Szene-Setzen von Kommunikationsmuster, was sie erst später auch Familienskulptur und schließlich Familienrekonstruktion nannte.

Satir ging von der Beobachtung aus, dass Menschen unter Stress ganz bestimmte Kommunikationshaltungen entwickeln, wodurch sie den Zugang zu ihren eigentlichen Wünschen und Sehnsüchten verlieren und sich auch voneinander entfernen. Sie haben ihre wahren Bedürfnisse unter Verschluss genommen. Sie wollen sich selbst nicht und schon gar nicht dem anderen eingestehen, wonach sie sich wirklich sehnen: nach Zuwendung, nach Sicherheit, nach Geborgenheit, nach Zugehörigkeit usw.

Wie neuere Studien beeindruckend nachweisen (Bodenmann, 2001, 2002), nimmt die Qualität der Kommunikation unter negativ empfundenem Stress um 40 % ab. Gestresste Partner reagieren zurückweisender, ein Austausch findet immer seltener statt, die Interaktionen sind oft geprägt durch Egozentrismus, Genervtheit, Gehässigkeit, Ungeduld usw. und längerfristig durch Rückzug.

Die nachfolgende Tabelle gibt einen Überblick über die von Satir entwickelten Kommunikationsmuster sowie die damit verknüpften Körperhaltungen und Aufmerksamkeitsrichtungen.

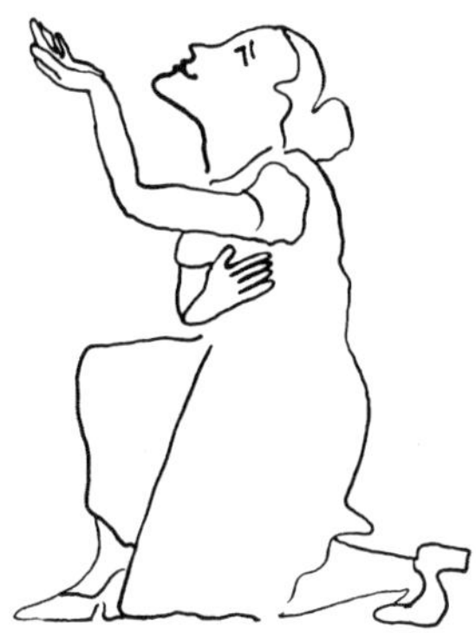

Beschwichtigen

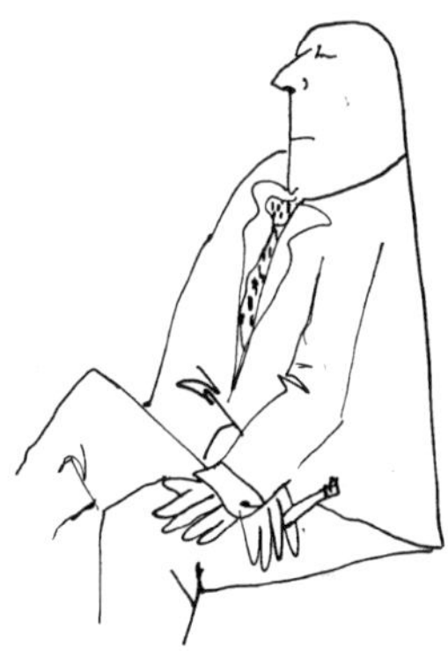

Rationalisieren

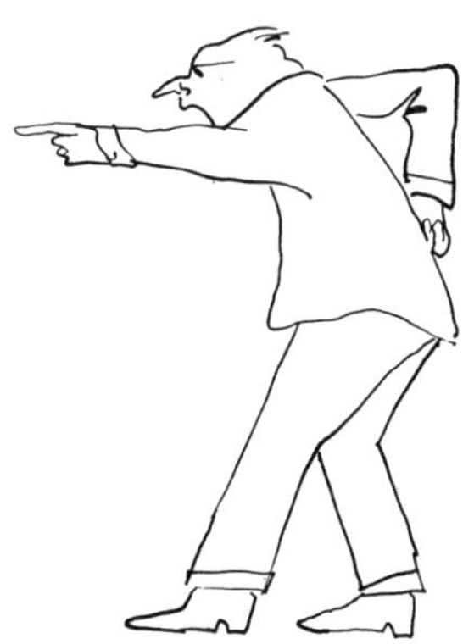

Anklagen

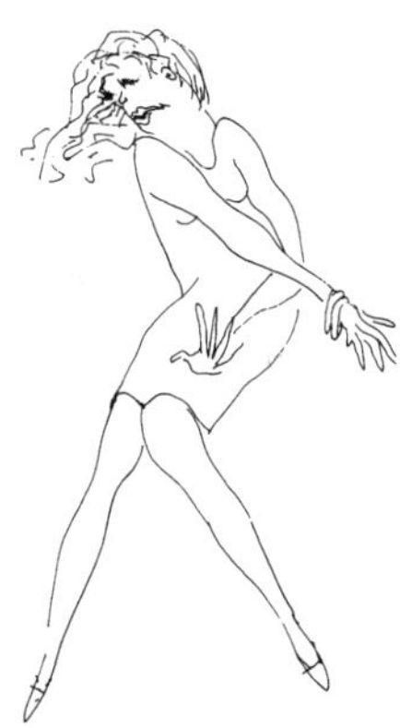

Ablenken

Kommunikationsmuster nach Satir (1977)

Beschwichtiger
Die Körperhaltung ist unterwürfig, zurückgenommen, zugewandt
Die Aufmerksamkeit ist ausschließlich auf die andere Person gerichtet und kaum oder gar nicht auf die Situation und die eigene Person

Ankläger
Die Körperhaltung ist aggressiv, vorwurfsvoll, von sich weg orientiert, energisch
Die Aufmerksamkeit ist ganz auf sich selbst gerichtet und kaum oder gar nicht auf den anderen und die Situation

Rationalisierer
Die Körperhaltung ist kontrolliert, sparsam, glatt
Die Aufmerksamkeit ist primär auf die Situation gerichtet und kaum oder gar nicht auf sich selbst und den anderen

Ablenker
Die Körperhaltung ist extrovertiert, unruhig und unbeständig
Die Aufmerksamkeit springt unkalkulierbar zwischen Situation, sich selbst und dem anderen

Satirs Anliegen war es, mithilfe des »Posturing« und später der Familienskulptur und Familienrekonstruktion Familien und Paaren wieder Zugang zu ihren Wünschen und Sehnsüchten zu ermöglichen, die hinter diesen Kommunikationsmustern verborgen liegen.

In der Regel hat Satir selbst ihr Bild gestellt oder Anweisungen zur Gestaltung und zu bestimmten Haltungen und Bewegungen gegeben. Nur manchmal konnten die Akteure Korrekturen anbringen. Ihr Vorgehen war also recht direktiv. Mit dem Satz: »I want to show you something« leitete sie meist die Skulpturarbeit ein, die häufig über die ganze Sitzung ging.

Meines Erachtens verwendete sie bei ihren Familienskulpturen neben dem »Posturing« folgende Techniken:

- Geschichten und Metaphern
- Blickkontakt
- Körperkontakt
- Physischer Einsatz

- In Bewegung bleiben
- Fokussierung auf das »Hier und Jetzt«
- Eingestreute Botschaften
- Doppeln

Während es Satir in der Familienskulptur um die Verdeutlichung von Kommunikationsprozessen und das Auflösen von diesen ging, liegt der Schwerpunkt der Familienskulptur bei der Familienrekonstruktion auf der Bedeutung vergangener Familienerfahrungen, Familieninteraktionen und Familienbotschaften.

In der Familienrekonstruktion werden Skulpturen zu entscheidenden Momenten im Leben einer Familie anhand psychodramatischer Elemente zu Familienszenen verdichtet. Gruppenteilnehmer übernehmen hierbei die Rollen der verschiedenen Familienmitglieder und spielen verschiedene Szenen des Familienlebens nach. Indem die Familienrekonstruktion die Kindheitserfahrungen der Eltern und Großeltern bewusst macht, wird es möglich, diese zu verstehen. Dadurch kann gelernt werden, sich von unerfüllten Wünschen an die Eltern zu lösen. Ein Ergebnis der Familienrekonstruktion ist die Möglichkeit, mit den eigenen Eltern wie mit anderen menschlichen Wesen zu kommunizieren.

Eine besondere Variante der Skulpturarbeit stellt die Triggerarbeit dar. Sie ist das Bindeglied zwischen Familienskulptur und Familienrekonstruktion. Bei der Triggerarbeit geht es darum, die hinter einem heftigen Affekt liegende frühere Situation bewusst zu machen und sich von dieser zu distanzieren, sodass es zu keiner weiteren Vermischung im Erleben der betreffenden Person kommt.

Kritisch gegenüber Satirs Vorgehen ist einzuwenden, dass sie fast ausschließlich ihr eigenes Bild gestellt hat, wodurch die Sichtweise des Therapeuten zwangsläufig ein zu großes Übergewicht bekommt und die originäre Sichtweise der Akteure nicht wirklich zum Tragen kommt. Ich verwende daher dieses Vorgehen nur in seltenen Fällen und bitte dann das Paar, wirklich zu überprüfen, ob sie mit dem von mir gestellten Bild etwas anfangen können bzw. was sie ändern wollen. Meistens bitte ich die Partner, ihr eigenes Bild ihrer Beziehung zu stellen.

Des Weiteren ist zu bedenken, dass die von Satir praktizierte Form der Familienrekonstruktion im normalen Paarsetting nicht durchzuführen ist, sondern nur in Paargruppen.

3.3 Die Familienchoreographie von P. Papp

Jegliche Familienskulptur, die zunächst eine Momentaufnahme einer bestimmten Situation zu einer bestimmten Zeit ist, kann bei Bedarf in Bewegung gesetzt werden, um die Dynamik sichtbar werden zu lassen. Dies entspricht der Familienchoreographie von P. Papp (1986), die sie selbst als Abkömmling der Familienskulptur versteht.

Papp, die sich in den Siebziger- und Achtzigerjahren sehr intensiv mit der systemischen Paartherapie beschäftigt hat, geht davon aus, dass ein Paar, das zur Therapie kommt, selten eine klare Vorstellung davon hat, was sein Problem ist. Da Ehe- und Paarbeziehungen überaus komplex sind, ist der grundlegende Konflikt oft unter einem Haufen unbedeutender Einzelheiten, Anklagen und trivialen Streitigkeiten verborgen.

Mithilfe der Choreographie oder Skulptur wird nun versucht, den grundlegenden Konflikt des Paares als lebende Metapher darzustellen.

Die wahre Natur einer Beziehung – so Papp – lässt sich nur in Begriffen der Bewegung erkennen, da sie immer im Fluss ist. Ihre Wirklichkeit ist Handlung.

Die choreographische Darstellung der Transaktionen der Partner wird von Papp (1989) wie folgt eingeführt: Die Partner werden aufgefordert, die Augen zu schließen, sich einer Phantasievorstellung über den jeweiligen Partner hinzugeben und ihn sich in derjenigen Gestalt vorzustellen, die er in dieser Phantasievorstellung annehmen würde. Anschließend soll sich jeder vorstellen, welche Gestalt er selbst annehmen würde. Damit ist gewährleistet, dass die Phantasievorstellung systemisch und nicht individualistisch ausfällt. Als Nächstes sollen sie sich überlegen, welche Bewegung oder welche Handlung angesichts der Probleme, die sie zuvor beschrieben haben, zwischen diesen beiden Figuren stattfinden würde.

Im Anschluss daran werden sie aufgefordert, ihre Phantasievorstellung in der Realität miteinander darzustellen. Ihrer üblichen verbalen Möglichkeiten »beraubt«, ist das Paar nun gezwungen, seine Beziehung anders zu definieren und neue Vorstellungen und Assoziationen zu entwickeln. Das Medium ist nicht mehr die verbale Kommunikation, sondern Bilder, Bewegung, Raum und physisches Positionieren.

Zum Vorschein kommt ein lebendiges, bewegtes Bild, in dem die kom-

plexen Beziehungen zu einfachen, aussagekräftigen und weniger zensierten Bildern verdichtet sind.
Im Anschluss an die Choreographie wird das Paar eingeladen, mithilfe von Positionen und Bewegungen einen neuen Lösungsversuch für ihren Konflikt auszuprobieren. Wichtig ist dabei, dass der Prozess weiter auf der bildhaften Ebene stattfindet und das Paar nicht ins Diskutieren kommt. Die vom Paar vorgenommenen Lösungsversuche geben zum einen Einblick in dessen Veränderungspotenzial, können aber zum anderen bereits schon erste Lösungsschritte sein.
Aus der choreographischen Darstellung seines Konflikts wird dann eine Hausaufgabe für das Paar erarbeitet. Diese soll den Transfer in den Alltag sicherstellen. Die Aufgaben werden für Mann und Frau getrennt erarbeitet und dem anderen vorab nicht mitgeteilt. Es geht also darum, sein eigenes Verhalten zu ändern und dabei ein Überraschungsmoment zu nutzen. Die Aufgaben sollen so gestellt werden, dass sie die Vorstellung, die Phantasie und Spielfreude der beiden Partner anregen.

Das therapeutische Vorgehen von Papp besteht aus drei eng miteinander verknüpften Schritten:

1. Der Choreographie oder Skulptur, die das Problem des Paares auf eine andere Ebene hebt
2. Die Aufgaben, die die durch die Skulptur geschaffene Umdeutung pragmatisch auf den Alltag überträgt und
3. Die Gruppensitzungen, die diesen Umdeutungsprozess stützen und erweitern.

Zur Verdeutlichung dieses Ansatzes schildere ich ein von Papp (1985) publiziertes Beispiel in verkürzter Form.

Fallbeispiel

Der Mann war ein »trockener« Alkoholiker. Im Erstgespräch beklagte sich die Frau massiv darüber, was er ihr alles angetan hatte. Sie machte ihn für alle Schwierigkeiten verantwortlich, auch für ihren Bluthochdruck und ihre Migräne. Der Mann saß da, sah entsprechend zerknirscht aus und nahm alle Schuld auf sich.
In der Choreographie kniete der Mann nieder, betete zu seiner Frau, die als Engel dastand, mit ausgebreiteten Flügeln und einem schönen, weißen,

fließenden Gewand – allwissend, allmächtig, immer im Recht. Dann wurde sie zur Mutter Natur, wies anklagend mit ihrem Finger auf ihn und machte ihn zu einem hilflosen kleinen Jungen, der von ihrem Zorn eingeschüchtert war.

Die Frau platzierte den Mann auf dem Boden, zusammengefaltet wie eine Muschel. Sie machte dann eine Reihe erfolgloser Versuche, ihn zu öffnen, die aber alle nur dazu führten, das er sich noch fester verschloss.

Beide waren durch die Darstellung ziemlich aufgewühlt. Der Mann sagte in der nächsten Sitzung, dass sich die Beziehung irgendwie gelockert habe. Die Frau berichtete, dass sie den ganzen Weg nach Hause geweint habe.

Während sich die Frau, die in der Choreographie des Mannes quasi auf dem Sockel stand, danach viel weniger erhaben fühlte, dreht die Muschel plötzlich auf. Es kam also zu einer zeitweiligen Umkehr der Positionen.

Um das Öffnen der Muschel fortzusetzen, wurde der Mann gebeten, seine Frau im Lauf der nächsten Woche mit drei unerwarteten Gefühlsausdrücken zu überraschen. Um die Frau von ihrem Sockel herunterzuholen, wurde ihr vorgeschlagen, »Frau Fehler« zu werden. Konkret sollte sie Möglichkeiten finden, hilflos und wurschtelig zu werden und ihren Mann um Hilfe zu bitten.

Die Aufgaben wurden beiden Partnern getrennt, jedoch zeitgleich vorgeschlagen.

Während der Mann in einer gemeinsamen Sitzung über positive Änderungen berichtete, negierte die Frau diese, indem sie meinte, sie wären nicht von Dauer.

Die Therapeutin erkannte, dass es die Frau ihrem Mann verübelte, gut dazustehen. Es wurde klar, dass die angestrebte Veränderung der Rollen nur dann Aussicht auf Erfolg hat, wenn der Verbitterung der Frau Beachtung geschenkt wird.

Daraufhin wurde ein Ritual konstruiert, das sowohl die Bitterkeit der Frau als auch das Schuldgefühl des Mannes lindern sollte. Die Frau wurde gebeten, eine »Bußhandlung« festzulegen, die es ihr ermöglichen würde, ihrem Mann zu vergeben. Sie forderte von ihrem Mann, dass er sich um die Familienfinanzen kümmerte, eine Aufgabe, die er hasste und die er ihr zu ihrem Leidwesen völlig überlassen hatte.

In der ersten Woche, in der der Mann die Finanzen übernommen hatte, brach die Frau in Tränen aus, als sie ihn vor einem Stapel Rechnungen sah, wie er gegen einen Berg von Zahlen kämpfte. Sie bot Hilfe an, aber er lehnte ab. In der folgenden Sitzung sagte sie, sie hätte wohl genug, denn im Grund verstehe er nichts von Rechnungen und Zahlen. Die Therapeutin wollte von ihr wissen, ob sein Leiden ihrem entspreche, was sie verneinte, sodass der Mann aufgefordert wurde, weiterzumachen.

Die Frau erkannte langsam, dass sie sich ziemlich erleichtert fühlte, als ihr diese Last genommen wurde. Der Mann fühlte sich kompetenter und hatte seine Freude daran, seine Frau um ihre Waffen zu bringen.

Papp beschreibt ihr therapeutisches Vorgehen als problemzentriert und aktionsorientiert. Der Schwerpunkt liegt auf einer metaphorischen Darstellung der Beziehung im Rahmen eines paartherapeutischen Gruppensettings. Findet die Paartherapie nicht in einem solchen Gruppensetting statt, was der Regelfall ist, empfiehlt es sich, das Vorgehen diesen Rahmenbedingungen in einigen Punkten anzupassen:

1. Während Papp die Choreographie in der ersten Sitzung durchführte, vertrete ich ein flexibleres zeitliches Vorgehen. Insbesondere eine aufwändig gestaltete Skulptur setzt sowohl eine Vertrauensbasis zwischen Therapeut und Paar voraus als auch eine Einschätzung der Veränderungsbereitschaft der beiden Partner.
2. Bei Papp war die Choreographie quasi ein »Muss« für das Paar und den Therapeuten. Ich halte es für sinnvoller, daraus ein »Kann« zu machen, d.h. sie als eine von mehreren metaphorischen Möglichkeiten vorzuschlagen und das Paar entscheiden zu lassen.
3. Schließlich halte ich es weder für immer machbar noch sinnvoll, eine Skulptur mit einer Intervention zu beenden. Zudem sehe ich die Gefahr, ihr damit den metaphorischen Charakter zu nehmen. Die Intervention besteht in einem solchen Fall in nicht mehr und nicht weniger, als das Paar aufzufordern, die Bilder und Erfahrungen aus der Sitzung in ihren Alltag mitzunehmen. Gelegentlich schlage ich paradoxerweise das Gegenteil vor, nämlich die eben gemachten Erfahrungen wieder zu vergessen, und den Alltag genau so weiterzuführen wie bisher.

Verbindet man die von den Gründern der Skulpturmethode praktizierte Vorgehensweise mit neueren Überlegungen verschiedener Autoren (Müller, 1992; Wienand, 2004; Foertsch, 2004; Nemetscheck, 2000) lassen sich die Essentials dieser Methode so zusammenfassen:

1. Phänomenologisches Vorgehen
Therapeut und Klient orientieren sich an dem, was in der Skulptur sichtbar wird. Interpretationen und Deutungen haben »draußen« zu bleiben.

2. Prozessverantwortung des Therapeuten
Der Therapeut übernimmt die Verantwortung für den Prozess, für den Inhalt sind die Klienten verantwortlich.

3. Lösung als gemeinsamer Suchprozess
Lösungsideen und Lösungsschritte entstehen durch die Fokussierung auf die innerhalb einer Skulptur ablaufenden Prozesse.

4. Variables Vorgehen
Je nachdem, welche Ziele mit der Skulptur verfolgt werden, kann sie sich auf eine kurze Darstellung interaktioneller Problemmuster beschränken oder aber die Form einer umfangreichen, eine oder mehrere Sitzungen umfassenden Inszenierung annehmen. Neben der unterschiedlichen Form kann auch das Thema oder die Skulptur von Fall zu Fall variieren.

5. Eigendynamik der Akteure
Jede Skulptur kann bei Bedarf in Bewegung gesetzt werden, um die Dynamik zwischenmenschlicher Beziehungen und das innere Erleben sichtbar werden zu lassen. Bewegungsimpulse können probemäßig ausagiert werden, auf Wunsch wiederholt oder in ein neues Bewegungsmuster überführt werden. Dadurch kommt es zu einer Eigendynamik, die nicht im Vorhinein absehbar ist. Wie viel Freiheit den Akteuren vom Therapeuten eingeräumt wird – ob sie z. B. dieselbe Freiheiten genießen wie die Darsteller in einem Improvisationstheater – oder Rollen vorgegeben werden, obliegt dem Zusammenspiel von Therapeut und Klient.

6. Multiperspektivität
Wird die Skulptur mit verschiedenen Personen gestellt, kann man nicht nur seine eigene Wahrnehmung näher kennen lernen, sondern auch die der anderen, und erhält darüber hinaus Feedback dazu, wie diese die eigene Wahrnehmung erleben. Dadurch kommt es zu einer multiplen

Wirklichkeit: der egozentrische Standpunkt wird um multizentrische Perspektiven erweitert.

7. Trance mit offenen Augen

Durch die Fokussierung der Aufmerksamkeit auf das innere Erleben können leichtere Trancephänomene ausgelöst werden, die ihrerseits das bildhafte Denken und Erleben verstärken. Dadurch kommt es zu einem gleichzeitigen Erleben von hier und dort: Auf der einen Ebene erlebt sich der Klient ganz direkt und unmittelbar als Teil der Skulptur, während auf einer anderen, meist unbewussten Ebene Parallelen zu früheren Erfahrungen aus Kindheit oder vorangegangenen Liebesbeziehungen aktiviert werden. Dies ermöglicht, die unbewusste Wiederholung emotional prägender Erfahrungen bewusst zu erleben und den hohen Preis dieser Lösung zu hinterfragen.

8. Variationsmöglichkeiten

Die Skulpturmethode lässt sich in einer Vielzahl von Varianten anwenden, die, je nach Ziel, Auftrag und Vorlieben des Therapeuten, zur Anwendung kommen.

Damit gehört sie sicher schon deswegen zu den interessantesten, erlebnisintensiven Methoden, die die Familientherapie bisher entwickelt hat. Die verschiedenen Modifikationen und Anwendungsmöglichkeiten werden in einem gesonderten Abschnitt behandelt.

3.4 Vorteile der Skulpturmethode

Paar- und Familienprozesse sind gleichzeitig, ganzheitlich und kreisförmig. Das bedeutet: Viele Prozesse laufen simultan und nebeneinander ab. Jeder einzelne Vorgang bekommt seine Bedeutung erst im Kontext der anderen, zugleich ablaufenden Prozesse. Es gibt keine isolierten Ursache-Wirkungszusammenhänge, sondern ein Prozess ist zugleich Ursache und Wirkung anderer, gleichzeitig ablaufender Prozesse. Formuliert der Paar- oder Familientherapeut seine Beobachtungen in Sprache, so muss er interpunktieren, die Zusammenhänge zerlegen und hintereinander anordnen. Dies wird der Natur eines Paar- bzw. Familiensystems nicht gerecht (Schweitzer und Weber, 1982).

Anstatt solche kognitiven, emotionalen, physiologischen und unbewussten Prozesse nacheinander sprachlich zu beschreiben, kann man sie räumlich in einer statischen oder dynamischen Skulptur einfangen.

Neben dieser Möglichkeit, Paar- und Familienprozesse gleichzeitig, kreisförmig und ganzheitlich zu erfassen, hat die Skulpturmethode noch weitere Vorteile, die mit ihrer Verankerung im rechtshemisphärischen Gehirnprozess zusammenhängen, dessen Denken sich in ganzheitlichen Bildern und ohne die übliche Zeitlogik vollzieht. Bei den Vorteilen beschränke ich mich auf diejenigen, die für die Paartherapie bedeutsam sind:

1. Aufgrund ihres metaphorischen Charakters »unterläuft« die Skulpturmethode viele der uns bekannten, an Sprache gekoppelten Abwehrmechanismen wie Rationalisierung und Intellektualisierung und ermöglicht ein rasches Vordringen zu zentralen Konflikten, tiefer liegenden Wünschen und im Moment nicht verfügbaren Ressourcen.
2. Sie ermöglicht über sonst in der systemisch konstruktivistischen Paar- und Familientherapie weniger benutzte Wahrnehmungskanäle – beispielsweise den kinästhetischen Zugang zu den basalen Paar- und Familienprozessen – und erlaubt, diese sinnlich-konkret zu erleben. Diese neuen Informationen wirken wieder zurück auf die inneren Bilder der Partner und verändern so deren Sichtweise. Solche Bilder können auch durch Darüber-Reden nicht mehr leicht gelöscht werden.
3. Raum-zeitliche Metaphern wie die Skulptur abstrahieren die wesentliche Essenz alltäglicher Ereignisse in einer Art universeller Sym-

bolik und einfachen Bildern. Die Bedeutung solcher Metaphern kann von den Akteuren leichter gemeinsam verstanden und akzeptiert werden, und der Therapieprozess wird dadurch fokussiert und intensiviert.

4. Eine Skulptur verlagert die Aufmerksamkeit von den üblichen Interaktionsmustern und äußeren Gegebenheiten auf das innere Erleben der Partner und schafft Zugang zu ihren unbewussten Anteilen, die immerhin 80 % der Kommunikation ausmachen.
5. Mithilfe der Skulptur können Lösungsideen erspielt werden, ohne dass sie sofort verbindlich werden. Dabei reichen oft schon kleine körperliche Veränderungen in der Mimik, Gestik und Haltung aus, um einen neuen Impuls zu setzen.
6. Die Skulptur macht den Partnern etwas über ihre Beziehung deutlich und dient zugleich dem Therapeuten als diagnostische Einschätzung der Qualität der Beziehung, der Nähe-Distanzwünsche, der Strategien der Kontrolle, der Annäherung und Orientierung der Partner in andere Richtungen, der Anpassungsfähigkeit usw.

Die Verwendung der Skulpturmethode ist kein Selbstzweck, sie sollte daher nicht zum Aktionismus werden, weil sie Aktivität für alle Beteiligten mit sich bringt oder dem Therapeuten gerade nichts Besseres einfällt. Außerdem sollte die therapeutische Arbeit mit dieser Methode entgegen jeder Selbstdarstellung des Therapeuten zutiefst die Darstellung der Klienten mithilfe des Therapeuten bleiben. Vielleicht das Wichtigste ist dabei, dass eine Skulptur immer nur eine Metapher bleibt.

Besondere Vorsicht beim Einsatz dieser Methode scheint mir dann gegeben zu sein, wenn sehr viel Destruktivität im Spiel ist und die Gefahr besteht, diese durch eine Skulptur noch mehr zu verstärken. Auch eine mangelnde Veränderungsbereitschaft macht die Durchführung einer Skulptur schier gar unmöglich, da eine positive Entwicklung nicht stattfinden darf.

3.5 Aufbau einer Paarskulptur

Ich beschreibe zuerst die Grundelemente einer »statischen« Paarskulptur, um anschließend weitere Möglichkeiten darzustellen. Bei einer »statischen Skulptur« liegt der Fokus auf der Gegenwart und den Bildern, die die Partner momentan von ihrer Beziehung haben.

Wird eine Skulptur mit einem Paar gestellt, ist es wichtig, die meist unterschiedlichen Versionen nacheinander darstellen zu lassen, damit nicht eine Vermischung oder Neutralisierung stattfindet. Dies sollte dem Paar auch so mitgeteilt werden. Wer dann mit seiner Skulptur anfängt, sollen die Partner unter sich ausmachen

Zur Aktivierung der Partner kann der Therapeut folgende Formulierungen verwenden:

»Sie haben vorher ein Bild benutzt. Wie soll ich mir das konkret vorstellen? Wie würde das aussehen, wenn Sie dafür den ganzen Raum nutzen würden?«
»Ich glaube, mir würde es helfen, wenn ich ein Bild von Ihrer Beziehung bekommen würde. Denken Sie doch mal in Bildern über Ihre Beziehung: welches Bild passt dazu, wie Sie Ihre Beziehung erleben? Wo sehen Sie sich dann zum Beispiel in diesem Raum?«
»Wenn sie mal bewusst Formulierungen wählen, die ein körperliches Bild Ihrer Partnerschaft entstehen lassen, welche Formulierung käme Ihnen dann in den Sinn? Nehmen Sie sich Zeit dafür.«

Der Therapeut fragt dann bei beiden Partnern nach, welches Bild aufgetaucht ist und bittet darum, dieses kurz zu schildern.

Der Vorteil dieses Vorgehens, das dem von Papp ähnlich ist, scheint mir der zu sein, dass der Therapeut dadurch feststellen kann, ob das Paar eingestiegen ist. Außerdem kann er während der Skulptur auf die Schilderungen zurückkommen, falls der Prozess stockt. Den Partnern gibt es die Sicherheit, dass sich keiner hinter dem anderen versteckt.

Kommt es vor, dass die Partner kein Bild finden, durchaus aber motiviert wirken, kann der Therapeut eine kleine Phantasieübung vorschlagen, in der die Partner in der Vorstellung eine typische Situation aufsuchen und diese auf allen Sinneskanälen nachempfinden. Meist entsteht daraus dann ein Bild.

Fällt einem der Partner kein Bild ein, kann man diesem eine Brücke bauen und sagen, dass sich das Bild spontan einstellen wird.

Anschließend steht der Therapeut auf und bittet auch die Partner aufzustehen. Da es für die meisten Menschen unangenehm ist, sitzen zu bleiben, wenn jemand vor ihnen steht, erheben sie sich in aller Regel. Er erklärt dann dem Paar, dass es nun seine Bilder in Szene setzen soll und dass es hierfür den ganzen Raum und sämtliche Gegenstände verwenden könne. Derjenige, der zunächst sein Bild der Beziehung stellt, kann den Partner genauso im Raum positionieren, wie es seiner Vorstellung entspricht. Dies schließt Körperhaltung, Blick und Gestik mit ein. Zum Schluss stellt sich der stellende Partner in einer seinem Bild entsprechenden Weise dazu. Er wird vom Therapeuten ermuntert, aus der Skulptur herauszutreten, sich das Ganze von außen anzuschauen und so zu überprüfen, ob die Darstellung seinem inneren Bild entspricht.

Der Therapeut kann diesen Teil ebenfalls sprachlich begleiten, wobei die sprachlichen Formulierungen auf die körperliche und räumliche Dimension der Skulptur abzielen:

Wo im Raum findet die Beziehung statt?
Wo befindet sich Ihr Partner?
Wo Sie? Wie kommen Sie ins Bild?
Welche Körperhaltung von Ihrem Partner und Ihnen kommt Ihrem Bild am nächsten?
Haben Sie einen bestimmten Gesichtsausdruck vor Augen?
Wohin geht der Blick?
Was sehen Sie sich tun?
Was sehen Sie diese Hände tun?
Stimmt der Abstand so?
Wohin geht Ihr Blick?
Welche Körperhaltung ergibt sich jetzt?
Was ist mit Ihren Händen?
Passt das so?
Überprüfen Sie das mal!
Brauchen Sie noch einen Gegenstand? Schauen Sie sich mal um!

Nun erfolgt das »Einfrieren« der Skulptur, ein Begriff, der aus dem Psychodrama stammt. Die Akteure werden gebeten, für einige Momente in ihrer Position und Körperhaltung zu verharren und nachzuspüren, wie es ihnen geht. Dies sollen sie sich einander mitteilen. Dazu stellt sich der Therapeut jeweils neben den Partner, der sich mitteilt. In der Regel teilen sich die Partner ihre Gefühle und in geringerem Ausmaß auch ihre körperlichen Empfindungen mit.

Weitere Fokussierungen, die vom Therapeuten vorgenommen werden können, sind:

Aufmerksamkeit:
Sind Sie mehr nach außen orientiert oder mehr innerlich beschäftigt?
Körperwahrnehmung
Wie nehmen Sie Ihren Körper wahr?
Energiepegel
Was passiert mit Ihrer Energie?
Zeiterleben
Bleibt die Zeit stehen oder läuft sie besonders schnell?
Regression
Wie alt fühlen Sie sich im Moment?
Gefühle
Welches Gefühl herrscht im Moment vor?
Denken
Welcher Gedanke herrscht gerade vor?
Zugang zu Ressourcen
Was fallen Ihnen für Varianten des Verhaltens ein?
Tun
Was sehen Sie sich als Nächstes tun?

Wichtig in dieser Phase ist nicht nur, dass jeder dem anderen seine Gefühle und Empfindungen mitteilt, sondern dass darauf wiederum reagiert wird: Was löst das in mir aus, wenn ich höre, wie sich mein Partner fühlt. Man kann hierfür auch einen Rollentausch vorschlagen.

Im Anschluss an diesen Austausch kann der Therapeut die Partner bitten, aus der Skulptur herauszutreten und sich diese zusammen von außen anzuschauen, ohne das groß zu kommentieren.

Anschließend werden die Partner gebeten, wieder ihre Positionen einzunehmen und jetzt darauf zu achten, was sie an Veränderungsimpulsen bei sich wahrnehmen. Jeder soll dann ohne Rücksicht auf den anderen das tun, was ihm jetzt stimmig erscheint. Dann wird die Skulptur erneut eingefroren, damit beide sich in die veränderte Szenerie einfühlen können. Die Frage des Therapeuten ist nicht: was ist jetzt besser, sondern, was ist jetzt anders. Die Partner sollen die Veränderung auf möglichst vielen Erlebniskanälen beschreiben.

Danach erfolgt die Skulptur des anderen Partners. Reicht die Zeit hierfür nicht mehr aus, wird diese auf die nächste Sitzung vertagt und das Paar gebeten, sich in die Richtung, in die es sich bewegen will, noch nicht festzulegen, da ja die Skulptur des Partners noch ausstehe und damit noch nicht alle Lösungsmöglichkeiten bekannt seien.

Fallbeispiel

Der Mann stellt die Frau ganz eng etwas seitlich vor sich und setzt einen Fuß von ihr nach vorne, so als ob sie loslaufen würde. Mit seinen Händen dreht er das Gesicht der Frau in seine Richtung: Sie soll ihn anschauen. Die Körperachse der Frau ist fast gedreht. Sie fühlt sich sehr unwohl und hält es in der Position kaum aus. Aber auch der Mann fühlt sich unwohl, obwohl die Frau an seiner Seite steht. Der vorgeschlagene Rollentausch bringt die Frau in Kontakt mit der massiven Angst des Mannes, verlassen zu werden. Der Mann fühlt sich in der Rolle der Frau wie in einem Schwitzkasten, was er gut kennt, da er als eher schwächliches Kind häufig von anderen Kindern in den Schwitzkasten genommen wurde.

Beide sind sichtlich aufgewühlt und erleben sehr bewusst ihr Dilemma: Je mehr der Mann die Frau an sich drückt, umso mehr weicht sie zurück. Je mehr sie sich von ihm distanziert, um nicht festgehalten zu werden, umso weniger signalisiert sie ihm, wie viel ihr an der Beziehung liegt. Der Impuls der Frau, die Situation zu verändern, war, räumlich Abstand zu ihrem Mann zu haben. Der Mann konnte sich vorstellen, eine Hand loszulassen. Ihr war das noch zu wenig, ihre Distanzierung ihm noch zu viel.

Dann stellte die Frau ihr Bild. Sie stellte sich dem Mann gegenüber und schaute ihn an. Der Mann schaute sie auch an, zeigte jedoch mit dem Finger seiner ausgestreckten Hand auf sie. Sie legte ihm eine Decke um seine Schultern. Diese sollte zum Ausdruck bringen, dass ihr Mann ihr zu verstehen gab, wie schlecht es ihm wegen ihr ging.

Beide sind auch von ihrer Darstellung sehr stark berührt, die dasselbe Dilemma in etwas anderer Weise ausdrückte. Danach gefragt, was jeder am liebsten tun würde, nimmt der Mann seinen Zeigefinger herunter und hält der Frau seine offene Hand entgegen. Die Frau streckt ihm ebenfalls ihre Hand entgegen, ohne dass sie sich berühren. Beide fühlen sich damit wohler, haben aber noch nicht das Gefühl, dass das schon die Lösung ist. Der Mann wirkt immer noch sehr erregt und spürt in sich den starken Impuls, die Frau mehr an sich zu binden.

Daraufhin bringe ich nun meinerseits einen symbolischen Lösungsschritt ein, der auf beide Skulpturen anwendbar ist. Ich nehme einige verschieden-farbige Seile, erkläre, dass diese die Bindungen zwischen ihnen darstellen sollen, und fordere die Partner auf, diese mit ihren Händen festzuhalten. Dann sollen sie spüren, was anders ist, wenn sie ihre Verbindungen ganz bewusst spüren, selbst wenn sie sich im Moment im Einzelnen nicht darüber klar sind, worin diese Verbindungen bestehen. Daraufhin nimmt die Erregung des Mannes sichtlich ab. Er spüre jetzt eine Sicherheit, die er vorher nicht gespürt habe. Die Frau wirkt dadurch erleichtert.

Zum Schluss der Stunde mache ich dann den Vorschlag, sich in der nächsten Stunde mit der Übung »Was uns verbindet« zu beschäftigen. Diese Übung könne ihm helfen, sich ihrer Verbindungen sicherer zu werden, und er könne dann überlegen, welche Verbindungen im Interesse ihrer Beziehung eher »straff« und welche eher »locker« sein sollten.

Über die Frage, wie viel Kommentierung durch den Therapeuten angemessen ist, kann man geteilter Meinung sein. Foertsch plädiert dafür, dass der Therapeut so gut wie keine verbalen Vorgaben und Anweisungen geben soll (Foertsch, 2004), um den Prozess nicht zu sehr zu beeinflussen oder gar zu manipulieren. V. Satir wiederum gab sehr viele Anweisungen. Ich bevorzuge eine Position dazwischen. Letztlich sollte es vom Einzelfall abhängig sein, wie stark der Prozess vom Therapeuten gesteuert wird. Nur um sich nicht dem Verdacht der Manipulation auszusetzen, sollten Paare vom Therapeuten nicht hängen gelassen werden oder ihre Fähigkeit, ohne jede direktere therapeutische Unterstützung Lösungsschritte zu entwickeln, überschätzt werden.

Hier noch einmal der Ablauf in Stichpunkten:

Ablaufschema Standardskulptur

1. Initiierungsphase (sich die Beziehung bildlich vorstellen)
2. Gestaltungsphase (Aufbau der Skulptur)
3. Einfrierphase (n Kontakt gehen, Impulse spüren)
4. Experimentierphase (Heraustreten und spielerisches Ausprobieren)
5. Auflösungs- und Transferphase (Reflexion, Transfer in den Alltag)

3.6 Variationen der Familienskulptur

Der Kreativität des Therapeuten sind keine Grenzen gesetzt, die Standardversion der Skulptur mithilfe seiner Intuition und dem Prozess folgend abzuwandeln oder auszuweiten. Hierbei kann er sich an folgenden Variationen orientieren, die ich hier im Überblick darstelle:

»Outside-in-Skulptur«

Hier stellt der Therapeut sein Bild von einem Paar. Er kann dies in Form eines Feedbacks am Ende der Sitzung machen oder während dieser als Medienwechsel oder Einstieg in einen erlebnisintensiven Prozess.

»Inside-out-Skulptur«

Hier stellen die Partner ihr Bild von ihrer Beziehung oder ein emotional anderes wichtiges Thema.

Metaphorische Skulptur

Beide Partner denken sich zunächst eine Metapher aus, die die Beziehung charakterisiert. Diese Metapher wird dann anschließend mit dem Partner und den im Raum vorhandenen Gegenständen und Objekten in Szene gesetzt.

Choreographische Skulptur

Davon gibt es eine kurze und eine lange Version. In der Kurzversion werden die interaktionellen Problemmuster dargestellt und die sprachliche Schilderung veranschaulicht und dramatisiert. In der Langversion finden eine choreographische Inszenierung des grundlegenden Konflikts und Dilemmas sowie dessen »Auflösung« statt.

Ereignisskulptur

Im Mittelpunkt einer solchen Skulptur stehen bedeutsame partnerschaftliche und familiäre Ereignisse wie die Geburt eines Kindes, Hochzeit, Umzug, Verlust, Trennung, Scheidung, Erkrankung usw. Gewinnbringend ist es hierbei, die Skulptur einmal vor dem Ereignis und einmal nach dem Ereignis zu stellen. Hierdurch werden dem Therapeuten und dem Paar deutlich, wie sich die Beziehungen durch das Ereignis neu konstelliert haben.

Wunschskulptur

Die Partner können auch dazu eingeladen werden, eine Wunschskulptur darzustellen, ohne dass sie schon wissen, wie sie dahin kommen können.

Thematische Skulptur

Aus den Gesprächen kann sich ergeben, dass das Paar vor allem Schwierigkeiten mit Nähe und Distanz hat. Naheliegenderweise wird die Skulptur zu diesem für das Paar emotional bedeutsamen Thema gestellt.

Symptomorientierte Skulptur

Ist einer der Partner z. B. depressiv, wird die Depression als »dritte Person« Teil der Skulptur. Die Partner können so erfahren, welchen Einfluss diese »dritte Person« auf ihr Zusammenleben hat, ob sie das eher zusammenschweißt oder auseinanderdividiert und welche Möglichkeiten sie sehen, sich davon nicht gänzlich in Beschlag nehmen zu lassen.

Zeitskulptur

Hier werden die Partner gebeten, die Paarbeziehung so darzustellen, wie sie gegenwärtig »ist«, und so, wie sie in der Zukunft »sein wird«, d. h. wie sie sein soll oder wunschgemäß vorgestellt wird. Meist wird dabei ein Zeitraum von 10 Jahren zugrunde gelegt. Therapeut und Partner erhalten dadurch einen unmittelbaren Eindruck von der evolutionären Mobilität bzw. Immobilität.

Familienrekonstruktion

In der Familienrekonstruktion werden entscheidende Momente aus der Familiengeschichte der Eltern oder Großeltern der Partner in Szene gesetzt. Auch die Suche nach den eigenen Wurzeln kann Thema einer Familienrekonstruktion sein

Triggerskulptur

Hier geht es um die Wiederholung von Erfahrungen aus der Kindheit oder Jugend der Partner, die durch den aktuellen Problemkontext »getriggert« werden.

Egal, welche Variation vom Therapeuten angewendet wird, seine Aufgabe bleibt immer dieselbe – nämlich die Partner in diesem Prozess aus nächster Nähe zu begleiten und gleichzeitig den Prozess ergebnisoffen zu steuern: starten, bremsen, beschleunigen, einparken, wieder neu starten und sicher am Ziel ankommen. Jede Reise beginnt mit dem ersten Schritt.

3.7 Fallbeispiel (Spontanskulptur)

Das bereits seit mehreren Jahren verheiratete Ehepaar macht sich gegenseitig heftige Vorwürfe, ohne dass einer beim anderen damit durchkommt. Enttäuscht, genervt und verärgert kritisieren sie wenig liebevoll Eigenschaften und Verhaltensweisen des anderen. Da sie sich dabei auch noch laufend unterbrechen, entsteht bei mir kein richtiges Bild ihres Problemmusters. Zudem scheint mir die verbale Ebene ziemlich ausgereizt. Da sich die Therapie noch im Anfangsstadium befindet, entscheide ich mich für eine Kurzfassung einer Skulptur.

Zuerst bitte ich das Paar, sich von den Vorwürfen einen herauszugreifen. Beide einigen sich auf den Vorwurf der Frau, dass ihr Mann seit Jahren seine Sachen über die ganze Wohnung verteile.

Daraufhin sage ich, ich würde mir gerne ganz konkret vorstellen können, wie eine solche Streitsituation typischerweise abläuft. Sie sollen es aber nicht mit Worten beschreiben, sondern wie einen Film ablaufen lassen. Beide reagieren zunächst zurückhaltend. Der Mann sagt: »Muss das sein?«, worauf ich sage: »Wenn ich nicht nur höre, was Sie sagen, sondern es auch sehe, kann ich Ihnen vermutlich schneller helfen.« Beim ersten Anzeichen von Zustimmung stehe ich auf und bitte das Paar, ebenfalls aufzustehen.

Wie dieses Paar reagieren viele auf einen solchen Vorschlag mit gemischten Gefühlen. Einerseits stellt es eine Aufwertung dar, dass der Therapeut sie um Hilfe bittet und an ihre Kompetenz appelliert, andererseits kommen auch Gefühle der Scham und der Angst vor Destruktivität hoch. Hier muss der Therapeut abwägen, wie viel Raum er diesen Gefühlen gibt.

Dann frage ich das Paar als Erstes, wie viel Raum die Situation einnimmt. Den Raum bitte ich das Paar zu markieren, entweder durch Handbewegungen oder mithilfe von Gegenständen, wobei sie sich dabei nicht einig sein müssen. Beide erklären, dass das Problem so gewichtig sei, dass es zwei Drittel des Therapieraumes einnehme. Als Nächstes frage ich, »wo« die Situation stattfindet. Die Frage nach dem »wo« scheint mir insofern wichtig, als es einen Unterschied macht, ob sich die Interaktionen »face to face« abspielen oder sich die Partner gar nicht im Blick haben. Das Paar teilt mit, dass der Ort des Geschehens sein Arbeitszimmer und das Wohnzimmer der Familie sind. Das Therapiezimmer wird nun zum Arbeits- und Wohnzimmer erklärt.

Nachdem »Raum« und »Ort des Geschehens« festgelegt sind, strukturiere ich den weiteren Prozess in drei Schritten:

- Wie fängt es an?
- Was passiert dazwischen?
- Wie endet es?

Das Paar spielt zunächst folgende Szene: Die Frau geht in das gemeinsame Wohnzimmer, wo sie feststellt, dass der Tisch und mehrere Sessel mit Papieren, Rechnungen und Büchern von ihrem Mann belegt sind. Da sie es sich im Wohnzimmer bequem machen möchte, hat sie ein Problem: entweder räumt sie sich einen Platz frei oder sie bittet ihren Mann, seine Arbeit zu unterbrechen und seine Sachen wegzuräumen. Der Mann sitzt in seine Arbeit vertieft in seinem Arbeitszimmer. Die Frau geht in Richtung auf das Arbeitszimmer des Mannes, dreht dann aber wieder schimpfend um und geht zurück ins Wohnzimmer. Als sie vom Therapeuten gefragt wird, warum sie jetzt so reagiere, sagt sie: »weil ich das Thema eigentlich über habe«. Die Szene könnte hier zu Ende sein. Als der Therapeut vom Mann wissen will, ob dieser mitbekommen habe, dass seine Frau zuerst auf ihn zugegangen sei und es sich dann wieder anders überlegt habe, sagt er »Ja«.

Das Paar wird nun gefragt, ob und wie es weitergeht. Die Szene setzt sich so fort: Die Frau räumt nun widerwillig die Sachen ihres Mannes weg. Der Mann sitzt weiter an seinem Schreibtisch. Die Frau merkt, dass sie es nicht genießen kann, sich auszuruhen. Sie spürt deutlich ihren Ärger auf ihren Mann. Sie steht auf, setzt sich wieder hin, nimmt etwas in die Hand, steht wieder auf, geht zu ihm. Symbolisch schmeißt sie ihm »seinen Kram« vor die Füße. Dazu sagt sie, dass sie es nicht mehr aushalte, dass überall Sachen von ihm herumliegen.

Der Mann wehrt den »Angriff« mit beiden Händen ab, zeigt auf seine Arbeit und fordert mit entsprechender Mimik Verständnis von ihr für seine Situation. Daraufhin fängt sie an zu weinen und entfernt sich von ihm

und geht in die Küche. Einige Zeit später kommt der Mann aus seinem Arbeitszimmer, geht auf die Frau zu und will sie in den Arm nehmen. Die Frau wendet sich ab, worauf der Mann nicht mehr weiß, was er tun soll.
»Wie endet es?« In der letzten Szene sitzt er erschöpft im Wohnzimmer, sie hat sich körperlich von ihm abgewendet und schaut traurig in die andere Richtung. Beide fühlen sich einsam.
Ich bitte dann das Paar, wieder Platz zu nehmen, und frage beide nach ihren Gedanken und Gefühlen. Beide sind über das Ende sehr betroffen, das sie jetzt sehr bewusst erlebt haben. Gleichzeitig sagen sie auch, dass ihnen ein »paar Lichter« aufgegangen seien. So erklärt der Mann, dass er wahrgenommen habe, dass er sich – außer am Schluss – die ganze Zeit passiv verhalten habe. Die Frau sagt, dass ihr bisher nicht klar war, dass sie innerlich so hin- und hergerissen sei: Einerseits finde sie es nicht wert, sich so aufzuregen, andererseits verletze sie das Verhalten ihres Mannes massiv. Seinen Annäherungsversuch habe sie aus Stolz nicht aufgreifen können, da ihr das so vorgekommen wäre, wie wenn sie damit sein Verhalten akzeptiere. Beide sind nicht mehr so wütend aufeinander wie am Anfang der Sitzung.
Nun wird dem Paar vorgeschlagen, seine neuen Einsichten in spielerischer Weise umzusetzen, indem es einige Veränderungen am Ablauf des Streits vornimmt. Ausprobiert werden folgende Varianten, wobei der Anfang und der Ort des Geschehens derselbe bleiben:

- Statt zu schimpfen bittet die Ehefrau ihren Mann, ihr im Wohnzimmer Platz zu machen (eindeutiges Verhalten),
- der Ehemann unterbricht seine Arbeit und räumt seine Sachen weg (aktives Verhalten),
- der Ehemann sagt, dass er seine Arbeit noch abschließen will und dann seine Sachen wegräumt (aktives Verhalten),
- die Ehefrau räumt die Sachen des Ehemannes selber weg, und der Ehemann bedankt sich bei ihr (Relativierung),
- die Ehefrau nimmt sein Versöhnungsangebot an (Wiederannäherung).
- Anschließend kam dem Mann noch die Idee, in den nächsten Ferien sein Büro aus- und mithilfe eines zusätzlichen Regals neu einzuräumen (aktives Verhalten).

3.8 Fallbeispiel choreographische Skulptur

Ein verheiratetes Paar kommt wegen heftigster Kommunikationsprobleme, die mehr und mehr zu einer beidseitigen Immunisierung geführt haben, in die Therapie.

Um sich in anderer Weise als der gewohnten mit ihrer Beziehung auseinander zu setzen, wurde dem Paar vorgeschlagen, sich umzudrehen und einander den Rücken zuzuwenden und die Augen zu schließen. Nach erfolgter »Trennung« solle sich jeder ein oder mehrere Bilder vorstellen, in denen er selbst, der Partner und entsprechende Handlungen dazu vorkommen. Nach erfolgter Visualisierung sollte jeder ein kurzes Zeichen geben.

Im Anschluss daran wurden die Partner aufgefordert, kurz mitzuteilen, was sie sich vorgestellt hatten. Er sieht seine Frau hinter einem Paravent, wo sie etwas macht, was er aber nicht sehen kann. Er befinde sich vor dem Paravant, liege auf einem Sofa und trinke Tee. Die Frau sieht ihren Mann ebenfalls hinter einem Paravant. Sie sitze davor an einem Tisch zusammen mit der Tochter und mache ein Spiel.

Das Paar wurde dann gefragt, welches Bild es zuerst darstellen wolle. Sie einigten sich auf das Bild der Frau.

Als Requisit verwendet die Frau eine Trennwand, die normalerweise als Raumteiler fungiert. Die Frau stellt die Trennwand in die Mitte des Raumes und führt ihren Mann hinter die Trennwand. Sie setzt sich davor auf einen Stuhl. In den anderen Stuhl setzt sie stellvertretend für ihre Tochter einen Stoffbären. Einige Papierstücke dienen symbolisch als Spiel.

Beide werden nach ihren Gefühlen und Gedanken gefragt. Die Ehefrau sagt, dass sie froh um ihre Tochter sei und sich ihr nah verbunden fühle. In Richtung ihres Mannes spüre sie ganz viel Traurigkeit. Vom Ehemann ist zu erfahren, dass er sich wie abgeschnitten und leer fühle.

Beide werden nun gebeten darzustellen, wie die Szene weitergeht.

Die Frau schaut immer wieder zu der Trennwand. Dann unterbricht sie das Spiel mit ihrer Tochter, steht auf, klopft gegen die Trennwand und beginnt an ihr zu rütteln. Es passiert nichts, worauf sie wieder zu ihrer Tochter zurückkehrt. Der Mann liest zuerst, dann legt er die Zeitung weg und schließt die Augen. Als die Frau an der Trennwand rüttelt, hält er sich die Ohren zu. Als er nichts mehr von ihr hört, schaut er hinter der Trennwand hervor. Als er feststellt, dass sie nicht reagiert, setzt er sich in einen Stuhl seiner Frau gegenüber.

In der Nachbesprechung äußert der Ehemann Schuldgefühle, aber auch Zorn, dass sie nicht »zu mir gekommen ist, das wäre doch so einfach gewesen«; seine Frau verbalisiert ihre Trauer, »die ich sonst aus lauter Ärger und Anstrengung, die Situation hinzubiegen, nicht zulasse«. Beide spüren sowohl ihre Wünsche aneinander, haben aber auch erlebt, dass jeder vom anderen abgewiesen wurde. Dies ist vor allem für die Ehefrau eine neue Erfahrung, da sie bisher nur ihre Not gesehen hat, während sie ihren Mann als jemand wahrgenommen hat, der nichts von ihr will und sich damit in der besseren Position befinde.

Nach dieser kurzen Feedbackrunde wird das Paar aufgefordert, eine andere Lösung auszuprobieren, dabei jedoch nah an der jetzigen Szene zu bleiben. Der Mann nimmt nun seine Frau an der Hand und versucht sie hinter die Trennwand zu führen, was ihm jedoch nicht gelingt. Der Therapeut fordert den Mann auf, sein Ziel zu erreichen. Je mehr er sich jedoch bemüht, desto mehr wehrt sich seine Frau dagegen. Der Therapeut schlägt vor, hier zu unterbrechen, und fragt dann die Frau, ob es etwas geben könnte, was sie reizt, mit ihrem Mann »hinter die Trennwand« zu gehen. Nach einigem Überlegen sagt sie »ja, aber alles zu seiner Zeit«.

Daraufhin bittet der Therapeut den Mann, einen kleineren Schritt auszuprobieren. Ihm fällt zunächst nichts ein. Der Therapeut zeigt auf seine Frau und seine Tochter. Daraufhin nimmt er seinen Stuhl und setzt sich dazu. Seine Frau lächelt ihn an. Sie fühlt sich jetzt erleichtert. Auch der Mann fühlt sich nicht mehr so isoliert und ausgeschlossen. Außerdem ist ihm jetzt bewusst, dass er sich selbst häufig die Möglichkeit verbaut, seiner Frau nahe zu sein. Allerdings will er nicht nur auf der Elternebene Nähe spüren, sondern auch auf der Partnerebene.

Es wird vorgeschlagen, an diesem Thema in der nächsten Stunde weiterzuarbeiten. Zusätzlich bekommt das Paar eine Verhaltensanweisung, die sich auf das Muster von Rückzug und Vorwürfen konzentriert: der Ehemann solle sich nicht einfach zurückziehen, sondern seiner Frau jedes Mal mitteilen, wann und wie lange er sich zurückziehen will. Sie wurde gebeten, nicht dagegen zu protestieren, sondern die Zeit seiner Abwesenheit für sich zu nutzen.

Die Choreographie des Paares macht deutlich, wie einsam sich beide in ihrer Partnerschaft fühlen, was im Alltag oftmals durch Vorwürfe und Streitigkeiten oder bewusste Distanzierung übertüncht wird.

Das Rückzugsverhalten des Ehemannes kann sowohl Ausdruck davon sein, dass er wenig Kontakt und Nähe braucht, als auch der Versuch, seine Frau dazu zu bringen, ihm nahe zu sein. Trifft Letzteres zu, würde sein Anspruch an seine Partnerin und an eine Beziehung folgendermaßen lauten: je mehr ich mich zurückziehe, umso mehr musst du dich um mich kümmern. Je mehr du dich um mich kümmerst, umso mehr fühle ich mich von dir geliebt. Du kümmerst dich dann um mich, wenn du nach mir suchst, ohne dass ich dafür etwas tun muss.

Weiterführend gedacht schwebt dem Ehemann als ideale Beziehung eine Wesenergänzung und erotische Anziehung vor, die er aber in der Realität weder lebt noch konkret ausspricht. Das Beziehungsideal der Frau basiert demgegenüber auf Kameradschaft und unterstützender Liebe und ist mehr an einem Familienmodell orientiert. Insofern stellt sich die Frage, inwieweit die in der Choreographie des Paares deutlich gewordenen Trennwände nicht auf unüberbrückbare unterschiedliche Erwartungen hinweisen.

> In der nächsten Stunde, vier Wochen später, teilt das Paar mit, dass es mit der neuen Regelung besser zurechtkomme. Aus Sicht der Ehefrau habe sich ihr Mann nicht übermäßig zurückgezogen. »Damit kann ich leben«, sagt sie. Allerdings wünsche sie sich von ihm mehr Beteiligung am Familienleben und an ihrer Arbeit. Der Ehemann berichtet, dass er sich die neue Regel bewusst habe vornehmen müssen, dass es aber geklappt habe. Er fühle sich »präsenter«. Außerdem habe er sich wohl falsche Hoffnungen gemacht, seine Frau durch Rückzug zu mehr Nähe zu veranlassen.
>
> Um zu überprüfen, ob beide auf die Bedürfnisse des anderen einzugehen bereit sind, schlägt der Therapeut vor, dies zunächst als »Kampf« darzustellen. Die Ehefrau solle den Mann dazu bringen, dass er sich für ihre Arbeit interessiert und am Familienleben teilnimmt, während der Mann versuchen soll, sie für seine Wünsche zu interessieren.
>
> Die Ehefrau nimmt ein Buch aus dem Regal des Therapiezimmers, das ihren Beruf symbolisiere, und zeigt gestenreich auf dieses. Der Mann schaut kurz darauf, beginnt dann seine Frau zu streicheln. Daraufhin hält sie ihm das Buch vor die Augen. Der Mann versucht, ihr das Buch aus der Hand zu nehmen, was sie sich nicht gefallen lässt. Er versucht nun, seine Frau zu umarmen, was ihm nicht richtig gelingt.
>
> Die Choreographie wird dann vom Therapeuten gestoppt und kurz be-

sprochen. Beiden wird deutlich, dass das gleichzeitige Vorbringen verschiedener Wünsche und Bedürfnisse zu einem symmetrischen Machtkampf führt, da jeder befürchtet, dass der andere sich mit seinem Bedürfnis durchsetzt. Tatsächlich gehen beide, wie der Ablauf zeigt, leer aus.
Das Paar wird deshalb gebeten, eine andere Lösung zu suchen als die vorangegangene und dabei auf ihre Gefühle und auf ihre Intuition zu achten.
Die Initiative kommt von der Ehefrau: sie stellt die Stühle eng nebeneinander, beide nehmen nebeneinander darauf Platz. Die Frau nimmt wieder das Buch zur Hand und legt nun ihren Kopf an die Schulter ihres Mannes.
Der Mann schaut auf das Buch und legt seinen Arm um sie.
Auf Nachfrage erklären beide, dass sie mit dieser Lösung zufrieden seien.
Um einen direkten Transfer in den Alltag herzustellen, wird folgende Aufgabe vorgeschlagen: die Frau solle ihren Mann mit drei unerwarteten körperlichen Gesten pro Woche überraschen, der Ehemann sie mit drei unerwarteten Interessensbekundungen für ihren Beruf und die Familie.
In den nachfolgenden Wochen kommt es zu einer emotionalen Annäherung der Partner. Wie nah sie sich dabei aufgrund ihrer weiterhin unterschiedlichen Bedürfnisse wirklich kommen, lässt sich wahrscheinlich erst in einem größeren Zeitraum feststellen.

Die Choreographie mit diesem Paar hat einiges in Bewegung gebracht. Sie hat auf rasche Weise allen Beteiligten den zentralen Konflikt deutlich gemacht und dadurch die Aufmerksamkeit gebunden. Sie hat erste Schritte aus der emotionalen Distanzierung in Gang gebracht: zunächst spielerisch, dann aber auch konkret auf den Alltag bezogen. Die Partner haben wieder Zugang zu ihren Sehnsüchten und Wünschen bekommen, die sie lange unter Verschluss gehalten haben. Die Choreographie wurde zu einem Leitbild des therapeutischen Prozesses, auch wenn damit nicht direkt gearbeitet wurde.

Emotionale Distanzierung bringt mehr als jeder Konflikt oder jede Auseinandersetzung eine Beziehung in die Gefahrenzone »Trennung« (Gottman, 2000). Das Paar befand sich am Beginn der Therapie bereits in dieser Gefahrenzone. Inzwischen ist es dabei, die verloren gegangene emotionale Bindung wiederzugewinnen. Selbst wenn sich »am Ende« herausstellen sollte, dass sie sich in ihren zentralen Bedürfnissen nicht annähern können, können sie immer noch entscheiden, was sie damit machen wollen.

3.9 Fallbeispiel thematische Skulptur

Probleme mit Nähe und Distanz sind ein häufiger Anlass für eine Paartherapie. Meist erlebt man dabei folgendes Muster: Ein Partner bedrängt den anderen mit dem Wunsch nach mehr Nähe und Gemeinsamkeit, woraufhin der andere sich erschreckt zurückzieht, was den nähesuchenden Partner zu noch verstärktem Bemühen und den distanzhaltenden Partner zu noch mehr Zurückweichen bewegt.

Dies war auch die Dynamik zwischen einem Paar, das seit ca. drei Jahren zusammenlebte. Der Mann hatte ziemlich schnell das Gefühl, dass er von seiner temperamentvollen Partnerin überrollt wurde. Aufgrund diverser persönlicher Probleme eines jeden Partners trat dieses Problem für einige Zeit in den Hintergrund, machte sich dann aber wieder bemerkbar, als die persönlichen Probleme nicht mehr im Vordergrund standen.
Der Mann hatte vor dem Beginn seiner jetzigen Partnerschaft mit einer anderen Frau lose in einer Art Wohngemeinschaft zusammengelebt ohne tiefe Berührungspunkte, aber doch so vielen, dass er sich nicht allein fühlte. Von seiner Sozialisation her war er der Zurückgezogenere. Die Partnerin war mit mehreren Geschwistern aufgewachsen, unter denen es laut und emotional herging. Sie beklagte sich, er weiche ihr aus und vernachlässige sie, während er sich beklagte, von ihr dauernd unter Druck gesetzt zu werden, mit ihr seine gesamte Freizeit zu verbringen.
In der Paarskulptur stellte der Mann ein Bild, in dem die Frau von der einen Ecke des Raumes schnurstracks auf ihn zulief, worauf er ihr seine Hände abwehrend entgegenstreckte. In ihrem Bild saß der Mann vor einem Tisch und drehte ihr den Rücken zu, während sie versuchte, seine Aufmerksamkeit mit allen möglichen Mitteln zu gewinnen. Sie fühlte sich dabei an ihre Rolle als Kind erinnert. Als Kind war sie die »Showpuppe« der Familie, die für ihre Auftritte Aufmerksamkeit bekam. Später war es ihre Aufgabe, den Vater von seinen Zechtouren nach Hause zu holen.
Der Mann fühlte sich bedrängt wie früher durch seine Mutter. Während er davon geprägt war, Nähe mit Bedrängnis und Kontrolle zu verknüpfen, war sie davon geprägt, Nähe mit »andere begeistern« und »retten« zu verknüpfen, was ihr das Gefühl gab, dass es dabei nicht um sie ging.

In der anschließenden Wunschskulptur stellt der Mann die Frau auf ein Podest, weist sie an zu lächeln und stellt sich lächelnd ihr gegenüber. Die

Frau fühlt sich mit dem Wunschbild des Mannes nicht wohl, weil sie zum einen nicht über ihm stehen will und weil sie sich zum anderen wie jemand fühle, der die Vorstellungen von anderen erfüllen soll.
Im Wunschbild der Frau stehen sich beide von Angesicht zu Angesicht in enger Umarmung gegenüber. Beiden geht es jetzt wunderbar, da beide eine große Sehnsucht nach Nähe haben. Der Therapeut ermuntert sie, diese Sehnsucht zuzulassen und noch eine kleine Zeit zu genießen.
Dann bittet er das Paar, einen Schritt weiter zu gehen und in einer weiteren Skulptur auszudrücken, was beide an gemeinsamer Nähe für realistisch halten.
Im Bild des Mannes fahren beide nebeneinander Fahrrad. Die Frau ergänzt das Bild, indem sie vorschlägt, eine Pause einzulegen und Picknick auf der Wiese zu machen. Beide breiten symbolisch eine Decke aus und setzen sich darauf.

Die Paarskulptur kann wie in diesem Fall geschehen den Partnern die gegenseitige Abhängigkeit ihres Verhaltens verdeutlichen und damit klar machen, dass der jeweils andere nicht unbedingt so »distanzlos« oder »anklammernd« ist, sondern sich so in dieser spezifischen Beziehungskonstellation zeigt.

Handelt es sich bei der Rollenzuschreibung von »Nähesucher« und »Distanzhalter« um einen gemeinsamen Paarmythos, kann sich die Fragwürdigkeit dieser Rollenaufteilung in einer Paarskulptur erweisen, da diese nicht selten ein anderes Bild als die Selbstbeschreibung des Paares im Gespräch zeigt: der »Distanzsucher« wird plötzlich zum »Nähesucher«, während der »Nähesucher« vor der gezeigten Nähe zurückschreckt und sich kontrolliert und unfrei fühlt. Im weiteren Gespräch können dann die bei beiden Partnern vorliegenden Ängste vor Nähe zum Thema weiterer Überlegungen und praktischer Erkundungen werden.

Der Therapeut sollte bei seinem Vorgehen darauf achten, dass das Thema Nähe und Distanz von mehr als einer Seite erkundet wird. Ein Prinzip besteht darin, die Erfahrung »übergangen bzw. getrennt« zu werden oder »zu weit weg« zu sein ebenso so erkunden wie die Erfahrung »zu nah« zu sein. Kommen die Partner durch die Skulptur in Kontakt mit ihren Sehnsüchten und Wünschen, ist es nicht ungewöhnlich, dass die dann gestellten Bilder sowohl grandiose Erwartungshaltungen als auch intensive Verschmelzungssehnsüchte ausdrücken, die kaum lebbar sind. Der Therapeut ist daher gut beraten, wenn er beiden Partnern zu einem realistischen Bild rät, auch wenn damit bestimmte Wünsche unerfüllt bleiben. Dies muss auch er aushalten können.

3.10 Fallbeispiel Überforderung

Ein nicht verheiratetes Paar mit fünf in ihrem Haushalt lebenden Kindern kam zur Therapie. Der Mann hatte noch eine eigene Wohnung, in die er sich immer wieder zurückzog. Die Kinder hatten diverse Schwierigkeiten. Die sehr engagierte Frau widmete sich voll und ganz den Kindern, litt aber zunehmend unter diversen gesundheitlichen Problemen. Im Paargespräch teilte sie mit, dass sie sich zunehmend überfordert fühle mit all den Aufgaben und Problemen. Ihr Mann würde sie zu wenig unterstützen: sobald es Probleme gäbe, sei er weg. Der Ehemann rechtfertigte sich mit der Begründung, dass er es besser finde, dass er sich zurückziehe als herumzuschreien. Außerdem hätten die Kinder keinen Respekt vor ihm und würden mit allem zu ihrer Mutter rennen.

In der nachfolgenden Stunde wurde das Paar gebeten, seine Situation mithilfe der im Raum befindlichen Gegenstände und unter Ausnutzung der räumlichen Gegebenheiten in symbolischer Weise darzustellen und sich dann selbst dort zu platzieren. Weiterhin lautete die Anweisung, dass sie dies gemeinsam tun können oder nacheinander.

Die Ehefrau nahm daraufhin verschiedene Gegenstände und legte sie kreisförmig auf den Boden und stellte sich dann in die Mitte des Kreises. Es waren ungefähr zwanzig Gegenstände, von denen jeder von ihnen eine Anforderung darstellte. Ihrem Mann gab sie die Anweisung, sich an den Rand des mit Gegenständen markierten Kreises zu stellen. Der Mann verzichtete auf ein eigenes Bild bzw. fand das seiner Frau »nicht ganz falsch«. Der einzige Unterschied wäre, dass er sich etwas mehr im Kreis sehe.

Die Skulptur machte allen Beteiligten in augenfälliger Weise deutlich, dass sich die Ehefrau für alles verantwortlich fühlte, ohne jedoch auch das Gefühl der Kontrolle zu haben. Zudem zeigte sie die periphere Rolle des Mannes und die Distanz zwischen den Partnern.

Die Frau wurde daraufhin gebeten, irgendetwas – auch wenn es nur eine Kleinigkeit sei – an ihrer Darstellung so zu verändern, dass sie mehr Kontrolle empfinde. Daraufhin griff sie zwei der Gegenstände heraus und stellte diese ein Stück weiter nach hinten. Dadurch wurde eine Art Weg frei,

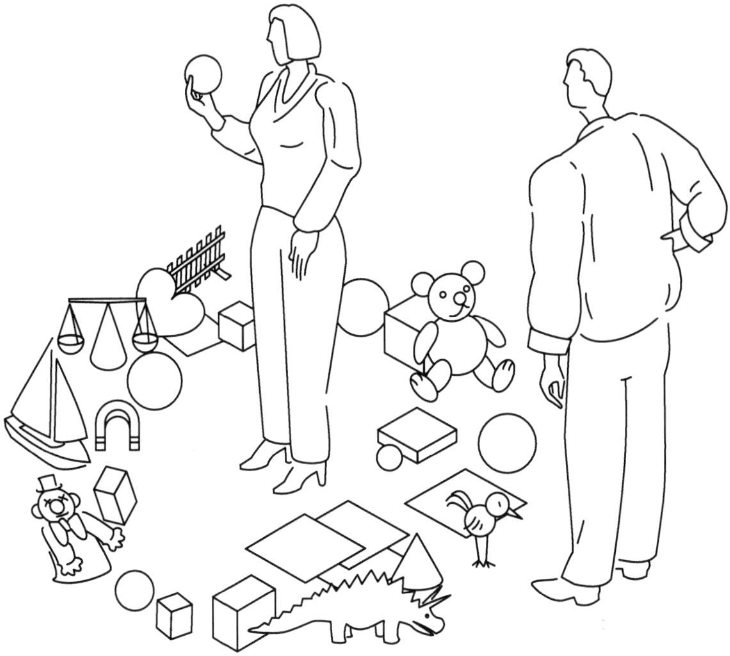

Bild 8: Überforderung

der es ihr ermöglichte, den Kreis zu verlassen. Als Zweites stellte sie ihren Mann neben sich, damit auch er den Druck, der auf ihr lastet, spüren könne. Der Mann bestätigte, dass er sich an diesem Platz sehr unwohl fühle. Er wurde nun gebeten, seinerseits eine kleine Veränderung vorzunehmen, die ihm ebenfalls das Gefühl von Kontrolle vermittle, woraufhin er einen der Gegenstände hochhob und ihn mit seinen Händen festhielt.

Das Paar erhielt am Ende der Stunde die Aufgabe, bis zur nächsten Sitzung jeweils eine der symbolischen Veränderungen praktisch umzusetzen.

In der nächsten Stunde berichtete die Frau, dass sie sich mit dem Klassenlehrer eines ihrer Kinder getroffen habe, was sie bis dato immer vor sich her geschoben habe. Der Mann hatte mit dem jüngsten Kind Lesen geübt.

Beide wurden daraufhin gebeten, die Skulptur wiederherzustellen und die inzwischen stattgefundenen Veränderungen in dieser darzustellen. Beide entfernten daraufhin zwei Symbole. Die Frau fühlte sich jetzt weniger erdrückt, war aber noch nicht zufrieden. Das Paar wurde ermuntert, weitere Veränderungen zunächst in symbolischer Weise durch Veränderungen ihrer Skulptur vorzunehmen, diese Veränderungen auf sich wirken zu lassen und dadurch gestärkt anschließend weitere konkrete Schritte zu planen.

Skulpturen können, wie dieses Beispiel zeigt, auch als Leitbild, Verstärker und zur Bilanz der von den Klienten gemachten Schritte eingesetzt werden. In einem solchen Fall wird die Skulptur zu einer Metapher für den therapeutischen Prozess.

3.11 Fallbeispiel Triggerskulptur

Das Wort »Trigger« kommt aus dem Englischen, im technischen Bereich bezeichnet es einen Schalter. Auf Beziehungen übertragen geht es um Verhaltensweisen, die beim Gegenüber unverständlich starke Reaktionen auslösen. Das Verhalten oder die Reaktionen des Partners rufen beim anderen so ungeahnt heftige Gefühle aus, dass dieser nur noch fassungslos danebensteht.

Fallbeispiel

Das Paar ist verheiratet. Beide Partner sind berufstätig. Es besteht schon länger ein Kinderwunsch, der sich bisher nicht erfüllt hat. Als sich beide zu einer Paartherapie entschlossen, steckten sie in einer heftigen Krise: der Ehemann hatte, für seine Frau völlig überraschend, die Ehe für beendet erklärt und sie gebeten, aus der gemeinsamen Wohnung auszuziehen. Dies hatte sie abgelehnt. So kam es zu keiner Trennung.

In den ersten Therapiesitzungen machte der Mann seiner Frau wiederholt den Vorwurf, sich »scheibchenweise« von ihm zu trennen. Dies stand im krassen Gegensatz zu der Tatsache, dass er seiner Frau die Partnerschaft aufgekündigt hatte. Auf die Frage, was er damit meine, sagte er, »dass seine Frau sehr viel arbeite und in den letzten Monaten ständig sehr spät und ausgepumpt nach Hause gekommen sei. Von der Ehefrau war zu erfahren, dass sie in einer leitenden Position tätig ist, die sie phasenweise sehr in Anspruch nimmt.

Wenn der Therapeut, wie in diesem Fall, den Eindruck gewinnt, dass die emotionalen Reaktionen eines Partners unverhältnismäßig heftig ausfallen und nur zum Teil durch das aktuelle Problem erklärbar sind, kann er die Skulpturmethode anwenden, um das dahinterliegende – meist unbewusste – »Szenario« aufzuspüren. Das technische Vorgehen besteht in diesem Fall darin, dass die Skulptur zweimal gestellt wird: Zunächst wird die Jetzt-Situation des Paares fokussiert, anschließend wechselt der Fokus zu einer früheren Situation des Partners, die höchstwahrscheinlich dem getriggerten Verhalten zugrunde liegt. Dies kann die Herkunftsfamilie sein, muss es aber nicht.

Das Paar wird gebeten, in einem Bild oder einer Metapher zu beschreiben, in welcher Rolle jeder sich und den anderen in seiner Beziehung sieht.

Der Mann sieht die Frau als Kapitän in Uniform auf einem Schiff mit vielen anderen Menschen und sich selbst als Hafengebäude. Nach den Handlungen gefragt, sagt er, dass das Schiff am Hafengebäude anlege und seine Frau müde das Schiff verlasse und auf das Hafengebäude zugehe.

Die Frau berichtet, dass sie ihren Mann als Personalchef sehe, der auf einem Podest vor ihr stehe und ihr ein Kündigungsschreiben unter die Nase halte. Sie sehe sich als jüngeres Mädchen, das »irgendwie Mist gebaut« hat. Das Ganze spiele sich in einer Art Studentenwohnung ab, die sehr gemütlich sei.

Der Therapeut schlägt dann vor, die Bilder nacheinander in Szene zu setzen. Beide einigen sich darauf, dass sie beginnt. Die Frau wird gebeten, einen Raum »abzustecken« und dann ihren Mann und sich innerhalb dieses Raumes zu positionieren. Sie stellt ihren Mann auf eines der im Therapieraum vorhandenen Holzpodeste und drückt ihm ein Buch in die Hand, das das Kündigungsschreiben darstellen solle. Sich selbst stellt sie vor ihren Mann mit einigen Büchern unter dem Arm, die ihre Arbeit symbolisieren. Sie wird vom Therapeuten gebeten, eine dazu passende Handlung auszuführen. Zuerst versucht sie, ihn dazu zu bewegen, von dem Podest herunterzusteigen, was aber nicht funktioniert. Dann versucht sie, sich mit auf das Podest zu stellen, was ebenfalls nicht klappt. Als Nächstes legt sie ihre Bücher weg, entfernt sich von ihm, kommt wieder zurück, um schließlich mit verschränkten Armen vor ihm stehen zu bleiben.

Nach ihrem Erleben gefragt, sagt sie, dass sie Angst und Wut spüre: Angst, verlassen zu werden und die ganze Sicherheit zu verlieren, die sie bisher durch ihren Mann bekommen hatte, zum anderen auch Wut über »seine Selbstgerechtigkeit«. In der Schlussposition sei es ihr wieder besser gegangen. Innerlich habe sie sich sagen hören »Ich bleibe«. Das sei neu für sie; in einer früheren, sehr wichtigen Beziehung sei sie von ihrem Partner ver-

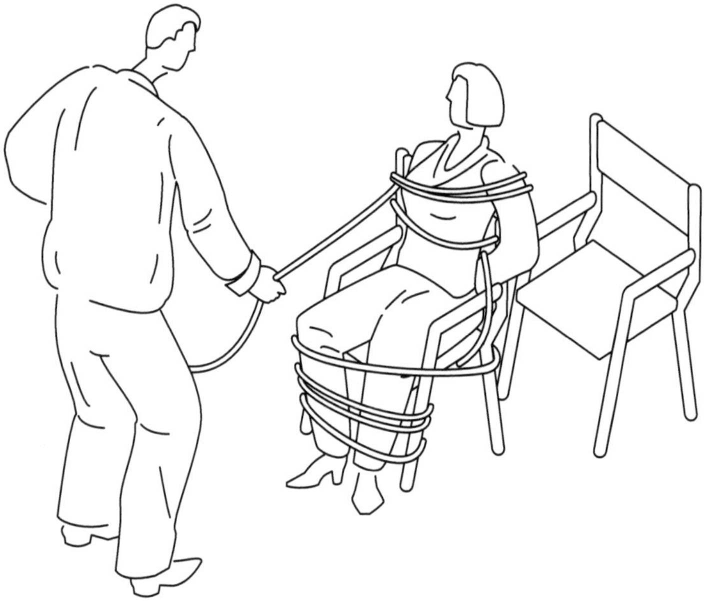

Bild 9: Triggerskulpturen

lassen worden, ohne dass sie sich dagegen gewehrt habe. Vielmehr habe sie äußerlich noch verständnisvoll reagiert und sich nicht anmerken lassen, wie sehr sie sich von ihm abserviert gefühlt habe.

Angesprochen auf sein Erleben, sagt dieser, dass er zunächst ein Gefühl von Macht erlebt habe, das er so nicht kenne. Dieses habe dann sehr schnell in ein Gefühl von Angst umgeschlagen, verlassen zu werden. Eigentlich wäre er in dem Moment am liebsten schnell von dem Podest heruntergestiegen, um seine Frau zu trösten. Als er auf dem Podest gestanden habe, sei ihm zudem klar geworden, dass er die Beziehung gar nicht beenden, sondern ihr lediglich einen Denkzettel verpassen wollte.

Nun wird der Mann gebeten, sein Bild darzustellen. Er stellt seine Frau mitten in den Raum und symbolisiert den Beruf seiner Frau durch ein großes Kissen, das er ihr unter den Arm klemmt. Das Hafengebäude, das ihn symbolisiert, wird durch zwei Stühle dargestellt, die er links und rechts von sich hinstellt. Er wird dann gebeten, verschiedene Handlungen darzustellen, die sich in dieses Bild einfügen.

Zuerst winkt er ihr freundlich zu, sie lächelt etwas müde zurück, kommt aber nicht auf ihn zu. Daraufhin nimmt er eines der Seile, schlingt es ihr um die Hüfte und zieht sie zu sich her. Dann muss sie sich auf einen der Stühle setzen. Dort hält er sie fest. Die Frau fühlt sich sichtlich unwohl.
Nach seinem Erleben gefragt, antwortet der Mann mit ziemlicher Erregung, dass er einen inneren Zwang spüre, seine Frau festzuhalten, obwohl das gegen seine Überzeugung sei. Er habe aber ständig das Gefühl, er müsse »eine Tür zuhalten«, sonst sei sie weg.
Der Therapeut fordert nun den Mann auf, einen weiteren Stuhl für eine Person aufzustellen, von der er verlassen worden ist. Ohne viel zu überlegen, wählt er einen Stuhl aus und stellt ihn schräg hinter seine Frau. Daraufhin beginnt er sich zu beruhigen.

Vorgeschichte des Mannes
Es stellt sich heraus, dass er von seiner großen Jugendliebe verlassen worden war, für die er seit seinem 12. Lebensjahr schwärmte. Allerdings dauerte es bis zu seinem zwanzigsten Lebensjahr, bis ein festes Verhältnis daraus wurde. Es sei seine Traumfrau gewesen. Aufgrund ihrer Magersucht mit mehreren Klinikaufenthalten habe er einen dauernden Kampf gegen die Krankheit geführt. Er sei der »Fels in der Brandung« gewesen und habe ihr immer Mut gemacht. Sie seien auch verlobt gewesen. Nach sechs Jahren habe sie ihn von heute auf morgen verlassen und habe sich mit seinem besten Freund zusammengetan. »Von der Traumfrau zum Albtraum« fällt ihm dazu ein.
Der Mann wird gefragt, für welche Person dieser Stuhl stehe. Er erklärt, dass damit seine Jugendfreundin gemeint sei, die ihn damals verlassen habe. Weitere Einzelheiten folgen. Die Ehefrau hört interessiert und sichtlich entspannt zu.
Nachdem durch die Skulptur einschneidende frühere Erfahrungen reaktiviert und dem Bewusstsein wieder zugänglich werden, lässt sich folgender Zusammenhang zwischen diesen und der aktuellen Gegenwart herstellen: Der Ehemann erlebt das berufliche Engagement seiner Frau wie damals die Krankheit seiner Partnerin als übermächtige Konkurrenz, gegen die er trotz seiner »heldenhaften« Anstrengungen letztlich unterliegt. Am Ende hat er alles gegeben und wird dennoch verlassen. Erneut hat er ein Beziehungsdreieck gewählt, in dem er sich in der schwächeren Position fühlt. Neben der Wiederholung liegt hierin auch die Chance.

Biographischer Hintergrund des Mannes

Der Mann wuchs als ältestes Kind in einer gutbürgerlichen Familie auf. Seine Schwester war einige Jahre jünger als er. Der Vater war Lehrer, die Mutter Hausfrau, die er als zärtlich und dominant beschreibt. Die Beziehung zum Vater sei ebenfalls herzlich gewesen. Dieser sei zu Hause kaum in Erscheinung getreten. Zur Mutter seines Vaters hatte er eine besonders enge Beziehung. Diese war Witwe, und als Kind und Junge war er viel bei ihr und half ihr im Garten und bei anderen Arbeiten. Mit der Zeit fühlte er sich dort mehr zu Hause als bei den Eltern. Bei der Oma hatte er die ungeteilte Aufmerksamkeit eines weiteren Menschen, der zwar auch dominant war, aber ihm gegenüber weniger bestimmend auftrat als die Mutter. Er wurde seiner eigenen Aussage nach zum Ersatzpartner seiner Oma. Gelegentlich sei die Mutter eifersüchtig gewesen und habe sich beschwert, dass er so viel bei ihr sei.

Von Großmutter und Mutter gleichermaßen geliebt, lernte er, es mit keiner zu verscherzen. So wuchs er in einer weiblich geprägten Atmosphäre von Liebe auf, die ihm das Gefühl vermittelte, dass ihm die Welt wohl gesonnen und er eine Bereicherung für diese sei. Gewöhnt an die besondere Beachtung von Großmuter und Mutter, erwartet er dieselbe sozusagen als »verbrieftes Recht« auch von seiner Partnerin. Dafür war er bereit, einiges zu tun. Wird ihm diese besondere Beachtung jedoch von seiner Frau versagt, wird er nörglerisch und sammelt heimlich Beweise, dass er von ihr nicht ausreichend geliebt wird.

In der Welt von Mutter und Großmutter war er der »geliebte Sohn-Mann«. Von daher gab es keinen Grund, die eigenen Ansprüche an Beziehungen kritisch zu hinterfragen und sich darüber klar zu werden, dass die Welt nicht immer nur wohl gesonnen ist.

Biographischer Hintergrund der Frau

Die Frau wuchs als jüngstes von drei Geschwistern auf. Der ältere Bruder war der »Shootingstar« der Familie, die ältere Schwester das »Lieblingskind« des Vaters. Sie habe sich immer ein »bisschen übrig gefühlt« und zudem als »pflegeleicht« gegolten. Die Mutter wird als sonnig, patent und gesellig beschrieben, das Verhältnis zu ihr jedoch als nicht sehr innig. Der Vater sei immer sehr zurückhaltend und besonnen gewesen. Mit Urteilen und Ratschlägen habe er sich zurückgehalten, was sie bedauert habe. Sie habe sich alles selber zusammensuchen müssen. Schule und später Studium absolvierte sie mit besten Noten. Beziehungen seien ihr nicht so wichtig gewesen, sie sei mehr die »umgängliche Einzelgängerin« gewesen. Abhängigkeiten zu anderen sei sie lange aus dem Weg gegangen. Noch heute habe sie damit Probleme. Erst während des Studiums habe sie angefangen, sich für Männer zu interessieren, und sei dann auch eine feste Bindung zu einem Mann eingegangen, der in Liebesangelegenheiten wesentlich erfahrener war als sie.

In der nächsten Sitzung kommt es zu einer Fortsetzung der Skulptur. Der Mann wird gebeten, die frühere Situation zwischen ihm und seiner Jugendliebe darzustellen. Die Ehefrau wird gebeten, ihre Position vom letzten Mal wieder einzunehmen, sich ansonsten passiv zu verhalten.

Der Mann stellt einen von ihm abgewendeten Stuhl vor sich hin. Dieser symbolisiert seine Jugendliebe, die sich von ihm abwendet. Als Gefühl stellt sich daraufhin Wut ein. Der Therapeut ermuntert ihn, seiner Wut Worte zu verleihen und alles auszusprechen, was er bisher nicht losgeworden ist. Der Mann erhebt nun bittere Vorwürfe. Anschließend erhebt er auch gegen seinen Freund Vorwürfe. Der Therapeut stellt einen weiteren Stuhl dazu. Nach einigen Minuten ist die Wut verraucht, und der Mann fühlt sich erleichtert.

Die Frau teilt anschließend mit, dass, während sie das Geschehen mitverfolgt habe, bei ihr ihre eigene Geschichte mit ihrer vorangegangenen Beziehung hochgekommen sei und sie gemerkt habe, dass auch bei ihr noch ein unverdauter Rest sitzt.

Am Ende der Stunde macht die Frau den Vorschlag, dass sie sich gegenseitig ein Versprechen geben: sich niemals sang- und klanglos voneinander zu trennen, sondern in einem solchen Fall mit offenen Karten zu spielen, sodass jeder die Chance hat zu reagieren. Der Mann stimmt dem Vorschlag sofort zu.

Einige Stunden nach diesen Sitzungen teilt der Mann mit, dass er sich auf eine Professorenstelle beworben habe. Von seiner Frau ist zu erfahren, dass sie in ihrer Firma bessere Arbeitsbedingungen für sich ausgehandelt hat.

Wie nicht nur dieser Fall zeigt, spielen meiner Meinung nach die vorangegangenen Partnerbeziehungen eine zentrale Rolle für das Verständnis der Dynamik eines Paares (Willi, 1996). Dieser Umstand wird vom Therapeuten oftmals unterschätzt, da er es gewohnt ist, sich stärker auf die Kindheit der Partner zu konzentrieren. Auch das Triggermodell geht vorwiegend von frühen Erfahrungen aus. Die vorangegangenen Partnerbeziehungen stellen meines Erachtens eine Art Bindeglied zwischen den frühen Erfahrungen der Kindheit und dem grundlegenden aktuellen Paarkonflikt dar. Wird dieses Bindeglied übersehen, wird eine wichtige therapeutische Chance nicht genutzt.

3.12 Fallbeispiel Symptomskulptur

Bei dieser Form der Skulptur liegt der Fokus auf der »Rolle«, die die Partner dem Symptom beimessen. Unter Symptom werden hier nicht ganz korrekt sowohl psychosomatische Beschwerden als auch psychische und körperliche Krankheiten verstanden.

Ein Symptom lässt sie ebenso wie die Beziehung als ein eigenständiges Wesen auffassen. Dies dient der Veranschaulichung. Selbstredend sind psychosomatische Beschwerden oder organische Krankheiten keineswegs unabhängig von den Einstellungen und Verhaltensweisen der Partner und dem Ausmaß an negativem Stress.

In der medizinischen Familientherapie wird zur Veranschaulichung des Zusammenspiels von Krankheit und Paar- bzw. Familiensystem von der Krankheit als »ungebetener Gast« gesprochen (A. v. Schlippe und S. Theiling, 2002). Hierzu wird das Paar gebeten, sich die Krankheit eines Partners als einen »Gast« vorzustellen, der ungebeten bei ihnen eingezogen ist und im Fall einer chronischen körperlichen Krankheit vermutlich nicht mehr ausziehen wird. Ein solcher Dauergast könne sich vielleicht mit der Zeit anmaßen, dieselben Rechte wie die Partner zu haben oder sich im Wohnzimmer – dem zentralen Raum des Paares – dauerhaft einzurichten. Andererseits könne er auch nur hin und wieder am Alltag des Paares teilnehmen.

Um die Partner mit der Metapher von der Krankheit »als ungebetener Gast« in Kontakt zu bringen, kann ihnen der Therapeut etwa folgende Fragen stellen:

Fragen zum Raum

- Wie viel Raum nimmt die Krankheit in der Partnerschaft ein?
- Wo sehen die Partner und andere den Ort der Krankheit – mitten in der Partnerschaft oder eher am Rand?
- Wessen Raum wird am meisten durch die Krankheit begrenzt? →

- Hat jeder Raum für sich selbst zur Verfügung, in den die Krankheit nicht hereinkommt?
- Welchen »Platz« soll die Krankheit zukünftig bekommen?

Fragen zur Zeitdimension
- Wie viel Zeit bringen die Partner für die Krankheit auf?
- Wie unterscheiden sich akute und chronische Krankheitsphasen?
- Wer hat welche Zeit für sich selbst zur Verfügung?
- Was sind Ihre Phantasien, wie es weitergehen wird?

Fragen zur Dimension Energie
- Wer investiert wie viel Energie in die Krankheit? Wer ist wie angestrengt, was sind die jeweiligen Einschränkungen?
- Wo hat jeder seine »Tankstelle« für neue Energie? Was macht Spaß?
- Welcher Partner wendet seine Energie eher für Veränderungsschritte auf, welcher sorgt mit seiner Energie eher für Beständigkeit?
- Was haben Sie früher gern getan, was Sie mittlerweile aufgegeben haben? Wenn Sie sich entscheiden würden, etwas davon wieder aufzunehmen, wer würde darauf wie reagieren?

In Anlehnung an Schlippe und Theiling

Durch die Metapher von der Krankheit als »ungebetenem Gast« wird diese externalisiert und zum Interaktionspartner, mit dem man ebenso in Beziehung treten kann wie mit menschlichen Beziehungspartnern. Dadurch wird die Möglichkeit geschaffen, das Gefühl von Kontrolle und Einflussnahme zu verbessern. Wie zahlreiche Studien zeigen, führt eine hohe Kontrollmeinung zu einer besseren Krankheitsbewältigung.

So wie über die Rolle der Krankheit in einer sprachlichen Metapher gesprochen werden kann, kann die Rolle der Krankheit auch durch eine Skulptur dargestellt werden, wie das folgende Fallbeispiel zeigt.

Fallbeispiel

Ein jüngeres unverheiratetes Paar sucht auf Empfehlung des Hausarztes des Mannes therapeutische Hilfe. Der Mann ist seit frühester Jugend Diabetiker. Im Erstgespräch berichten beide, dass es in ihrer Beziehung immer wieder zu Spannungen komme. Es gäbe zwar keinen Streit, aber es herrsche dann eine bedrückte Stimmung. Nach den Ursachen gefragt, nennen beide verschiedene Gründe: ihre Probleme mit ihrem Ausbilder, sein Prüfungsstress, sein Diabetes, Nicklichkeiten auf beiden Seiten.

Am Ende der Stunde bekommt das Paar eine Beobachtungsaufgabe: Es soll schriftlich festhalten, wie oft es in den nächsten drei Wochen zu Spannungen gekommen ist und womit diese jeweils zusammenhängen. Die Spannungen sollen nach stark, mittel und schwach eingestuft werden.

In der nächsten Stunde berichten beide, dass sie festgestellt haben, dass die stärksten Spannungen mit den gesundheitlichen und psychischen Problemen des Mannes zu tun haben, der seinen Diabetes schlecht im Griff hat. Dies wiederum belastet seine Partnerin erheblich, was zu einer erhöhten Rücksichtnahme von ihr ihm gegenüber führt. Die Schilderung des Paares führt beim Therapeuten zu der Aussage, dass nicht sie den Diabetes im Griff haben, sondern der Diabetes sie.

Beide werden dann aufgefordert, auf einer Skala von 1 bis 10 den Punkt zu markieren, bei dem es mit dem Diabetes optimal läuft. Die Zahl 10 stehe dabei für den Höchstwert, die Zahl 1 für den niedrigsten Wert. Nach kurzer Beratung entscheiden sie sich für die Zahl 8. Nun sollen sie den Punkt markieren, der signalisiert, der Diabetes entgleist. Hier einigen sie sich auf die Zahl 4. Schließlich sollen sie noch den Punkt markieren, an dem sie die Kontrolle an den Diabetes abgegeben haben. Dafür wählen sie die Zahl 2.

In einem weiteren Schritt wird ihnen vorgeschlagen, ihre Skala auf ein Zeichenblockpapier aufzumalen. Anschließend wird sie zum »Diabetometer« erklärt, der ihnen in Zukunft nützliche Dienste erweisen kann. Daher empfehle es sich, ihn zu Hause gut sichtbar aufzuhängen.

Als nächstes soll das Paar sich vorstellen, der Diabetes des Mannes sei wie ein zusätzliches Mitglied ihrer Paarbeziehung. Über diese Vorstellung müssen beide schmunzeln. Dann sollen sie entscheiden, wie alt dieses Mitglied ist. Der Mann sagt zwölf oder dreizehn Jahre alt, die Frau kann ihm kein Alter zuordnen. Nach dem Geschlecht gefragt, sagt er »männlich«. Nach dem Namen gefragt, einigen sich beide auf »Jonny Controlleti«. Weitere Fragen beziehen sich auf die zeitliche Präsenz (Nacht- oder Tagaktiv), den Raum, den er beansprucht (Voll- oder Teilzeitgast) und die Energie, die er auf sich lenkt (Energiefresser oder Energiegeber). Damit der Klient erst gar nicht in sein übliches Denkmuster zurückfällt, ist es wichtig, dass der Therapeut diese Fragen rasch hintereinander stellt.

Nach erfolgter Profilierung der Diabetes als zusätzliches Mitglied ihrer Beziehung wird das Paar gebeten, einen Gegenstand auszuwählen, der den

Diabetes symbolisiere. Nach längerem Suchen und Abwägen einigt es sich auf eine Tierpuppe, die einen Hai darstellt.
Nun sollen beide diesen in Beziehung zu sich so platzieren, wie es der Situation entspricht, wenn es mit dem Diabetes optimal läuft. Daraufhin wird der Hai in eine Ecke des Therapieraums gelegt. Davor stellen sie noch einen kleinen Holzzaun. Anschließend werden sie gebeten, die Situation darzustellen, wenn der Diabetes entgleist. Der Hai sitzt jetzt zwischen ihnen auf einem der Kinderstühle.
Damit ist die Stunde weitgehend abgeschlossen. Das Paar erhält eine weitere Beobachtungsaufgabe für zu Hause: Wie schafft es der Hai, sich zwischen sie zu drängen? Wichtig ist dabei auch ihr eigenes Verhalten, das dem Hai möglicherweise unabsichtlich Einladungen entgegenbringt.
Zur nächsten Sitzung bringt das Paar eine Liste von »Einladungen« mit, mit denen es den Hai »füttert«. Sie umfasst folgende Verhaltensweisen und Situationen:

- Stundenlanges Videofilmeschauen (beide)
- Bis tief in die Nacht am Computer sitzen (Mann)
- Öfters zu viel Alkohol trinken (Mann)
- Rauchen (Mann)
- Ohne Frühstück aus dem Haus gehen (beide)
- Fast Food essen (beide, er mehr)
- Sorgen und Stress in sich hineinfressen (beide)
- Zu wenig Bewegung (Mann)
- Schlechte Laune haben (er mehr als sie).

Nachdem sie vom Therapeuten für ihre genauen Beobachtungen gelobt wurden, bittet sie dieser, jetzt darüber zu sprechen, welche Einladungen sie in nächster Zeit halbieren oder ganz unterlassen können. Sie kommen zu dem Ergebnis, dass sie zusammen schwimmen und joggen gehen wollen. Der Mann will seinen Computerkonsum zunächst auf die Hälfte reduzieren. In den nächsten Stunden wird deutlich, dass das Paar seine Vorsätze in die Tat umgesetzt hat. Einige Wochen später meldet sich der Mann zu einem einwöchigen Aufenthalt in der Klinik an. Die Metapher vom »ungebetenen Gast« begleitete die Arbeit mit dem Paar bis zum Abschluss der Therapie. In dem Maße, wie diese zu einer aktivierenden Metapher für den gesamten Therapieprozess wurde, verbesserten sich auch die Kontroll- und Selbstwirksamkeitserfahrungen dieses Paares.

4. Time-Line-Arbeit mit Paaren

4.1 Einleitung

In der therapeutischen Arbeit mit Paaren spielt die Zeit eine wichtige Rolle. Ausgehend von der gegenwärtigen Situation des Paares, interessiert sowohl der Blick zurück in die Vergangenheit als auch der Blick nach vorne in die Zukunft. Beim Blick in die Vergangenheit spielen die gemeinsame Paargeschichte und deren Interpretation durch die Partner sowie der zeitgeschichtliche Rahmen eine zentrale Rolle (Time Line »Paargeschichte«). Wenn wir dann nach der Beziehungsvision der Partner am Anfang ihrer Beziehung fragen, erhalten wir wichtige Aufschlüsse über deren Hoffnungen, Wünsche und Ängste und den von beiden eingegangenen »Beziehungsvertrag«. Die Paare bringt dies oft in Kontakt zu ihrer anfänglichen Kraft. Wenn Kräfte durch belastende Ereignisse gebunden sind und deren Auswirkungen bis in die Gegenwart des Paares hineinreichen, wird die gemeinsame Bewältigung zu einem wichtigen Thema (Time Line »Vergangenheitsbewältigung«). Ein weiteres wichtiges Thema sind die der jetzigen Beziehung vorangegangenen Beziehungen. In der Beschäftigung mit den jeweiligen Lebensthemen der Partner kommen schließlich noch weitere Aspekte der Vergangenheit zum Tragen.

Die Beschäftigung mit der Vergangenheit im Kontext der Paartherapie bedeutet nicht – womöglich jahrelanges – »Durcharbeiten« dieser individuellen Themen. Um aber zu einem tieferen Verständnis der gegenwärtigen Krise des Paares zu kommen, scheint es oftmals unabdingbar, den Zusammenhang mit der Paargeschichte, mit den vorangegangenen Beziehungen und mit den Lebensthemen der Partner zu erkennen, und dies nicht nur auf einer kognitiven, sondern auch auf einer erlebnisnahen Ebene, sodass ein gefühltes Wissen und eine Kraft entstehen können.

Beim gemeinsamen Blick nach vorne in die Zukunft geht es ausgehend von der Frage: was zu entwickeln fordert die gegenwärtige Krise des Paares die Partner – individuell und in ihrer Beziehung – heraus um Szenarien des Zusammenlebens für die Zukunft. Dies wiederum schließt Fragen nach der Bannbreite der Bedürfnisse, der Gemeinsamkeit von Zielen und der Richtung individueller Lebensentwürfe ein. Das Entwickeln von gemeinsamen Visionen, die der gegenwärtigen Krise eine zukunftsgerichtete Bedeutung geben, kann zu einer richtungsgebenden Kraft für das Paar werden.

Das Entwerfen solcher Zukunftsszenarien der Paarbeziehung kann einem der Partner oder beiden allerdings auch deutlich machen, dass sich ihr gemeinsamer Weg schon länger in zwei Entwicklungswege, die in ganz unterschiedliche Richtungen gehen, geteilt hat oder dass die Vorstellungen über das zukünftige Miteinander in ganz unterschiedliche Richtungen weisen (Time Line »Wir trennen uns«).

Sich im Rahmen der Paartherapie mit der Vergangenheit, Gegenwart und Zukunft eines Paares zu beschäftigen, kann auf unterschiedliche Weise erfolgen: als halboffenes Paarinterview zur Beziehungsgeschichte (Schindler, Hahlweg und Revenstdorf), in Form von Genogrammen (Welter-Enderlin, H. Jellouschek) durch gezieltes Fragen, Spontanberichte usw. Eine weitere Möglichkeit des Vorgehens besteht im Einsatz erlebnisintensiver Vorgehensweisen wie der Time-Line- oder Zeitlinienarbeit, bei der Raum, Zeit und Bewegung miteinander kombiniert werden.

Nach der Darstellung der theoretischen Grundlagen dieser Methode werden folgende Anwendungsmöglichkeiten für die therapeutische Arbeit mit Paaren vorgestellt und an Fallbeispielen erläutert:

- Wieder-in-Bewegung-Kommen
- Zugang zur Paar- und Familiengeschichte der Partner herstellen
- Symbolische Vergangenheitsbewältigung bei Verletzungen eines oder beider Partner
- Entscheidungsfindung bei Trennungsambivalenz
- Sich in die Zukunft stellen
- Suche nach Ressourcen
- Lebensthemen der Partner

4.2 Imaginationsübung

> *»Le fleuve dit*
> *choisis la pente*
> *qu'il faut suivre*
> *sache vivre«*
>
> E. Grenier

Die folgende Imaginationsübung führt in die Vorstellung ein, dass das eigene Leben wie ein Fluss dahinströmt. Sie eignet sich dafür, ein ganzheitliches »bewegtes« Bild seines bisherigen Lebens entstehen zu lassen, wodurch die Gegenwart in einem größeren Rahmen erscheint. Durch den Blick zurück in die eigene Geschichte kann das Interesse an der eigenen Zukunft geweckt werden.

Imaginationsübung Fluss des Lebens

»Mach es dir auf deinem Stuhl so bequem wie möglich ... Nimm Verbindung mit deinem Atem auf und beginne bewusst und tiefer zu atmen ... Wenn du willst, kannst du bereits jetzt die Augen schließen und nun mit geschlossenen Augen alle Geräusche wahrnehmen, die zu hören sind ... und die zunehmend unwichtiger werden, während du mehr und mehr deinem Atem lauscht ... Diese feinen Geräusche der Luft, wenn sie durch die Nase einstreicht und wenn sie wieder hinausfließt ... mit einem eigenen Rhythmus, gleich dem Rhythmus des Meeres mit seinen Wellen, die heranspülen und sich wieder zurückziehen ... heranspülen und sich wieder zurückziehen ...

Während die Atmung tiefer und tiefer wird, gelingt es dir mehr und mehr, dich zu entspannen ... Und vielleicht spürst du schon jetzt die eine oder andere Veränderung ...

Alles was du jetzt fühlst ist in Ordnung. Dein Körper weiß genau, wie er sich immer besser entspannen kann, egal ob du diesem Vorgang bewusst Aufmerksamkeit schenkst oder nicht ...

tiefer und tiefer gleitend, weiter und weiter werdend mit jedem Atemzug ...

freier und freier von Gedanken, die zuvor noch wichtig waren ...

Und du weißt, du brauchst nichts Besonderes zu tun und nichts Besonderes zu verstehen. Folge einfach meiner Stimme, die dich auf einer Phantasiereise begleiten wird ...

Begib dich dazu in deiner Vorstellung an das Ufer eines Flusses, deines

*Flusses. Dort angekommen, nimmst du die Farbe deines Flusses wahr ...
die Bewegung der Wellen ...
Die Lichtspiegelungen ...
Den Geruch ...
Aus welcher Richtung kommt dein Fluss ... Wo fließt er hin ...?
Und während dein Blick der Richtung deines Flusses folgt ...
dort oder hier verweilt ... steigen wie von selbst in Form von Gedanken oder Bildern Erinnerungen auf, wie dein Leben bisher verlaufen ist. Zuerst noch weit weg ... dann näher kommend tauchen Erinnerungen auf: Da ist diese Szene ...
und da ist eine weitere Szene ...
und da vielleicht noch eine. Folge dabei deinem ganz eigenen Tempo ...
Und du verstehst klarer und tiefer als früher ...
Und ohne Wertung taucht die Frage auf. Wie ist mein Lebensfluss bisher verlaufen: Gemächlich oder schnell ...
Mit Stromschnellen und Klippen ...
Als schmaler Fluss oder breiter Strom ...
Mit Biegungen oder ziemlich gerade ...
Wo gab es Nebenflüsse ... wo Stauwehre ...
Was waren die Bojen, die dir den Weg wiesen ...
Wo sind die klaren Stellen und wo die trüben ...
Und du spürst die Kraft, die von ihm ausgeht, die fließt und fließt ...
Sekunde um Sekunde ...
Stunde um Stunde ...
Tag für Tag ...
Jahr für Jahr ...
Weiter und weiter ...
Deine eigene Lebensspur ...
Und neugierig folgt dein Blick wie von selbst der Richtung deines Flusses und getragen von ihm wagst du einen Blick in die Zukunft ...
Wo bringt er dich hin ...?
In welche Landschaft, die du noch nicht kennst ...?
An welche Orte und zu welchen Menschen führt er dich ...?
Was immer es ist, du entscheidest dich einfach für das Beste.
Und nun ist es Zeit zum Aufbruch. Alles, was dir wichtig ist, kannst du mit hierher nehmen in diesen Raum und in diese Zeit. Öffne nun die Augen, strecke und recke dich und sei wieder ganz hier.«*

4.3 Die Metapher vom Fluss der Zeit

Der Begriff »Time Line« umfasst ein therapeutisches Interventionskonzept, das es ermöglicht, unabhängig von einer bestimmten Therapierichtung eine Metaperspektive auf einen zeitlichen Prozess einzunehmen.

Zentrales Element ist die visuelle und räumliche Vorstellung einer Zeitachse mit Vergangenheit, Gegenwart und Zukunft, Wendepunkten und Krisen, hypothetischen Schritten auf der Zeitdimension, Löschen von Erinnerungen, Aufspüren von Ressourcen, Gewinnen von Zuversicht für zukünftige Aufgaben usw.

Im Folgenden möchte ich die verschiedenen Wurzeln dieses Konzepts vorstellen, die sich auch in unterschiedlichen Begriffen wie »Fluss der Zeit«, »Time Line«, »Zeitlinic«, »Lebensweg« bzw. »Lebensfluss« ausdrücken.

Nach der schamanistischen Vorstellung ist das Sinnbild für den Ablauf der Zeit der Fluss der Zeiten, der langsam und gemächlich in einer Schleife von links nach rechts fließt. Die Schleife des Flusses ist die unmittelbare Gegenwart, die linke Seite des Flusses ist die Vergangenheit und die rechte die Zukunft.

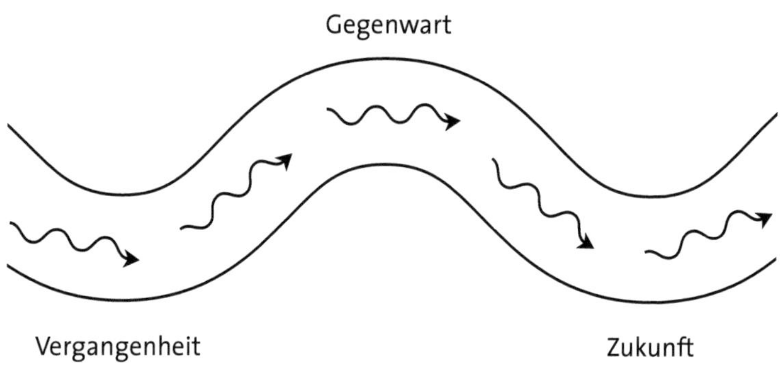

Fluss des Lebens

Alles, was jemals geschehen ist und noch geschehen wird, ist dort aufgezeichnet und gespeichert – ähnlich wie in unserem Gehirn. Denn auch wenn wir glauben, etwas längst vergessen zu haben, so wirken diese Ereignisse und Erlebnisse in uns weiter.

Auch der schamanistische Weg der Heilung ist eng mit der Metapher vom Fluss der Zeit verknüpft. Es ist eine Reise zum Fluss der Zeit, für die ein inneres Sehen unerlässlich ist:

1. Am Fluss der Zeit angelangt, bittet der Schamane seine Hilfsgeister, ihn zu der Stelle des Flusses zu geleiten, an der das zu heilende Trauma gespeichert ist. Dazu stellt er sich vor, mit ihnen über dem Fluss nach links in die Vergangenheit zu schweben.
2. Dann nimmt der Schamane auf einem hohen Felsvorsprung, der über dem Wasser aufragt, Platz und betrachtet diese Stelle. Die Wasser des Flusses klären sich, und er erkennt ein Bild. Dieses betrachtend, bittet er seine Hilfsgeister, ihm noch fehlende Erkenntnisse über die gezeigte Situation zufließen zu lassen. Das kann über innere Bilder, inneres Wissen, aber auch über Symbole oder Worte erfolgen.
3. Nachdem sich der Schamane für diese Erkenntnisse beim Universum bedankt hat, summt er leise sein persönliches Kraftlied vor sich hin und bittet die Wasser, das Bild des schmerzlichen Geschehens wegzuspülen und auszulöschen. Sind auch die letzten Reste des traumatischen Bildes weggewaschen, springt er von seinem Felsvorsprung in den Fluss, und zwar genau in die ehemals belastetete Stelle hinein.
4. Wenn alles gut verlaufen ist, wird er jetzt an dieser Stelle seines Lebensflusses eine überschäumende Freude und Liebe empfinden. Voller Freude sieht er zu, wie das nun golden schäumende Wasser dem Lauf des Flusses folgt und bald Gegenwart und Zukunft durchströmt und verändert.

Die Reise zum Fluss der Zeit bezieht sich nicht nur auf Ereignisse in der Vergangenheit, sondern auch auf zukünftige Ereignisse. So glauben Schamanen, dass es möglich sei, auch die Zukunft positiv zu verändern, wenn das Universum es gestattet.

Das Vorgehen ist beinahe dasselbe wie bei der Heilung vergangener Erlebnisse. Der Schamane schwebt in seinen Gedanken über dem Fluss der Zeit, dann wendet er den Blick nach rechts und bittet die Zukunft, auf einen bestimmten Menschen oder ein Vorhaben sehen zu dürfen. Wiederum entsteht ein flimmerndes Licht auf dem Fluss, der Schamane taucht an dieser Stelle ein und befindet sich mitten in einer Szene. Dieses Bild erfasst er mit allen Sinnen. Oft ist es gar nicht nötig, dieses Bild zu verändern, wenngleich auch das möglich ist. In den meisten Fällen verändert nämlich allein schon unser Wissen über die Zukunft dieselbe.

Die Reise zum Fluss der Zeit ist ein imaginativer Vorgang, der sowohl Elemente der Dissoziation als auch der Assoziation beinhaltet. Zahlreiche moderne Psychotherapieverfahren wie die Aktive Imagination, die Zeitlinie oder auch das Lebensflussmodell haben ihre Wurzeln in dieser jahrtausendalten Methode.

4.4 Das NLP-Modell der Zeitlinie

Ähnlich wie schon im Schamanismus spricht man im Neurolinguistischen Programmieren (NLP) von der Zeit als einer Linie, in die bestimmte Eindrücke eingeprägt sind. Sich die Zeit als Linie vorzustellen entspricht sehr stark dem westlichen, linearen Denken. Der Zeitenfluss wird dadurch seiner lebendigen Mystik beraubt und nur als gerader Strich, als Linie gesehen.

Aus dem Fluss der Zeit wird im NLP die »Time Line«, was wörtlich übersetzt »Zeitlinie« heißt. Als Begründer der Time Line gelten Robert Dilts (1993), Richard Bandler und Tad James (1994), auf den ich mich vor allem beziehe.

Dieser versteht die Time Line als die Erinnerungskodierung unseres Gehirns. Sie stellt die Art und Weise dar, wie Menschen ihre Erinnerungen, Entscheidungen und Erfahrungen kodieren und speichern. Wie sonst wüssten wir den Unterschied zwischen einer frühen Erinnerung und einem Zukunftstraum?

Über die Time Line ist es daher möglich, sowohl Zugang zu Erinnerungen als auch zu Entscheidungen und Erfahrungen zu bekommen.

Zeiterleben

In meinen Seminaren verwende ich folgende kleine Übung dazu:

»Weisen Sie mit der Hand in die Richtung im Raum, in der für Sie die Vergangenheit liegt … Als Nächstes in die Richtung, in der die Zukunft liegt.

Schließen Sie für einen Moment die Augen. Gut. Nun rufen Sie eine angenehme Erinnerung aus der Vergangenheit wach … und nehmen dabei wahr, aus welcher Richtung diese Erinnerung kam …

Und jetzt denken Sie an etwas, das in der Zukunft geschehen wird, →

oder von dem Sie annehmen, dass es in Zukunft passieren wird, und stellen Sie fest, aus welcher Richtung das auf Sie zukam. Nun zeigen Sie noch einmal auf die Zukunft und auf die Vergangenheit, damit Sie eine Vorstellung davon haben, wie Ihre Erinnerungen angeordnet sind.«

nach T. James (1994)

Die Art, wie wir Erinnerungen innerlich speichern, beeinflusst die Weise, wie wir unser Leben erleben und wie wir Zeit erleben. Nach Ted James hat jeder Mensch ein ganz persönliches Empfinden der Zeit. Und nicht nur das – auch die Anordnung der Zeit unterscheidet sich von Person zu Person zum Teil ganz erheblich.

Der »Through-Time« orientierte Mensch hat eine Time Line, die von links nach rechts oder oben nach unten oder in Form eines »V« angeordnet ist oder in irgendeiner anderen Anordnung, bei der – und dies ist das ausschlaggebende Kriterium – sich Vergangenheit, Gegenwart und Zukunft sämtlich und zu allen Zeiten vor der Person befinden, ohne dass sie den Kopf drehen muss, um sie zu sehen. Bei einer »Through-Time«-Person liegt das gesamte Zeitspektrum vor ihr.

Eine »In-Time«-Person hingegen hat einige Erinnerungen aus der Vergangenheit oder Vorstellungen von der Zukunft hinter sich, gleichgültig, wie die Time Line angeordnet ist, sodass sie ihren Kopf drehen muss, um sie zu sehen. Oder ein Teil der »Time Line« befindet sich innerhalb des Körpers.

Der »In-Time«-Typ befindet sich immer im Jetzt. Er lebt daher intensiv in der Gegenwart und erlebt dadurch Freuden und Leiden intensiver als andere Menschen. Er ist kreativ und für momentane Stimmungen empfänglich.

Ganz anders der »Through-Time«-Typ. Da er sich nicht auf oder in der Time Line befindet, hat er den Überblick, denn die Gegenwart befindet sich genau vor ihm. Er kann sich daher emotional aus dem Geschehen heraushalten und reagiert auch weniger emotional als der »In-Time«-Typ. Ein »Through-Time«-Mensch speichert seine Erinnerungen dissoziativ, d.h., er sieht sich selber in der Erinnerung, während der »In-Time«-Mensch durch seine Augen hindurchschaut, seine Erinnerungen also assoziativ speichert.

Im Schamanismus kennt man diese Unterscheidung nicht, sondern dort erlebt man sich immer auf zweierlei Art und Weise; einmal ist man

Beobachter und ein andermal direkt im Geschehen, so als ob man es gerade selbst erleben würde. Das hat einige Vorteile, auf die ich noch eingehen werde.

Die therapeutische Vorgehensweise, die als »Time-Line-Therapie« (T. James, 1994) bekannt wurde, bedient sich ebenso wie der Schamanismus der Fähigkeit des Klienten zur Aufmerksamkeitsfokussierung und Imagination. Nachdem zunächst festgestellt wird, ob die Person »In Time« oder »Through Time« ist, wird sie aufgefordert, über ihrer Time Line zu schweben.

Je nach Veränderungsziel geht die Person dann in die Vergangenheit zurück und entfernt oder verändert eine sie belastende Erinnerung. Wird die Erinnerung entfernt, wird diese mithilfe der Filmtechnik durch eine angenehmere Erinnerung ersetzt. Dieser Vorgang kann mehrmals wiederholt werden. Anschließend schwebt die Person zurück in ihre Time Line und kommt ins Jetzt zurück.

Mithilfe dieses Vorgehens werden folgende Veränderungen angestrebt:

- Beseitigung von Erinnerungen
- Veränderung von Ereignissen
- Beseitigung von negativen Gefühlen
- Auflösung von Phobien
- Programmierung der Zukunft
- Veränderung der Richtung der Time Line.

Schwerpunkt der »Time-Line-Therapie« sind also Veränderungen, die mit vergangenen Erinnerungen und zukünftigen Vorstellungen und Ereignisketten, die eine bestimmte Reihe von unerwünschten Verhaltensweisen oder inneren Zuständen hervorgerufen haben, zu tun haben. Aufgrund des ausschließlich gedanklichen Vorgehens stellt sie hohe Anforderungen an die willentliche Imaginationsfähigkeit des Klienten. Würde man dieses Vorgehen bei Paaren anwenden, käme erschwerend hinzu, dass der Therapeut dem bei jedem Partner individuell ablaufenden Prozess kaum gleichzeitig gerecht werden kann.

Da ein gemeinsamer Fokus fehlt, der die Aufmerksamkeit beider Partner bindet, individualisiert dies den therapeutischen Prozess unnötig. Ich bevorzuge daher ein Vorgehen, bei dem sich Partner und Therapeut gemeinsam an deren Time Line entlang bewegen können.

4.5 Das Lebensflussmodell als begehbare Landschaft

Das »Lebensflussmodell« geht auf Peter Nemetschek (2000), einen Familientherapeuten Erikson'scher Prägung, zurück. Es nimmt sowohl Anleihen beim NLP-Konzept der »Time Line« als auch beim schamanistischen Modell vom »Fluss der Zeit« auf und stellt eine Art Synthese dieser beiden Konzepte dar.

Bereits Mitte der Neunzigerjahre hatte ich Gelegenheit, das Lebensflussmodell in mehreren Workshops mit Peter Nemetschek kennen zu lernen.

Das Leben als Fluss zu sehen, kommt nicht von ungefähr. Wie schon erwähnt, kannte bereits der Schamanismus den Fluss der Zeiten, indem alles, was jemals geschehen ist und was noch geschehen wird, dort aufgezeichnet und gespeichert ist.

In der griechischen und kleinasiatischen Kultur wurde das Leben als Schifffahrt gesehen. Auch der Mensch der heutigen Zeit sieht das Leben als einen Fluss oder Strom an sich vorbeiziehen.

Die Metapher vom »Fluss des Lebens« impliziert ständiges Fließen; selbst im Stau sammelt sich Energie. Dazu kommt: Es fließt ständig von der Quelle unbewusste Kraft, die sowohl eigene frühere Erfahrungen als auch einen evolutionären Erfahrungsschatz beinhaltet, der Jahrtausende zurückreicht.

Wasser ist sehr flexibel, findet seinen Weg, ist stärker als Stein. Wasser steht für einsickern, aufsteigen, vermischen, absinken. Ähnlich geht es beim kreativen und intuitiven Denken zu. Ganzheitliche Lösungsprozesse sind kreative, rechtshemisphärische Vorgänge im Gegensatz zum logisch-analytischen Vorgehen unserer linken Hirnhälfte.

Zentrales Moment des Lebensflussmodells ist die Symbolisierung einer Zeitlinie – etwa der Paargeschichte mit Vergangenheit, Gegenwart und Zukunft, die durch verschieden farbige Seile im Therapieraum ausgelegt werden und mit zusätzlichen optischen Mitteln zu einer begehbaren Landschaft erweitert werden. Dabei bewegen sich Paar und Therapeut gemeinsam an der Time Line entlang. Die Gestaltungselemente:

- Die metaphorische Darstellung einer Zeitlinie mithilfe von Seilen
- Die Kombination von Raum, Zeit und Bewegung
- Die Unterteilung der Zeitlinie in Vergangenheit, Gegenwart und Zukunft

→

- Die Markierung der unmittelbaren Gegenwart und weiterer Zeitpunkte
- Die Erweiterung der Zeitlinie zu einer begehbaren Landschaft
- Die gemeinsame Bewegung von Paar und Therapeut entlang der Time Line

In der Tradition von Erickson sieht das Lebensflussmodell in der Vergangenheit vor allem eine Quelle von Erfahrungen und Erinnerungen, die dem Paar bei der Lösung seines jetzigen Problems helfen können. Angesprochen sind hier insbesondere wichtige Entwicklungs- und Wachstumsschritte, Erfahrungen mit der Bewältigung von Krisen und hieraus oder aus anderen Quellen gewonnene positive Lösungshaltungen.

Neben der Vergangenheit, Gegenwart und Zukunft sind noch drei weitere Zeitpunkte wichtig. Der erste Zeitpunkt liegt in der Gegenwart des Klienten und symbolisiert sein aktuelles Problem oder seine aktuelle Krise. Der zweite und dritte Zeitpunkt liegen in der Zukunft, wobei der zweite die Bewältigung des Problems symbolisiert, während der dritte Zeitpunkt symbolisiert, dass das Problem weit zurückliegt und man nun in aller Ruhe darauf zurückschauen kann.

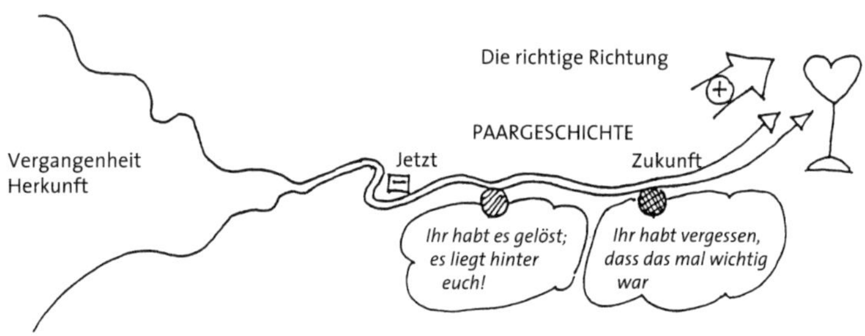

Grundmodell nach Nemetschek

Für Lebenslinien, Lebenswege oder Lebensströme metaphorisch Seile zu benutzen, hat eine lange Tradition. In unserem Unbewussten, zu dem auch die tieferen Sprachschichten gehören, scheinen Faden, Schnüre und Seile offenbar seit Urzeiten eine Metapher für Beziehungsgeschehen zu sein. In der germanischen Kultur gab es Schicksalsgöttinnen, Nornen genannt, die Lebensfäden der Erdmenschen sponnen. In der griechischen Mythologie hilft Ariadne durch einen Faden, wieder aus dem Labyrinth herauszufinden. In Märchen werden aus Brennnesselfäden Zauberhemden gestrickt, und Dornröschen spinnt mit einer Spindel gewissermaßen am eigenen Leben. Und bei Rapunzel hängt das Leben an einem seidenen Faden (Nemetschek).

Faden, Schnur, Seil werden metaphorisch aber noch in anderer Weise verwendet. Wenn wir an die Beziehung zwischen zwei Menschen denken, spüren wir sofort eine Art »seelisches Seil« zwischen ihnen. Wir knüpfen Beziehungen und lösen die Verbindung wieder. Menschen können eine starke Bindung zueinander haben oder durch ein unsichtbares Band miteinander verbunden sein. Wir spüren einen starken Zug zu jemand hin, wir werfen ein Seil, jemand zappelt am Haken, wir fühlen uns von einem Menschen gefesselt. Wir lösen eine Verbindung auf, zerschneiden das Band.

Sogar für die Beschreibung innerer Prozesse verwenden wir dieselben Bilder: es läuft wie am Schnürchen, jemand hat Nerven wie Drahtseile, wir spinnen Ideen, sind von Vorstellungen gefesselt oder fühlen uns eingeschnürt.

Im Seil schlummert eine universelle Metapher. Für die therapeutische Arbeit heißt dies vor allem: diese Metapher ist Menschen vertraut und daher sind sie auf sie ansprechbar.

Die Vorteile der Time-Line-Methode für die Paartherapie sehe ich vor allem in folgenden Punkten:

1. Die Metapher vom Fluss des Lebens ist höchst anschaulich und bietet dem Paar eine breite Projektionsfläche.
2. Das Paar stellt sich seine Time Line nicht nur in der Phantasie vor, sondern legt sie selbst entsprechend seinem inneren Bild auf dem Boden des Therapieraums aus. Dies setzt einen Prozess der Identifizierung in Gang.
3. Die räumliche Visualisierung der Time Line ermöglicht dem Paar, verschiedene Positionen einzunehmen, z. B. eine Metaperspektive auf den zeitlichen Verlauf ihrer gemeinsamen Geschichte.
4. Sowohl für das Gefühl von Sicherheit als auch für ein »Sich-in-Bewegung-Setzen« haben körperliche Prozesse eine wichtige Funktion. Sie bieten die Chance, Schulhaltungen des »Müssens« und »Sollens«

durch Haltungen des »Wollens« und »Könnens« abzulösen. Dadurch können neue Sichtweisen entstehen. Am körperlichen Ausdruck der Partner lässt sich auch erkennen, ob sich diese angenommen und sicher fühlen.

5. Durch die gemeinsame Bewegung von Therapeut und Paar an dessen Time Line besteht die Möglichkeit zu einer körperlichen und affektiven Synchronisation, was die Erlebnisqualität und Kreativität deutlich erhöhen kann (H. Schindler, 2002).
6. Durch das gemeinsame Tun wird der übliche verbale Dialog zwischen den Partnern vorübergehend unterbrochen, und die Partner erhalten Zugang zu anderen Ebenen ihres Denkens und Fühlens.

Eine Einigung unterschiedlicher Sichtweisen und Erinnerung ist nicht angestrebt und erforderlich, die fügen sich aber gar nicht selten wie bei einem Puzzle plötzlich zu einem Bild zusammen. Ansonsten bleiben Äußerungen der Partner nebeneinander stehen und finden entsprechend ihre Akzeptanz.

Auch wenn ich hauptsächlich nach dem »Lebensflussmodell« arbeite, verwende ich die Begriffe Time Line, Zeitlinie, Lebensweg und Lebensfluss inzwischen synonym.

4.6 Das praktische Vorgehen

Das Vorgehen möchte ich zunächst anhand einer Übung vorstellen, die ich in meinen Seminaren für Therapeuten und Berater verwende und die zu zweit durchgeführt wird. Eine Person übernimmt die Rolle des Klienten (A), die andere die des Therapeuten (B). B begleitet A bei den einzelnen Schritten, wobei er sich links oder rechts neben A stellt.

Übung für zwei Therapeuten

1. Bitten Sie A, sich vorzustellen, wo im Raum sich Vergangenheit und Zukunft befinden.
2. Dann fordern Sie A auf, ein Seil seiner Wahl zu nehmen, dieses entlang der gedachten Zeitlinie auf dem Boden auszulegen und sich dann dort hinzustellen, wo sich für ihn die unmittelbare Gegenwart befindet. B kann dies etwa folgendermaßen kommentieren: »Und während Sie in der Gegenwart angekommen sind, folgt Ihr Blick diesem Seil und es klärt sich für Sie wie von selbst, ob Sie damit →

einen Weg, einen Fluss oder eine Zeitlinie verknüpfen.« Wenn der Klient das Seil als Symbol für seinen Lebensfluss sieht, arbeiten Sie mit dieser Metapher weiter.

3. Markieren Sie außerhalb der Zeitlinie einen neutralen Punkt (hierfür verwende ich die Stühle), um an diesem Ort über die Erfahrungen reflektieren zu können und um in Situationen extremer Emotionen auch die Möglichkeit zur Dissoziation zu haben.
4. A soll nun das Seil so legen, wie es seinem inneren Bild entspricht. Geben Sie gegebenenfalls sparsam Anregungen zum Legen (»gerade«, »in Serpentinen«, »in Windungen«, »gemächlich«). Verwenden Sie dabei eine metaphorische Sprache.
5. Zur weiteren Veranschaulichung kann A für Abschnitte oder Ereignisse seines Lebens Symbole oder Karten auswählen und diese an die entsprechenden Stellen des Seils legen.
6. Schlage dann A vor, sich in einem entsprechenden Abstand neben seinen »Lebensfluss« zu stellen und ihn aus dieser Perspektive anzuschauen und dabei zu spüren, was er bei dessen Anblick empfindet. Er kann auch um seinen Lebensfluss herumlaufen.
7. Anschließend fordern sie A auf, an seinem Lebensfluss entlangzugehen, entweder von der Quelle aus nach vorne oder von der Zukunft aus über die Gegenwart zurück in die Vergangenheit. Sagen Sie etwa Folgendes zu A: » Lassen Sie mich wissen, ob Sie mir dabei etwas mitteilen möchten von dem, was Sie erleben oder ob Sie das lieber danach tun möchten«. Wenn A erst danach über seine Erfahrungen sprechen möchte, gehen Sie dazu aus der Time Line heraus.
8. Bitten Sie A, sich an einen Punkt in der Vergangenheit zu stellen, der mit einer angenehmen Erinnerung verknüpft ist. A soll dann so tun, als würde sich die Erinnerung im Moment ereignen. Bitten sie um eine genaue Beschreibung auf den verschiedenen Sinneskanälen.
9. Dann bitten Sie A, von dort aus nach vorne zu einem Punkt in der näheren Zukunft zu gehen, der ein Ereignis symbolisiert, das für ihn attraktiv ist. Dort angekommen, soll er sich vorstellen, dass das Ereignis jetzt stattfindet, und es so detailliert wie möglich beschreiben. A wird dann gebeten, neben seine Time Line zu treten.
10. B fragt dann A, ob es bei A in jüngster Zeit eine Krise gab, die er bereits bewältigt hat und bittet ihn, diese mit einem Symbol an der entsprechenden Stelle des Lebensflusses zu markieren. Dann gehen

Sie mit A weiter nach vorne bis zu dem Punkt, wo Ihnen dieser signalisiert, dass dieses Ereignis weit hinter ihm liegt. Dann bitten Sie ihn, sich um zudrehen, auf die markierte Krise zurückzublicken und währenddessen wahrzunehmen, was ihm jetzt zu damals für Überlegungen und Ideen kommen. Diesen Vorgang können Sie etwa durch folgende Worte unterstreichen: »Und während Sie jetzt zurückblicken auf diese kritische Situation, die längst hinter Ihnen liegt, und Sie sich inzwischen in vielerlei Hinsicht weiterentwickelt haben, wird Ihnen plötzlich deutlich, wofür diese Krise hilfreich war. Und vielleicht sehen Sie jetzt mit aller Klarheit, wie Sie es geschafft haben, sich in Bewegung zu setzen und aus dieser Krise herauszukommen.«

11. Nach einer kurzen Auswertungsrunde tauschen Sie die Rollen und führen die Übung erneut durch.

Die in dieser Übung enthaltenen methodischen Schritte umfassen:

- Das Auswählen und Legen des Seiles
- Das Markieren eines neutralen Punktes
- Das Betrachten von außen
- Das Hineingehen
- Die Kontaktaufnahme mit einer Erinnerung aus der Vergangenheit
- Die Ankerung dieser Erinnerung auf allen Sinneskanälen
- Das Vorwegnehmen eines zukünftigen Ereignisses, das ebenfalls auf allen Sinneskanälen geankert wird
- Den Blick aus der Zukunft zurück auf ein vergangenes Ereignis.

Die vorgestellten methodischen Schritte gelten auch für die Arbeit mit Paaren. Ziel ist es, Bewegung in die inneren Bilder der Partner von sich und ihrer Beziehung zu bringen.

Einschränkend muss allerdings gesagt werden, dass in der konkreten therapeutischen Arbeit nie alle in dieser Übung praktizierten Schritte gleichzeitig durchgeführt werden.

Ich werde deshalb die verschiedenen Anwendungsmöglichkeiten und technischen Schrittkombinationen einzeln vorstellen und an Fallbeispielen illustrieren.

Bevor ich auf die verschiedenen Anwendungsmöglichkeiten und Vorgehensweisen eingehen werde, möchte ich noch diejenigen Elemente erläutern, die den einzelnen Anwendungsmöglichkeiten zugrunde liegen. Diese sind: Assoziation und Dissoziation, Progression und Regression und Transformation. Assoziation bedeutet, dass man alles so noch einmal erlebt, als wenn man sich tatsächlich in der betreffenden Situation befände (Schritt 8, s. Übung S. 161). Dissoziation bedeutet, dass man sich in dem erinnerten Bild selbst von außen betrachtet und die dazugehörigen Gefühle nicht so empfindet, als befände man sich in der betreffenden Situation (Schritt 6). Von Progression spricht man z. B. bei einer Zeitreise in die Zukunft (Schritt 9), von Regression bei einem Zurückgehen in die Kindheit (Schritt 7).

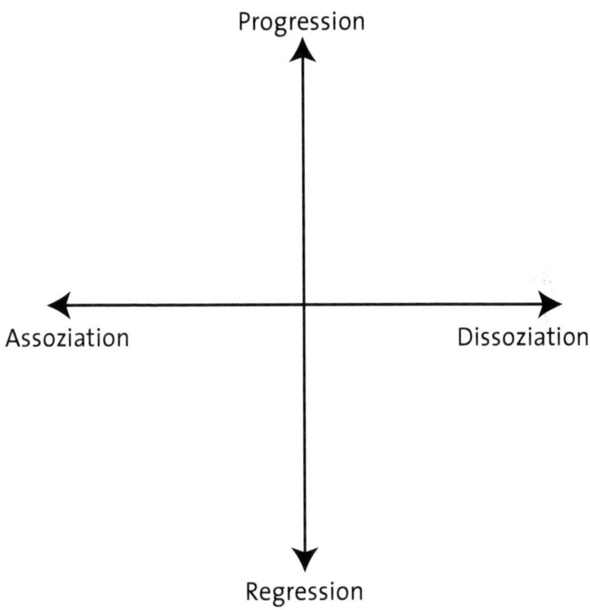

Gestaltungselemente Time Line

Gelingt es, Bewegung in die Bilder der Klienten von sich und ihrer Beziehung zu bringen und entsteht dadurch eine Re-, Neu- oder Umkonstruktion dieser Bilder, kommt es zur Transformation.

Die Arbeit nach dem Lebensflussmodell entspricht daher über weite Teile einer »Trance mit offenen Augen« (Nemetschek, 2000). Innerhalb dieses Wachzustandes treten einzelne oder mehrere hypnotische Phänomene auf wie:

- Eingeschränkte Aufmerksamkeit; beispielsweise hört man nur noch die Stimme des Therapeuten
- Innere Bilder treten lebendiger vor Augen und werden wörtlich genommen
- Das Denken erfolgt assoziativ, ohne sich um Logik zu kümmern
- Gefühle sind leichter zu spüren
- Die Ordnung der Zeit ist aufgehoben
- Gefühle sind leichter spürbar
- Die Grenze zwischen Fantasie und Realität wird durchlässiger
- Der Muskeltonus lässt nach
- Das Herz schlägt langsamer
- Der Atem geht ruhiger
- Man überlässt sich mehr der Führung durch das Unbewusste.

4.7 Die Rolle des Therapeuten

Auf die Rolle des Therapeuten wurde bereits ansatzweise eingegangen. Dies soll jetzt genauer ausgeführt werden. Seine Rolle bei der Time-Line-Methode besteht aus sechs miteinander zusammenhängenden Funktionen, die ich im Folgenden ausführlicher schildern werde.

Die erste Funktion besteht darin, die metaphorische Arbeit mit der Time Line zu initiieren. Paare kommen nicht mit dem Anliegen in die Therapie, ihre Time Line zu legen. Auch wenn Metaphern wie die vom »Lebensweg« oder »Fluss des Lebens« etwas Vertrautes darstellen, ist dem Paar der Umgang damit zunächst fremd. Dieses Initiieren besteht aus mehreren Schritten:

- einer verbalen Einführung, die möglichst einfach und plausibel ausfallen soll
- dem Aufstehen des Therapeuten, womit er den Startschuss zum Handeln gibt
- dem Annoncieren und Auswählen der Seile durch die Partner.

Beispiele für die verbale Initiierung werden in den Fallbeispielen vorgestellt.

Die Initiierungsphase ist dann abgeschlossen, wenn jeder Partner ein von ihm ausgewähltes Seil in seinen Händen hält. Körpersprachlich haben sie damit ihre Zustimmung signalisiert.

Zweitens bewegt sich der Therapeut aktiv mit dem Paar durch dessen Vergangenheit, Gegenwart und Zukunft. Durch die aktive Begleitung des Therapeuten ist er Seite an Seite mit ihnen, was zum einen die Bewegung des Paares verstärkt, zum anderen ihnen die notwendige Sicherheit verleiht, sich auf neue Erfahrungen einzulassen.

Bei der gemeinsamen Bewegung an der Time Line achtet der Therapeut darauf, dass er immer neben dem Partner steht oder, wenn sich das Paar zusammen bewegt, hinter ihm steht, nicht aber vor dem Paar. Damit würde er mit seiner Körperhaltung ihre Bewegungsrichtung nach vorne blockieren.

Neben oder hinter dem Paar zu stehen kann auch bedeuten, den oder die Partner körperlich zu berühren, um durch diese Berührung Mut zu machen, Halt zu geben, zu trösten oder einfach den Kontakt zu sichern. Durch die körperliche Berührung ist es dem Therapeuten besser möglich, das Erleben von jedem Partner nachzuempfinden oder intuitiv herauszuspüren, was jetzt der nächste kleine Schritt sein könnte.

Die dritte Funktion besteht darin, dass der Therapeut einen komplexen zeitlichen und seelischen Prozess in einzelne symbolische Schritte und Aufmerksamkeitspunkte gliedert und das Paar hierbei begleitet. Die Steuerung des Prozesses ist gerade bei der Time-Line-Methode eminent wichtig, damit dieser nicht chaotisch abläuft.

Viertens achtet der Therapeut aufmerksam auf die para- und nonverbalen Signale der Partner. An diesen kann er zum einen erkennen, ob sich diese angenommen und sicher fühlen, zum anderen ob Hinweise vorliegen, dass die Partner von negativen oder traumatischen Erinnerungen überwältigt zu werden drohen, die eine Beruhigung oder ein Heraustreten aus der Time Line erforderlich machen.

Wenn der Therapeut alternative Emotionen der Partner schon im Ansatz erkennt, etwa an der Mimik oder anderen Anzeichen, kann er diese unmittelbar für neue Bewegungen an der Time Line nutzen.

Seine fünfte Funktion beinhaltet, den Prozess, den er initiiert hat, auch abzurunden. Dies umfasst sowohl einen zeitlichen als auch einen gefühlsmäßigen Aspekt. Der zeitliche Aspekt besteht darin, vorab zu planen, was in der vorhandenen Zeit realistischerweise an Time-Line-Arbeit möglich ist. Für eine komplexere Time-Line-Arbeit wie z. B. eine Familienrekonstruktion von beiden Partnern braucht es zwei Stunden, für eine kürzere reicht auch die normale Sitzungsdauer. Ganz ungünstig ist es, mitten in der Time-Line-Arbeit abbrechen zu müssen.

Der gefühlsmäßige Aspekt besteht in der emotionalen Abrundung der Situation. Bevor man auseinander geht, sollte jeder die Gelegenheit haben zu sagen, was er mitnimmt, mit welchem Gefühl er jetzt die Stunde beendet und was noch offen ist – der Therapeut eingeschlossen. Inhaltlich kann es jetzt darum gehen zu überlegen, ob und wie ein Transfer in den Alltag aussehen könnte.

Die sechste Funktion besteht darin, den Transfer zum Alltag des Paares herzustellen. Auch wenn es therapeutisch gewollt ist, die Partner mithilfe dieser Methode in einen erlebnisintensiven Prozess zu führen, ist dies kein Selbstzweck. In der Paartherapie dient diese Methode letztlich dazu, dass die Partner wieder in Bewegung kommen .

Der Transfer in den Alltag ergibt sich oft direkt aus den metaphorischen Lösungsmöglichkeiten, die während der Arbeit mit der Time Line entstehen. Dies kann zum einen heißen, dass der Therapeut diese am Ende der Sitzung noch einmal anspricht und das Paar bittet, zu Hause darauf zu achten, was sich davon im Alltag zeigt; zum anderen können sich auch direkte Verhaltens- oder Einstellungsimpulse ergeben, die das Paar dann zu Hause weiterführt. Dabei empfiehlt sich, dass sich die Partner einander nicht genau sagen, welche der aufgetauchten neuen Möglichkeiten sie tatsächlich umsetzen werden. Das macht das Ganze nicht nur spannend, sondern verhindert auch, dass sich die Partner gegenseitig zu sehr unter Erfolgsdruck setzen.

4.8 Anwendungsmöglichkeiten

Die Time-Line-Methode kann in der Paartherapie an ganz unterschiedlichen Punkten des therapeutischen Prozesses und mit ganz unterschiedlichen Zielsetzungen eingesetzt werden. Es kann ziemlich am Anfang der Therapie sein, wenn der Therapeut das Gefühl hat oder Hinweise bekommt, dass das aktuelle Problem des Paares viel mit seiner gemeinsamen Geschichte zu tun hat (Paargeschichte). Die Veranschaulichung der Paargeschichte durch die Partner kann allein schon veränderungswirksam sein.

Es kann auch in einer fortgeschritteneren Therapiephase sein, wenn sich z. B. herausstellt, dass Verletzungen, die sich die Partner zugefügt haben, ein Aufeinanderzugehen verhindern (symbolische Vergangenheitsbewältigung). Mit der Methode der Time Line lassen sich auch ganz unmittelbar Ressourcen ermitteln und für erste Bewegungen des Paares nutzen (Ressourcenarbeit). Auch die Entwicklung eines Zukunftsszenarios des Paares kann mit dieser Methode gestaltet werden (Blick in die Zukunft). Bei Paaren, die nicht wissen, ob sie zusammenbleiben oder sich trennen wollen, können beide Möglichkeiten durch Entlanggehen an der Time Line durchgespielt und erlebt werden.

Im Sinne der Familienrekonstruktion kann die Time Line die Partner auf anschauliche Weise zu ihren Wurzeln zurückführen (unsere Wurzeln).

Wichtigstes Requisit zur Veranschaulichung und Symbolisierung von Zeitlinien sind verschiedenfarbige Seile von – je nach Größe des Raumes – drei bis fünf Meter Länge, wie sie in Sportgeschäften und gut sortierten Baumärkten zu kaufen sind. Wichtig ist, dass sie aus einem Material sind, das man gerne anfasst. Zehn verschiedenfarbige Seile dürfen in der Regel ausreichen. Diese kann man z. B. gut sichtbar an einen Handtuchhalter hängen, wie man sie aus der Badezimmereinrichtung kennt.

Weiterhin ist eine Auswahl von Postkarten mit Bild- oder Textmotiven sinnvoll. Thematisch eignen sich hier vor allem Gesichter, Wegdarstellungen, Lebenssymbole und Paardarstellungen. Diese kann man ebenfalls gut zugänglich in Karteikästen aufbewahren. Ich habe im Laufe der Jahre ungefähr hundert solcher Postkarten gesammelt und thematisch geordnet.

Mithilfe solcher Postkarten können die Partner sehr rasch wichtige Ereignisse oder Befindlichkeiten markieren und einander mitteilen.

Postkarten lassen sich vor allem zur Darstellung folgender Aspekte verwenden:

- Für den Anfang der Beziehung
- Für wichtige Abschnitte oder Ereignisse in der Paargeschichte
- Für das gegenwärtige Problem/die gegenwärtige Krise
- Für persönliche Ressourcen
- Für das Wunschbild

Selbstverständlich müssen sich die Partner dabei nicht auf eine Karte einigen.

Eine dritte Möglichkeit zur Gestaltung der Time Line sind Symbole. Angefangen von typischen Symbolen wie Herzen bis hin zu mehr spezifischen Symbolen wie z. B. ein Schwamm, ein Magnet, Tierpuppen wie

z. B. ein Vogelnest mit kleinen Vögeln und den dazugehörigen »Eltern«. Sehr gut eignen sich auch helle und dunkle Steine, mit denen z. B. gute und schlechte Zeiten symbolisiert werden können. Der Kreativität und Phantasie des Therapeuten sind hierbei keine Grenzen gesetzt.

Da es selbst bei einer guten Auswahl an Postkarten sein kann, dass ein Partner nicht die für ihn passende findet, kann er stattdessen eine farbige Blankokarte verwenden. Diese beschriftet er dann selbst oder legt sie unbeschriftet an der Time Line ab, reicht es doch völlig aus, wenn er ihre Bedeutung kennt.

4.9 »In Bewegung kommen«

Wie schon erwähnt, kann die Time-Line-Methode ganz zu Anfang einer Paartherapie – d. h. im ersten oder zweiten Paargespräch – eingesetzt werden. Dies kann zum Beispiel der Fall sein, wenn es dem Paar schwer fällt, seine Probleme auf direktem Weg anzugehen, Ziele zu formulieren oder es von seinen Problemen gänzlich absorbiert ist. Hier dient die Time-Line-Methode vor allem der Mobilisierung des Paares.

Dazu stehe ich etwa nach der Hälfte der Sitzung auf, nehme einige Seile in die Hand und bitte die Partner, eins davon für sich auszuwählen.

Dabei sage ich sinngemäß: »Wenn jedes dieser Seile einen Lebensweg oder Lebensfluss darstellt, welches ist dann Ihr Seil?« Dann lege ich rasch und in groben Zügen die Time Line des Paares ausgehend von der Geburt über die Vergangenheit zur Gegenwart fließend und in die Zukunft verlängert.

Als Standardsatz gilt: »Können wir uns darauf verständigen, dass hier die Vergangenheit, dort die Zukunft und dazwischen die Gegenwart ist? Meistens erfolgt darauf ein Nicken. »Und hier sind Sie geboren und hier Sie. Und hier etwa haben sich Ihre Lebensströme angenähert und beschlossen, dass es mehr Spaß macht zusammen weiter zu fließen.«

Dann symbolisiere ich die momentane Situation des Paares durch eine Schleife und einen Stein, sodass sich der Lebensfluss »staut«. Je nachdem, wie ich die aktuelle Situation des Paares erlebe, mache ich die Schleife größer oder kleiner.

Der Standardsatz lautet dann: »Und hier ist die Stelle, an der Sie im Moment sind und von der Sie das Gefühl haben, Sie sind vom Kurs abgekommen und die Dinge gehen eher rückwärts als vorwärts. (Idealerweise greift der Therapeut hier auf Äußerungen des Paares zurück.) Und ich gehe davon aus, dass Sie beide hier sitzen, um um diese Kurve herumzukommen, und wieder das Gefühl genießen können, dass Sie wieder im Fluss sind. Und irgendwo hier ist der Punkt, der Ihnen sagen wird, dass Sie es geschafft haben.«

Mit den Informationen, die ich von dem Paar schon habe, ergänze ich die Time Line. Hat das Paar z.B. Kinder, kann man als Therapeut diese durch ein eigenes Seil oder einige Holzfiguren oder Stofftiere symbolisieren. Ereignisse, die mir erzählt wurden, werden mit farbigen Blankokarten angedeutet.

Dann fordere ich das Paar auf, sich an der Schleife in die Time Line zu stellen und für einen Moment zu spüren, was jetzt mit ihm passiert, und dann einen mutigen Schritt nach vorne hinter das Problem zu machen.

Dies wird von mir folgendermaßen kommentiert: »Und Sie machen jetzt einfach diesen Schritt nach vorn und lassen Ihr Problem hinter sich, auch wenn Sie und ich nicht wissen, wie Sie das tatsächlich schaffen werden. Und schon sind Sie dort angekommen!«

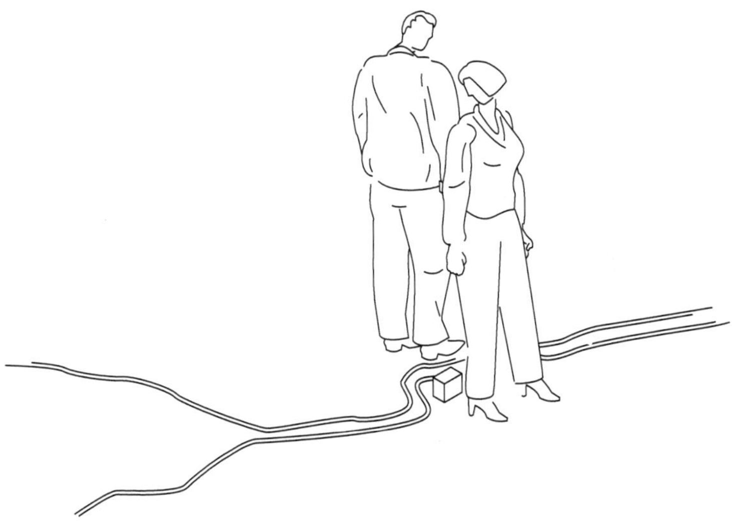

Bild 10: In Bewegung kommen

Dann bitte ich das Paar, sich kurz umzudrehen und sich zu vergewissern, dass das Problem hinter ihnen liegt. Dann werden sie aufgefordert wahrzunehmen, was sich jetzt zwischen ihnen und bei jedem selbst verändert hat. Das soll dann konkret beschrieben werden. Als Standardsätze gelten: »Spüren Sie jetzt nach, was bei jedem von Ihnen oder auch zwischen Ihnen anders ist. Beobachten Sie sehr aufmerksam und teilen Sie mir Ihre Wahrnehmungen dann mit.« Oder einfacher: »Was ist jetzt anders?« Um sich besser auf ihre Empfindungen konzentrieren zu können, kann man den Partnern vorschlagen, die Augen geschlossen zu halten.

Bei den Schilderungen der Partner ist darauf zu achten, dass diese in der Gegenwart erfolgen. Wenn ein Partner z. B. sagt, »ich würde dann meiner Frau mehr Interesse entgegenbringen«, korrigiert der Therapeut diese Äußerung dahingehend, dass er ihn fragt, was er sich im Moment konkret tun sieht.

Am Ende kann dem Paar folgende Intervention gegeben werden, die ursprünglich von Kaiser Rekkas (1998) stammt und von mir für die Paartherapie verändert wurde:

»Und während Sie noch einige Momente diese neuen Erfahrungen genießen, wägen Sie ab, welche kleine Veränderung morgen oder in den nächsten Tagen tatsächlich eintreten könnte – ohne dies jetzt Ihrem Partner mitzuteilen. Und messen Sie dieser Möglichkeit eine prozentuale Wahrscheinlichkeit bei – ebenfalls ohne dies jetzt mitzuteilen. Am nächsten Abend beurteilt jeder ganz wertfrei, ob seine Einschätzung gestimmt hat.«

Danach werden die Partner aufgefordert, aus ihrer Time Line herauszutreten und die Seile und sonstigen Materialien wieder zurückzulegen. Anschließend wird die Sitzung beendet.

Bei diesem Vorgehen wird die Phantasietätigkeit der Partner besonders deutlich. Bei reicher Vorstellungskraft kann der Therapeut davon ausgehen, dass die Partner ihre Lösungsideen umsetzen werden. Partner, die sich nur wenig gedanklich in das neue Szenario versetzen, geben dem Therapeuten einen Gradmesser, wie viel er auf diesem Weg erreichen kann.

4.10 Fallbeispiel Paargeschichte

Mithilfe der Time-Line-Methode kann mit relativ einfachen Mitteln die Geschichte eines Paares lebendig werden und darüber z. B. zu einem tieferen Verständnis beitragen, was ich an folgendem Fallbeispiel darstellen möchte.

> Das Ehepaar ist Anfang sechzig. Der Ehemann war beruflich recht erfolgreich und freut sich nun auf die Pensionierung. Er ist amerikanischer Nationalität, seine Frau ist Deutsche. Beide sind seit fünfunddreißig Jahren verheiratet und haben vier erwachsene Kinder. Dem Paar gehört ein Haus in Italien, das als Alterssitz geplant war. Als die Frau für den Mann überraschend erklärt, dass sie nicht in Italien leben wolle, kommt es zu einer Krise, auf die der Ehemann mit psychosomatischen Beschwerden reagiert. Sein Arzt empfiehlt eine Paartherapie.
>
> Zu Beginn der zweiten Stunde schlage ich beiden vor, gemeinsam ihre Paargeschichte anzuschauen. Dies kann durch folgende Formulierungen erfolgen:
>
> »Ich schlage für die heutige Stunde vor, dass wir uns zusammen ihre Geschichte als Paar anschauen – ich meine das wörtlich. Man kann nämlich mithilfe dieser Seile recht gut den zeitlichen Verlauf der eigenen wie auch der gemeinsamen Geschichte darstellen. Vielleicht finden sich dadurch Hinweise zum Verständnis Ihrer momentanen Krise, oder Sie stoßen auf wichtige Erfahrungen, die Sie nutzen können.«
>
> Oder auch:
>
> »Ich würde gerne die heutige Sitzung dafür nutzen, mit Ihrer Hilfe Rückschau zu halten auf Ereignisse, Einflüsse, Erfahrungen, Begegnungen und Begebenheiten, die Sie beide beeinflusst haben und noch beeinflussen.«
>
> Dann erfolgt die weitere Begleitung:
>
> »Sie brauchen hierfür nichts anderes zu tun, als aufzustehen, jeweils ein Seil auszuwählen und sich darauf zu einigen, wo sich hier im Raum Vergangenheit und wo sich Zukunft befindet …
>
> (Therapeut und Paar stehen jetzt in der Vergangenheit an der »Quelle des Flusses« und schauen Richtung Zukunft.)
>
> Dann legen Sie Ihr Seil beginnend mit Ihrer Geburt und dann weiter in die von Ihnen festgelegte Richtung … Wie ist Ihr Leben verlaufen, als sie sich noch nicht kannten? Eher ruhig und geradlinig oder eher aufregend und stürmisch … Oder ganz anders …?

Und dann haben Sie sich kennen gelernt, sind sich näher gekommen. Was passiert jetzt mit den Seilen? ... Was hat ihre Aufmerksamkeit besonders gefangen genommen? Warum haben Sie ausgerechnet diesen Menschen geheiratet?

Und nun sind wir schon bei Ihrer gemeinsamen Geschichte angelangt. Wie läuft diese vor Ihrem inneren Auge ab, stellen Sie das dar ... Vielleicht sind Sie sich hierbei nicht ganz einig ... Sie müssen sich nicht einigen, jeder hat seine Sicht ...

Und jetzt sind Sie vermutlich in der unmittelbaren Gegenwart angelangt ... Stellen Sie auch die nähere und weitere Zukunft dar! Wenn das Seil nicht reicht, nehmen Sie eines in Ihrer Farbe und verlängern Sie es ...«

Die Partner haben inzwischen ihre Seile auf dem Boden ausgelegt – in einer fast geraden Linie und relativ dicht beieinander –, und nun können die weiteren Schritte erfolgen, die schwerpunktmäßig der Veranschaulichung der Paargeschichte dienen.

Der Therapeut bittet das Paar, sich ein Symbol für die jetzige kritische Situation auszusuchen und dieses in der Gegenwart in die Time Line zu legen. Auch hier erfolgt wiederum der Hinweis, dass es sich auf ein Symbol einigen kann, jedoch nicht muss.

Der Ehemann wählt ein kleines Segelschiff, die Ehefrau einen Zaun, der aus dem Szeno stammt.

Daraufhin werden die Partner gebeten, eine oder mehrere Karten auszuwählen, die für den Anfang ihrer Liebe stehen, und diese dann an der entsprechenden Stelle in die Time Line zu legen.

Der Mann wählt zielstrebig eine Schwarz-Weiß-Fotografie aus, die einen großen Mann mit einer kleinen Frau darstellt, die sich an ihn anlehnt. Die Frau wählt eine Karte aus, auf der ein Herz abgebildet ist, das aus vielen kleinen Nudeln besteht.

Der Therapeut fordert die Partner auf, sich neben ihre Karten zu stellen. Das Paar steht sich jetzt gegenüber. Es soll sich jetzt mitteilen, welche Bedeutung die Karte hat. Die Frau sagt, dass er sich voller Liebe von Anfang an um sie gekümmert habe, was ihr zuvor noch nie passiert war. Der Mann bekommt feuchte Augen. Zu seiner Karte sagt er: Sie hatte was von einem jungen Mädchen, und das fand ich so anziehend. Ich wollte, dass sie glücklich ist. Auch die Frau hat nun Tränen in den Augen. Beide drücken für einen Moment die Hand des anderen.

Als Nächstes wird das Paar gebeten, von seinem jetzigen Standort nach

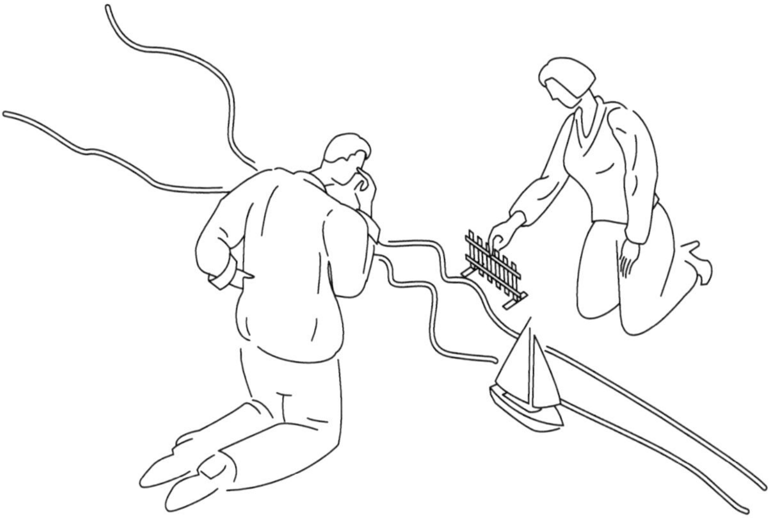

Bild 11: Time-Line-Paargeschichte

vorne auf den weiteren Verlauf seiner Geschichte zu schauen. Dabei lautet die Standardfrage des Therapeuten: »An welche bedeutsamen Ereignisse erinnern Sie sich jetzt gerade?« Das Paar wird dann gebeten, diese Ereignisse mit runden Blankokarten zeitlich zu markieren.
Gemeinsam legen sie dann Karten für die Geburt ihrer Kinder, für Umzüge, Hauskauf, Auslandsaufenthalt des Mannes, Anschaffung des Alterssitzes, Auszug der Kinder, Tod der Eltern und einer Schwester der Frau. Es wird eine große Fülle deutlich, die beide auch so empfinden.

Ist es wichtig, zusätzlich einen Eindruck zu bekommen, welche Ereignisse als positiv und welche als negativ erinnert werden, kann der Therapeut die Partner bitten, diese z. B. durch helle und dunkle Steine zu markieren.

Nachdem das Paar die ihnen spontan erinnerten Ereignisse in der zeitlichen Reihenfolge in die Time Line gelegt haben, wird ihnen vorgeschlagen, jetzt durch ihre gemeinsame Geschichte zu laufen – entweder von der Gegenwart zurück oder von der Vergangenheit nach vorn – und nichts zu tun, außer wahrzunehmen, was sie dabei erleben.

Beide starten in der Vergangenheit und bewegen sich schrittweise nach vorne. Dabei werden sie vom Therapeuten begleitet, der darauf achtet, dass dieser Teil nicht zu schnell erfolgt. Er kann das Paar auch bitten, diesen Vorgang zwei oder dreimal zu wiederholen oder in umgekehrter Richtung.

Danach wird das Paar aufgefordert, auf seinen Stühlen neben der Time Line Platz zu nehmen und sich mitzuteilen, was der Gang durch die Geschichte seiner Beziehung ausgelöst hat.

Die Ehefrau schildert, dass sie sich zunächst sehr gut fühlte. Mit jedem weiteren Schritt nach vorne habe sie sich schwerer gefühlt, so als ob sie Blei an den Füßen habe. Sie habe auch einen aufkommenden Ärger gespürt. Der Mann sagt, dass er bis fast zum Schluss ein sehr gutes Gefühl gehabt habe. Dann habe er plötzlich eine Angst gespürt, an den Händen angefangen zu schwitzen und gedacht, dass seine ganze Anstrengung umsonst war.

Während Therapeut und Paar weiter auf seine gemeinsame Geschichte schauen, geht das Gespräch weiter. Die Frau sagt zum Mann, dass ihr jetzt bewusst sei, wie anstrengend die gemeinsamen Jahre waren und dass die meiste Energie in äußere Dinge und die Kinder gegangen sei. Sie habe ihre Erschöpfung auch nicht zugelassen und »du hast dich dafür auch nicht interessiert«.

Der Mann ist betroffen und versucht sich zu verteidigen. Der Therapeut berührt den Mann an seiner Schulter, zeigt auf die vielen Karten und sagt: »Sie haben wirklich viel geschafft!«

Dann bittet er die Partner aufzustehen und sich zu ihren Karten zu stellen. Beide stehen sich jetzt gegenüber. Dem Ehemann schlägt er vor, seiner Frau zu sagen: »Es tut mir Leid, dass ich dich übergangen habe.« Der Mann wiederholt die Äußerung des Therapeuten. Die Frau antwortet: »Es tut mir gut, dass du mir das sagst.« Anschließend schlägt er der Frau vor zu sagen: »Ich habe gerne genommen, was ich von dir bekommen habe, es war eine ganze Menge!« Auch sie wiederholt die Satzvorgabe des Therapeuten. Beide umarmen sich.

Nach diesem kurzen aber intensiven Dialog bittet der Therapeut die beiden, dass sie sich dorthin stellen, wo sie mit Symbolen ihre aktuelle Krise markiert haben. Dort sollen sie spüren, wie es ihnen jetzt geht, und wenn möglich ihr Gefühl sprachlich ausdrücken. Nach einem Innehalten sagt die Frau zu ihrem Mann: »Lass mir Zeit!« Der Mann sagt: »Ich kann warten.« Danach wird die Sitzung beendet.

Das therapeutische Vorgehen innerhalb der Time Line basierte in diesem Fall darauf, einen klaren Unterschied hinsichtlich der emotionalen Bewertung zwischen der Vergangenheit des Paares und der Gegenwart und der Zukunft zu machen. Während die Vergangenheit sehr stark durch familiäre und berufliche Verpflichtungen bestimmt und der Mann dabei sehr bestimmend war, signalisiert die Ehefrau durch ihr Nein in der Gegenwart, dass sie zukünftig gern andere Prioritäten setzen möchte. Indem beide noch einmal zurückblickten, wurden sie freier und versöhnlicher in der Gegenwart und für die Zukunft. Für den Ehemann bedeutet dies die Chance, einmal selbst innezuhalten. In welche Richtung dieses Innehalten geht, ist zunächst offen: an seinen Plänen weiter festhalten, von ihnen Abschied nehmen, Kompromisse eingehen oder sich von Ideen seiner Frau »anstecken« zu lassen. Seine Frau wiederum muss nicht länger auf die Bremse treten, um einen »Zug zum Halten« zu bringen, sondern kann ihrerseits freier entscheiden, ob und wie sie sich ihrem Mann anschließen will. Kann sich keiner der Partner mit seiner Position »durchsetzen«, kann daraus ein dritter Weg entstehen, der zuvor noch gar nicht im Blick war.

Geht es bei der Time Line eines Paares um die Entwicklung klarer Unterschiede hinsichtlich der emotionalen Bewertung zwischen verschiedenen Erlebnissen in der Vergangenheit und auch zwischen Vergangenheit, Gegenwart und Zukunft, können hierfür insbesondere zwei Techniken eingesetzt werden, die sich gut miteinander kombinieren lassen: zum einen die Partner aufzufordern, sich an der Time Line an die entsprechenden Erlebnisse oder Zeitabschnitte zu stellen und wahrzunehmen, was sie dabei erleben, zum anderen diesen Prozess im Sinne von »Lösungsschritten« durch Satzvorgaben zu strukturieren. Auf die Verwendung von Satzvorgaben werde ich noch eingehen.

Fallbeispiel

In dem nächsten Fallbeispiel besteht das therapeutische Ziel darin, mithilfe der Time-Line-Methode für die Partner wieder einen Zugang zu besseren Zeiten ihrer Partnerschaft herzustellen und dadurch eine Relativierung der Gegenwart einzuleiten.

Das Paar kommt in die Therapie, weil sich die Frau nicht mehr zu helfen weiß. Ihr wesentlich älterer Mann macht ihr bittere Vorwürfe, dass sie sich nicht genügend um ihn kümmere. Dieser hat schwere gesundheitliche

Probleme, wodurch er das Haus nur noch selten verlassen kann. Die agile Ehefrau ist berufstätig, möchte aber möglichst bald in die Altersteilzeit gehen. Das Paar ist kinderlos.

Zur Rechtfertigung seines Verhaltens gibt der Mann an, dass er sich im umgekehrten Fall voll und ganz um seine Frau kümmern würde. Das Gespräch zwischen den beiden ist festgefahren: Die Frau hat einerseits Mitgefühl mit ihm und auch Schuldgefühle, andererseits findet sie seinen Anspruch, dass sie sich für ihn aufopfern soll, zu hoch. Darauf reagiert er mit Wut und mit immer heftigeren Vorwürfen. Das durch die Krankheit eh schon belastete Zusammenleben wird so immer unerträglicher. Trotzdem möchte die Frau ihren Mann nicht verlassen.

Der Therapeut bittet sie, sich im Therapieraum umzuschauen und einen Gegenstand auszuwählen, der in Beziehung steht zu ihrer aktuellen Paarsituation. Der Mann wählt einen Kaleidoskopstab aus, die Frau zwei Symbole – einen Magneten und eine bunte Karte. Der Kaleidoskopstab steht dafür, dass ihm jetzt vor allem seine Erinnerungen bleiben. Die Frau hat einen Magneten ausgewählt für die Bindung, die sie zu ihrem Mann hat. Die Karte steht für ihren Wunsch, noch viel zu erleben. Die Symbole legen sie nun an die Time Line. Beide werden dann gebeten, die guten Zeiten ihrer Partnerschaft mit hellen Steinen und entsprechende Ereignisse mit Karten zu markieren.

Im Anschluss daran bittet der Therapeut das Paar, sich die Time Line in ihrer gesamten Länge und mit allen Steinen und Karten in aller Ruhe von außen anzuschauen. Danach sollen beide einander sagen, was sie dabei empfinden. Ihnen wird bewusst, wie viel sie schon zusammen erlebt haben. Sie können auf eine erfüllte Zeit zurückblicken. Dann werden sie gebeten, die zurückliegende Zeit in Abschnitte einzuteilen.

Indem das Paar den gesamten zeitlichen Verlauf vor Augen hat, wird ihm deutlich, dass die gemeinsame Vergangenheit darin viel mehr Raum einnimmt als die aktuelle Gegenwart, unter der es leidet. Diese Wahrnehmung führt zu einer ersten Relativierung der Bedeutung der Gegenwart. Beide erhalten Zugang dazu, dass sie die längste Zeit von großen Problemen verschont blieben und dass sie es bis auf die letzten Jahre gut miteinander hatten.

Der anschließende Gang entlang ihrer Time Line – das Durchschreiten ihrer Paargeschichte bringen beiden folgende Erinnerungen ins Bewusstsein zurück:

1 Die Ehefrau fühlte sich viele Jahre in ihren beruflichen Plänen und ihrem beruflichen Engagement sehr von ihrem Mann unterstützt und in ihren Entscheidungen bestärkt. Sie profitierte von den Erfahrungen ihres Mannes.
2 Der Ehemann fühlte sich durch die Vitalität seiner Frau belebt und genoss dies über viele Jahre, auch wenn es ihm manchmal zu viel war.
3 Beide hatten viele Jahre lang regelmäßig interessante Reisen unternommen, an die sie sich gerne erinnerten.
4 Beide teilten viele Interessen miteinander.
5 Beiden ist ihr christlicher Glaube wichtig.
6 Beide haben sich ein schönes Zuhause geschaffen.
7 Beide haben sich nie Vorwürfe gemacht, keine Kinder zu haben.
8 Beide haben einander immer vertraut und sind darin nicht enttäuscht worden.
9 Beide haben sich immer auch viel Freiheit eingeräumt.

Der sich anbahnende Perspektivenwechsel kann nun durch hypothetische Fragen weiter verstärkt werden: »Angenommen, Sie würden dem, was jetzt so offensichtlich geworden ist – dieser langen guten und fruchtbaren Zeit miteinander – mehr Raum einräumen, was würde sich dadurch ändern …? Und was würde das wiederum möglich machen …?« Damit das Paar ganz in diese Fragen hineingeht, kann man ihm vorschlagen, die Augen zu schließen und die Vorstellungen wie in einem Film jetzt ablaufen zu lassen. Dies kann folgendermaßen eingeleitet werden: »Und jetzt, wo Sie sich wieder Zugang verschafft haben zu den vielen guten gemeinsamen Jahren, werden Sie wieder offener für die Gegenwart. Und es mag sich jetzt ein Gedanke oder eine Idee breit machen, wie Sie das, was Sie jetzt wissen, in Ihr Erleben in Ihrer Gegenwart einbauen, sodass auch diese beginnt, sich zu verändern! Lassen Sie sich dafür Zeit.« Anschließend können die Partner darüber sprechen, was sie in ihrer Vorstellung erlebt haben.
Die Stunde führte zu einem deutlichen Stimmungswechsel des Paares, der auch in den folgenden Sitzungen anhielt.

Zur Begleitung eines Paares durch seine Paargeschichte können folgende Fragen dienen (Schindler, Hahlweg, Revenstorf):

1. Wie haben Sie beide sich kennen gelernt und wie sind Sie dann zusammengekommen?
2. Gab es etwas an Ihrem Partner, was Ihre Aufmerksamkeit besonders gefangen nahm?
   Was waren Ihre ersten Eindrücke voneinander?
3. Was wissen Sie noch aus der Zeit, als Sie zuerst miteinander ausgingen?
   Wie lange kannten Sie einander, ehe Sie heirateten?
   Was wissen Sie noch aus dieser Zeit?
4. Warum wollten Sie unter allen Menschen ausgerechnet diesen heiraten?
   Wie leicht oder wie schwer war die Entscheidung?
   Hatten Sie Flitterwochen? Woran erinnern Sie sich?
5. Was wissen Sie noch von dem ersten Ehejahr?
   Gab es irgendwelche Anpassungen, die Sie vornehmen mussten?
6. Wie war das, als Sie Eltern wurden?
   Was hat sich dadurch für Ihre Partnerschaft verändert?
7. Wenn Sie auf die vergangenen Jahre zurückblicken, welche Momente erinnern Sie dann als die wirklich glücklichen Zeiten Ihrer Ehe?
   Was bedeutet eine gute Zeit für Sie als Paar? Hat sich das über die Jahre hin verändert?
8. Wenn Sie auf die vergangenen Jahre zurückblicken, welche Momente erinnern Sie dann als die wirklich schweren Zeiten in Ihrer Ehe?
   Wie haben Sie diese schwere Zeit durchgestanden?
9. Haben Sie aufgehört, Dinge zusammen zu unternehmen, obwohl Ihnen das früher einmal Spaß machte?
   Wie hat sich Ihre Ehe im Laufe der Zeit verändert?
10. Würden Sie sagen, dass Ihre eigene Ehe denen Ihrer Eltern sehr ähnlich oder eher unähnlich ist?

4.11 Fallbeispiel symbolische Vergangenheitsbewältigung

Alte Verletzungen und Wunden, die ein Partner dem anderen bzw. beide einander zugefügt haben, sind ein häufiges Thema in der Paartherapie. Wenn das Paar über keine Möglichkeiten verfügt, solche Verletzungen zu überwinden, nehmen Liebe und Partnerschaft Schaden. Oft ist eine Trennung der Schlusspunkt nach einer Reihe von unverziehenen Verletzungen. Zwar heilt die Zeit durchaus einige Wunden, aber eben nicht alle. Wichtige Voraussetzungen für einen angemessenen Umgang mit Verletzungen sind (Jellouschek, 2004):

1. Kein Weckstecken oder Verdrängen von Verletzungen
2. Die Tatsache, dass sich der andere verletzt fühlt, muss ernst genommen werden
3. Die Verletzung muss angesprochen werden
4. Verstehen und Anerkennen der Verletzung
5. Um Verzeihung bitten und Verzeihung gewähren
6. Wiedergutmachung leisten.

Erfahrungsgemäß sind nicht immer alle aufgeführten Schritte notwendig. Es kann schon reichen, wenn der verletzte Partner das Gefühl hat, sein Partner nimmt zum ersten Mal seine Verletzung ernst und anerkennt die Tatsache, dass er ihn verletzt hat.

Das Thema Verletzungen kann in der Paartherapie in folgender Weise auftauchen:

- Das Paar spricht offen über alte Verletzungen, die beide in der Gegenwart noch immer belasten.
- Der Therapeut hat aufgrund der feindseligen oder distanzierten Stimmung des Paares den Eindruck, es schleppe alten Ballast mit sich.
- Die räumliche und optische Darstellung der Paargeschichte macht belastende Ereignisse in der Vergangenheit deutlich, die bisher verdrängt oder unter den Teppich gekehrt worden waren.

Die Time-Line-Methode kann in diesen Fällen zur symbolischen Vergangenheitsbewältigung eingesetzt werden. Sie kann darüber hinaus mit anderen Vorgehensweisen wie z. B. einem Wiedergutmachungsritual kombiniert werden. Bei der symbolischen Vergangenheitsbewältigung kommen vor allem zwei Vorgehensweisen zum Einsatz:

1. Relativierung: Die Herstellung eines größeren zeitlichen Bezugsrahmens durch die Betrachtung der gesamten Time Line
2. Abschließen: Das Ablegen der Verletzung in der Time Line.

Für beide Techniken ist es wichtig, dass sich die Partner auf eine konkrete Verletzung aus der Vergangenheit einigen. Pauschaläußerungen wie z. B. »Ich fühle mich von dir verletzt« bedürfen der Konkretisierung durch Ort, Zeit, Handlung und Geschehen. Der Therapeut muss sicher sein, dass die Verletzung durch den Partner erfolgte und worin sie konkret bestand.

Eine weitere Voraussetzung ist, dass die Partner sich bereit erklären, etwas an dieser Situation ändern zu wollen. Für den verletzten Partner bedeutet dies, die Verletzung loszulassen und sie nicht weiterhin ins Feld zu führen. Für den verletzenden Partner bedeutet dies, ohne »Wenn und Aber« die Verantwortung für sein damaliges Verhalten zu übernehmen.

Bei der Technik der Relativierung achtet der Therapeut darauf, dass die Partner in der Time Line nicht nur die ihre Beziehung belastende Verletzung im Blick haben, sondern auch alle anderen bedeutsamen Ereignisse der zurückliegenden Jahre markieren, an die sie sich erinnern. Wichtig ist hierbei zunächst, die alte Verletzung durch ein Symbol oder eine Karte dort an der Time Line abzulegen, wo sie vom zeitlichen Ablauf hingehört. Dies gibt dem verletzten Partner die Sicherheit, dass nicht darüber hinweggegangen wird. Anschließend wird das Paar gebeten, von der Gegenwart aus zurückzublicken und sich an die guten und schlechten Zeiten ihrer Ehe zu erinnern und wichtige Ereignisse in der Time Line zu markieren. Für die symbolische Darstellung der von den Partnern als bedeutsam eingeschätzten Ereignisse eignen sich helle und dunkle Steine besonders gut.

Der Therapeut kann diesen Prozess folgendermaßen begleiten: »Und während Sie jetzt die hellen Steine für die positiven Ereignisse und die dunklen für die negativen Ereignisse hinlegen, werden Sie feststellen können, dass Sie dasselbe Ereignis unterschiedlich bewerten … Und noch eine Beobachtung werden Sie machen können, nämlich zu sehen, dass negative Ereignisse während glücklicher Zeiten stattfinden können und positive Ereignisse während schwerer Zeiten … Und im Laufe der Jahre kann sich das Gute zum Schlechten wenden und das Schlechte zum Guten …!«

Der verletzte Partner wird dann gebeten, möglichst unvoreingenommen zu überprüfen, ob sich die Verletzung als solche oder ihre bisherige Bedeutung verändert, wenn er diese zusammen mit anderen bedeutsamen Ereignissen der vergangenen Jahre wahrnimmt. Die Standardformulierung lautet: »Und während sie auf die Ereignisse der vergangenen Jahre zurückblicken, können sie unvoreingenommen überprüfen, was das für Auswirkungen auf dieses spezielle Ereignis und ihre Erinnerung daran haben könnte.«

Ist eine Veränderung erfolgt, wird der verletzte Partner gebeten, die Veränderung zu beschreiben. Hierbei kann es hilfreich sein, ihn um eine Einschätzung zu bitten, um wie viel Prozent die Verletzung geringer wurde. Die Veränderungen sollen möglichst konkret auf den verschiedenen Empfindungsebenen beschrieben werden. Ist dies erfolgt, kann wiederum überlegt werden, wie sich eine Drittelung oder Halbierung der Verletzung in nächster Zeit auswirken könnte. Werden solche Veränderungen gedanklich zunächst mit dem verletzten Partner durchgespielt, kann dann in einem weiteren Schritt der Partner einbezogen werden. Die Frage ist dabei, was die möglichen Veränderungen des verletzten Partners beim anderen wiederum auslösen könnten, sodass es hierüber zu einer systemischen Rückkoppelung neuer Verhaltensmöglichkeiten kommt.

Nimmt der verletzte Partner keine Veränderung an sich wahr, kann er gefragt werden, ob ihm zumindest eine Idee gekommen sei, was ihm helfen könnte, die Vergangenheit abzuschließen. Für den Fall, dass keine Idee genannt wird, wäre ein Wechsel zu einem assoziierten Vorgehen angebracht oder aber es müsste eine erneute Auftragsklärung erfolgen unter besonderer Berücksichtigung der möglichen Nachteile, die mit der angestrebten Veränderung verknüpft sind.

Beim assoziierten Vorgehen erfolgen die einzelnen Schritte so, dass die Partner sich zunächst in die Gegenwart an die Time Line stellen und dort wahrnehmen, wie sie dieses frühere Ereignis belastet, und dies dann möglichst genau schildern. Wenn dann diese Gefühle beschrieben werden, wird gefragt, wo genau im Körper diese gespürt werden, und dann darum gebeten, in einer Geste oder Haltung auszudrücken.

Dann geht der Therapeut mit dem Paar gemeinsam bis zu dem Ereignis zurück, das die Beziehung noch immer belastet. Dabei weist er auf die anderen Ereignisse und Episoden hin, an denen sie jetzt vorbeikommen. An dem Ereignis angekommen, stehen sich beide von Angesicht zu Angesicht gegenüber. Der Therapeut bittet den verletzten Partner, den Gegenstand, der seine Verletzung symbolisiert, in die Hand zu nehmen und seinem Partner zu sagen, was ihn damals verletzt hat und was er von seinem Partner gebraucht hätte. Dabei ist darauf zu achten, dass die Partner darüber so sprechen, als hätte die Situation im Moment stattgefunden. Der Partner soll also nicht sagen »Ich habe mich damals ganz allein gefühlt«, sondern »Ich fühle mich allein«.

Der nächste Schritt besteht darin, dass der verletzende Partner dem verletzten jetzt das gibt, was er ihm damals nicht gegeben hat, obwohl dieser es gebraucht hätte, und ihm – was oft der Fall ist –, auch deutlich gesagt hat.

Diese Stelle benötigt wiederum die gesamte Aufmerksamkeit des Therapeuten. Der verletzende Partner reagiert oft in der Weise, dass er sein Versäumnis einräumt, es aber gleichzeitig mit allen möglichen Gründen zu erklären bzw. zu rechtfertigen versucht. Dies wiederum empfindet der verletzte Partner als halbherzig, wodurch er wieder nicht bekommt, was ihm zusteht. Andererseits ist dies oft kein böser Wille des betreffenden Partners, sondern Ausdruck seiner Hilflosigkeit.

In dieser Situation kann der Therapeut den Prozess mithilfe von Satzvorgaben (Revenstorf) steuern. Satzvorgaben stellen eine Verdichtung einer komplexen Situation dar und können damit zum Wesentlichen vordringen, wodurch sie den Lösungsprozess voranbringen. Sie sind sprachlich einfach formuliert und direkt in ihrer Aussage. Haben sich Partner verletzt, können ihnen folgende Satzaussagen angeboten werden: »Sagen Sie mal: ›Ich habe nur an mich gedacht!‹ Oder: ›Es tut mir von Herzen leid!‹ Oder: ›Ich bereue, was ich getan habe!‹ ›Ich möchte es wiedergutmachen.‹ ›Ich habe es nicht sehen wollen!‹ ›Ich habe dich übergangen!‹ ›Ich war voller Ärger.‹ usw. – Stimmt das so für Sie?« Auch Umkehrungen von abgelehnten Satzvorgaben können verwendet werden. »Drehen Sie es um, sagen Sie: ›Es tut mir nicht Leid!‹ Wie stimmt das?«

Trifft die Satzvorgabe das Wesentliche der Verletzung und wird sie vom verletzten Partner akzeptiert, wird diesem vorgeschlagen, den Gegenstand, der die Verletzung symbolisiert, an die Time Line zu legen. Damit wird der Prozess symbolisch abgeschlossen.

Danach bewegen sich Therapeut und Partner gemeinsam langsam an der Time Line nach vorne zur Gegenwart. Die Partner sollen darauf achten, welche Veränderungen sie schon jetzt an sich oder zwischen sich wahrnehmen.

In der Gegenwart angekommen, werden die Partner gebeten, ihre Gefühle zu beschreiben. Um die symbolische Lösung weiter zu verankern, kann der Therapeut die Partner fragen,

- wo sie mit ihrer Aufmerksamkeit sind,
- was gerade mit ihrer Energie passiert,
- welcher Gedanke gerade vorherrscht,
- welche Verhaltensvarianten ihnen einfallen und
- was zwischen ihnen jetzt anders ist.

Alternativ dazu kann er die Partner bitten, körperlich auszudrücken, wie sie sich im Moment fühlen und wie sie jetzt zueinander stehen.

Anstelle von Satzvorgaben kann dem Paar auch ein Verletzungsritual vorgeschlagen werden (Jellouschek, 1997), das folgendermaßen verläuft: Der Therapeut veranlasst den verletzten Partner, seine Verletzung nochmals klar zu benennen, damit sie noch einmal besprochen und vom Verletzer anerkannt wird. Dann kann es nötig sein, dass – vielleicht erstmals – eine ausdrückliche Entschuldigung erfolgt und eine symbolische oder reale Wiedergutmachung in Form einer besonderen Tat für den verletzten Partner. Damit die Entschuldigung nicht in Erklärungen und Rechtfertigungen abgleitet, soll sich der Verletzer in die Schuhe des verletzten Partners stellen und den Vorgang aus dessen Warte betrachten. Der verletzte Partner überlegt dann, ob er die Entschuldigung seines Partners annimmt oder ob noch ein Rest bleibt. In diesem Fall soll der verletzte Partner mit dem Verletzer über eine Wiedergutmachung verhandeln, die ihm das Verzeihen ermöglicht. Fordert der verletzte Partner jedoch zu viel, verkehrt sich das Ritual in sein Gegenteil.

Der Verletzer kann seinen Versöhnungswillen auch schon unabhängig dadurch deutlich machen, dass er von seiner Seite bereits eine Wiedergutmachung im Tun anbietet.

Wenn der Verletzer alles getan hat, um die Sache wieder gut zu machen, und der verletzte Partner bereit war, zu verzeihen, heißt die eiserne Regel: Die Verletzung wird nie mehr als Vorwurf ins Gespräch eingebracht. Wenn das nicht möglich ist, ist die Versöhnung nicht gelungen, und man muss das Ganze noch einmal aufrollen.

Textvorgabe zur Wiedergutmachung einer Verletzung

Partner A: *Ich anerkenne, dass ich dich damit verletzt habe, auch da, wo ich es nicht absichtlich wollte.*

Es tut mir von Herzen Leid, dass ich dich damit verletzt habe. Bitte, verzeih mir! →

Partner B: *Ich höre und sehe, dass du meine Verletzung anerkennst und dass es dir Leid tut. Ich nehme deine Bitte an, ich verzeihe dir, und ich bin bereit, meine Verletzung loszulassen.*
Darum sichere ich dir zu, dass ich sie in Zukunft in Auseinandersetzungen nicht mehr nennen werde.
Befreit von dieser Last möchte ich mit dir zusammen in eine neue Zukunft gehen.
Jellouschek, 1997

Fallbeispiel

Ein Paar kommt zur Therapie, weil beide ständig wegen irgendwelcher Nichtigkeiten streiten. Der Mann beklagt, dass er nicht mehr an seine Frau herankomme. Entweder ziehe sie sich zurück oder habe körperliche Probleme, wodurch sie häufig bei Ärzten sei. Die Frau bestätigt ihren Rückzug, weiß aber nicht, woran es liegt.

Da sich in der Gegenwart keine Ursachen für das Verhalten der Ehefrau finden lassen, wird dem Paar vorgeschlagen, einen Gang durch ihre gemeinsame Paargeschichte zu machen.

Nach der üblichen Erklärung des Vorgehens legen beide ihr Seil auf dem Boden aus und markieren zurückliegende Ereignisse, an die sie sich im Moment erinnern: den Anfang ihrer Beziehung, die Heirat, die berufliche Umorientierung des Mannes, die Geburt der gemeinsamen Tochter, den Erziehungsurlaub der Frau und die Wiederaufnahme ihres Berufs.

Auf die Frage des Therapeuten »War's das?« sagen beide »Ja«. Der Therapeut sagt, er habe das Gefühl, dass irgendein Teil fehle. Daraufhin nimmt die Frau einen kleinen Teddy und setzt ihn neben das Seil ihres Mannes. Dabei wirkt sie sehr angespannt und zittert leicht.

Der Teddy stellt den Sohn des Mannes aus einer früheren Beziehung dar. Der Therapeut fragt, ob es das sei, was sie belastet. Die Frau nickt. Im anschließenden Gespräch wird deutlich, dass sich die Frau nicht getraut hat, ihrem Mann zu sagen, wie sehr es sie verletzt hat, dass sie jahrelang für ihren Mann Luft war, wenn sein Sohn an den Wochenenden bei ihnen war. Der Mann versucht, sich zu verteidigen.

Die Frau wird nun gebeten, genau zu sagen, was die Verletzung durch ihren Mann ist und ob sie bereit ist, diese loszulassen, wenn ihr Mann anerkennt, dass er sie verletzt hat. Die Frau sagt »Ja«. Dann wird sie gebeten, eine Situation symbolisch für alle anderen herauszugreifen und an ihrer

Time Line mithilfe einer farbigen Karte zu markieren. Anschließend sucht sie sich ein Symbol für die Verletzung aus. Sie wählt eine Postkarte aus, auf der ein weinendes Gesicht abgebildet ist. Währenddessen wird der Mann gefragt, ob er bereit sei, seiner Frau zu helfen, ihre Verletzung loszulassen, was er bejaht. Dann stellen sich beide in die Time Line an die zuvor markierte Stelle. Sie stehen jetzt einander gegenüber. Die Frau sagt, was sie verletzt und was sie von ihrem Mann braucht: »Mich verletzt, dass ich Luft für dich bin, wenn uns dein Sohn besucht. Ich möchte, dass du das verstehst. Ich möchte mich von dir nicht nur geliebt fühlen, wenn dein Sohn bei seiner Mutter ist!«

Der Mann wird gebeten zu wiederholen, was die Frau gesagt hat. Dann soll er darauf reagieren. Er versucht, sich zu verteidigen. Der Therapeut erinnert ihn daran, dass er seiner Frau helfen wolle, diese Verletzung loszulassen. Vielleicht könne es ihm helfen, wenn er sie dabei anschaue. Der Therapeut stellt sich seitlich hinter den Mann und berührt ihn leicht an seiner Schulter. Daraufhin entspannt er sich ein wenig und sagt dann mit klarer Stimme, dass er jetzt verstanden habe, dass er seine Frau verletzt habe und dass es ihm Leid tue.

Erklärungen und Begründungen sind jetzt nicht wichtig. Der Therapeut bittet den Mann, auch auf das zu reagieren, was seine Frau braucht, und schlägt ihm als Satz vor: »Ich gebe es dir von Herzen. Als meine jetzige Partnerin bist du die Erste!«

Beide sind berührt. Die Frau wird gebeten zu überprüfen, ob sie jetzt die Verletzung loslassen kann. Sie nickt zustimmend. Daraufhin wird ihr vorgeschlagen, die Postkarte, die sie als Symbol für ihre Verletzung ausgewählt hatte, neben sich an der Time Line abzulegen. Nachdem dies erfolgt ist, werden beide gebeten, an der Time Line entlang langsam nach vorne zu gehen und dabei wahrzunehmen, ob und wenn ja was sich verändert.

In der Gegenwart angekommen, lehnt die Frau ihren Kopf leicht an die Schulter des Mannes, und beide verharren so eine Weile.

Wie dieses Beispiel zeigt, spielen bei den Verletzungen frühere Beziehungen der Partner und die dazugehörigen Kinder oftmals eine wichtige Rolle. Dies wird allerdings nicht immer schon auf den ersten Blick deutlich.

Die Darstellung früherer Partner und gemeinsamer Kinder kann in solchen Fällen durch zusätzliche Seile, Holzfiguren oder Tierpuppen ausgedrückt werden. Wählt einer der Partner für seinen früheren Partner z. B. eine große Tierpuppe, könnte dies als Hinweis verstanden werden, dass dieser noch sehr viel Raum einnimmt. Auch die Wahl einer bestimmten Tierpuppe ist in diesem Zusammenhang aufschlussreich. Gegenüber Tierpuppen sind Holzfiguren oder Seile weitaus neutraler. Die Wahl des Materials sollte daher auf die therapeutische Zielsetzung abgestimmt sein.

Findet ein Paar keinen Weg zum Verzeihen, müsste man fragen: Könnte es nicht sein, dass dies ein nicht übersehbares Zeichen dafür ist, dass die Liebesbeziehung eben zu Ende ist? Was das für den weiteren Bestand der Partnerschaft bedeutet, ist dann zunächst offen. Ob sich die Partner deshalb trennen oder nicht, ist letztlich auch davon abhängig, wie die Bilanz der Beziehung insgesamt ausfällt und welche Alternativen den Partnern zur Verfügung stehen.

4.12 Fallbeispiel Trennungsambivalenz

Trennungsgedanken oder Trennungswünsche eines oder beider Partner nehmen in der Paartherapie einen breiten Raum ein. Schon länger verheiratete Paare fragen sich, was der Sinn der Ehe sein kann, wenn es weder Eltern zu pflegen noch Kinder großzuziehen gibt. Hinzu kommen unterschiedliche persönliche Entwicklungen, die andere Bedürfnisse in den Vordergrund rücken. Verletzungen und Enttäuschungen, die nicht bearbeitet sind, tun ihr Übriges dazu. Dies zusammen macht eine Trennung immer wahrscheinlicher – zumindest zwischen dem vierzigsten und fünfzigsten Lebensjahr.

Die Verwendung der Time Line bei Paaren mit Trennungskonflikten ist dann sinnvoll, wenn bei beiden Partnern Trennungsgedanken oder -absichten vorliegen. Hat sich dagegen einer der Partner bereits zur Trennung entschlossen, sollte von dieser Methode Abstand genommen werden, da die Situation zwischen den Partnern zu ungleich ist.

Nachdem die Partner ihre jeweilige Time Line gelegt haben, wird mit ihnen besprochen, welche Variante sie für ihre Entscheidungsfindung zuerst ausprobieren wollen: sich zu trennen oder zusammenzubleiben.

Entscheidet sich das Paar für die erstere Variante, werden die Seile so gelegt, dass sie von der Gegenwart aus in verschiedene Richtungen weisen. Hat der Therapeut den Eindruck, dass mehr Energie auf der Seite der Trennung sitzt, das Paar sich das jedoch nicht eingesteht, sollte er

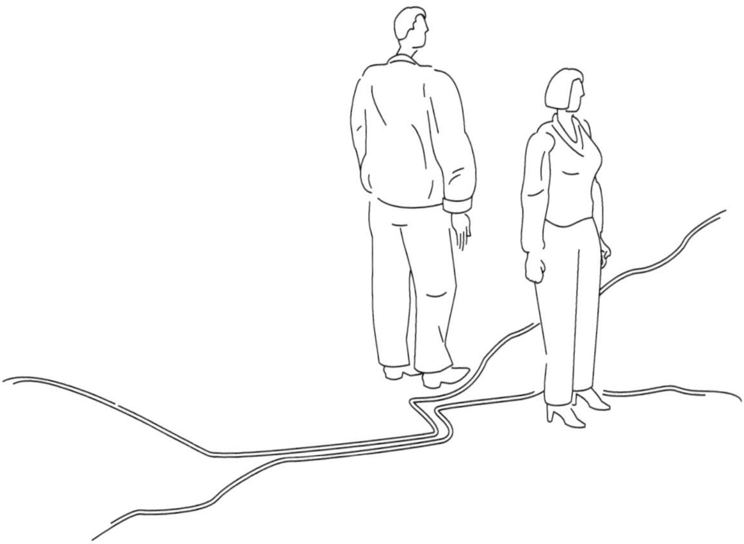

Bild 12: Trennungsambivalenz

von sich aus den Vorschlag machen, zuerst die Trennung symbolisch durchzuspielen. Die Partner werden dann gebeten, langsamen Schrittes und immer wieder innehaltend an ihrem Seil entlang in die verschiedenen Richtungen zu gehen und dabei darauf zu achten, was sie an Gefühlen und Bildern wahrnehmen, und dann, am Ende des Seils angekommen, in einem Bogen um die Time Line herumzugehen und sich wieder in der Gegenwart zu treffen.

Der Therapeut wechselt in der Begleitung der Partner ab. Er wendet sich intuitiv immer dem Partner zu, der gerade seine Unterstützung benötigt: sei es, weil er gerade in der Phantasie eine schwierige Phase durchmacht, sei es, weil er zögert oder im Gegenteil viel zu schnell vorangeht. Vom Therapeuten erfordert dies, dass er neben der Steuerung des Prozesses auch die Körpersignale der Partner – Atmung, Gestik, Mimik, Brust- und Schulterbereich, Gang – wahrnimmt.

Ist ein Partner mit seinem Durchgang früher fertig als der andere, nimmt dieser schon mal auf einem der neutralen Stühle Platz, die außerhalb der Time Line stehen.

Zusätzlich zur körperlichen Begleitung kann der Therapeut diesen Durchgang auch entsprechend verbal unterstützen. Dazu kann er die

Partner bitten sich vorzustellen, wie die nächsten Tage, Wochen, Monate und Jahre verlaufen werden, wenn sie sich getrennt haben. Dadurch wird die Aufmerksamkeit der Partner fokussiert und auf einzelne Zeitabschnitte gelenkt. Den Partnern wird mitgeteilt, dass sie der Therapeut zur Unterstützung mit seiner Stimme begleitet, dass sie ihr aber nicht folgen müssen:

»Sie gehen jetzt getrennte Wege und machen Ihren ersten Schritt … Und Sie sehen sich diesen ersten Tag verbringen und die erste Nacht allein ohne Ihren Partner … Sie wachen am nächsten Morgen auf und richten sich Ihren Tag ein im Bewusstsein ihrer Eigenständigkeit und Unabhängigkeit …

Und der nächste Schritt … Was machen Sie nach der Arbeit? … Wie sieht Ihr Wochenende aus? Machen Sie etwas, was Sie schon immer machen wollten? … Und die erste Woche liegt längst hinter Ihnen und Sie beschäftigen sich vielleicht bereits mit Ihrem nächsten Urlaub. Wo fahren Sie hin? …

Und Ihr nächster Schritt sagt Ihnen, es sind sechs Monate vergangen. Schauen Sie sich um: Leben Sie in einer neuen Umgebung? …

Der nächste Schritt, und schon ist ein Jahr vergangen, seit Sie sich getrennt haben. Haben Sie einen neuen Partner? Wer lebt noch mit Ihnen zusammen? …

Und wieder ein Schritt … Sie sind jetzt fünf Jahre getrennt … Wie hat sich Ihr neues Leben eingespielt? … Vielleicht wollen Sie ein wenig innehalten … und dann mit Ihrem nächsten Schritt weiter in die Zukunft gehen. Sie sind jetzt zehn Jahre getrennt. Haben Sie noch einmal eine neue Familie gegründet? … Und noch ein Schritt … und Sie sind siebzig oder achtzig und blicken auf Ihr Leben zurück. Und es mag die Frage auftauchen, welchen Sinn hatte es, sich damals zu trennen und einen neuen Lebensabschnitt zu beginnen? … Was haben Sie für sich gewonnen, was haben Sie verhindert? … Welche Bedeutung für ihre Entwicklung hatte Ihre damalige Beziehung mit (Name des Partners) ? …

Und fast am Ende Ihres Weges angekommen oder schon darüber hinaus weitergegangen, halten Sie noch einmal kurz inne …

Und jetzt, wo Sie wissen, was Sie wissen wollten, kehren Sie zurück zu Ihrem jetzigen Lebensalter, (öffnen Sie die Augen), machen einen Bogen zurück zum Ausgangspunkt und schildern dann Ihre Gedanken und Eindrücke« (nach Revenstorf 1999).

Die Zeitangaben sind dem Alter des Paares anzupassen. Der Text ist langsam und im Rhythmus der Schritte zu sprechen. Im Idealfall kommt es zu einer affektiven Synchronisation zwischen Therapeut und beiden Partnern.

Nach der Besprechung ihrer Eindrücke erfolgt dann entweder noch in derselben Stunde oder in der nachfolgenden der zweite Durchgang. Auch dieser kann vom Therapeuten wieder entsprechend begleitet werden:

»Sie haben die Entscheidung getroffen zusammenzubleiben und gehen den ersten Schritt auf diesem Weg, der Ihnen sicher und vertraut ist ... Es vergehen die ersten Wochen, und vielleicht spüren Sie durch Jhre Entscheidung einen gewissen Schwung oder auch ein Gefühl der Dankbarkeit? ... Vielleicht machen sich auch Gewohnheit und Routine breit?

Und der nächste Schritt und schon ist ein halbes Jahr herum. Sie wissen, was Sie aneinander haben und was nicht ...Wie sehen Ihre Wochenenden aus? ... Können Sie das tun, was Sie tun wollen? ... Wie sieht Ihr nächster Urlaub aus? Wo fahren Sie hin und wie arrangieren Sie sich? ...

Und wieder ein Schritt und Sie sind ein weiteres Jahr zusammen. Sie erinnern sich an Ihr Gespräch von vorher, als es darum ging, was Sie aneinander bindet ...

Gehen Sie weiter. Sie sind jetzt fünf weitere Jahre zusammen. Was machen Sie nach der Arbeit? ... Wie hat sich Ihr altes Leben entwickelt?

Und der nächste Schritt führt sie Seite an Seite noch weiter in die Zukunft. Sie sind jetzt zehn Jahre mehr zusammen. Sie werden zusammen älter ... Vielleicht sind jetzt beide in Rente ... Wo leben Sie? ... Sind Sie Ihren Gewohnheiten treu geblieben? ...

Und der nächste Schritt sagt Ihnen, dass Sie inzwischen ein halbes Jahrhundert zusammen sind und auf die siebzig oder achtzig zugehen und von dort jetzt auf Ihr Leben zurückblicken. Welchen Sinn hatte es, sich damals nicht zu trennen und zusammenzubleiben? ... Was haben Sie für sich gewonnen, was haben Sie verhindert? ... Wie zufrieden sind Sie über Ihren Weg? ... Und fast am Ende Ihres Seils angekommen oder schon über das Ende hinaus, halten Sie noch einmal kurz inne ...«

Fallbeispiel

Ein Ehepaar kam in die Therapie, da es sich nicht sicher war, ob es weiter miteinander leben wollte. Die Therapie, die ihnen von Freunden empfohlen wurde, sahen sie als letzte Chance. Die Ehefrau war aus Norddeutschland nach Süddeutschland gezogen, hatte aber hier nie richtig Anschluss gefunden und litt latent unter Heimweh. Das Paar hatte sich recht jung kennen gelernt und war seit mehr als zwanzig Jahre miteinander verheiratet. Die sexuelle Beziehung war seit Jahren eingeschlafen. Die Ehefrau bildete mit der Tochter ein enges Gespann. Der Mann kam abends erst spät nach Hause, genoss es dann, dass jemand da war. Mit der aufgeweckten Tochter hatte er ab und an ein intellektuelles Gespräch. Seine Bemühungen, mehr Nähe zu seiner Frau wiederherzustellen, bezeichnet er selbst als halbherzig. In der Therapie traten beide sehr angepasst auf.

Nachdem das Paar einige Argumente für ein weiteres Zusammenleben zusammengetragen und auf farbige Karten notiert hatte, wurde ihnen vorgeschlagen, sich in der Phantasie zu trennen. Die Trennung wurde mit Seilen dargestellt, die zunächst parallel, dann aber in verschiedene Richtungen verlaufen. Auf einer gedachten Linie in der Mitte der beiden Seile wurden die beschrifteten Karten auf den Boden gelegt. Beide gingen dann an ihren Seilen in verschiedenen Richtungen und entfernten sich räumlich immer mehr voneinander.

Bereits während der Übung fiel auf, dass sich beide körperlich aufrichteten. Im anschließenden Gespräch wirkten beide erleichtert, dass das bisher gültige Tabu einer Trennung gebrochen wurde. Die Frau erklärte, dass ihr sehr klar geworden sei, dass sie wieder zurück nach Norddeutschland wolle. Der Mann sagte, er habe gespürt, dass er sich innerlich von seiner Frau schon getrennt habe und eher aus Konvention und Bequemlichkeit an der Ehe festhalte. Die Frau war darüber weniger verärgert als entlastet, da der Mann in der Vergangenheit immer wieder ihr die Schuld an der Situation zugeschoben hatte. Das Paar musste sich nun nichts mehr vormachen.

In den darauf folgenden Stunden wurde über die Trennung gesprochen. Die Frau plante, mit ihrer Tochter zurück nach Norddeutschland zu gehen. Der Mann wollte am Wohnort bleiben. Eine Scheidung war vorläufig nicht geplant. Nach dem Umzug seiner Familie liierte sich der Mann entgegen seinen früheren Äußerungen bald mit einer neuen Partnerin, die selbst geschieden war und zwei Kinder hatte. Bereits nach einem halben Jahr beschlossen beide, die Scheidung zu beantragen.

Das Ergebnis, zu dem die Partner kommen, wenn sie das »Für und Wider« der Trennung nicht nur sprachlich, sondern körperlich und gefühlsmäßig »durchleben«, ist nicht vorhersehbar. Beide können wie in diesem Beispiel von der Idee, sich zu trennen, positiv berührt und dankbar dafür sein, dass das Tabu endlich gebrochen wurde. Für andere Paare wird klar, dass die Trennung kein Weg ist, den sie gehen wollen. Beide sind dann entsprechend engagiert, z. B. über eine gemeinsame, aber autonomere Entwicklung zu reden, was man als dritten Weg sehen könnte.

Es kann auch vorkommen, dass ein Partner nun deutlich spürt, dass er die Trennung oder zumindest das offene Gespräch darüber will, während der andere dasselbe vermeiden möchte. In dieser asymmetrischen Situation ist eine vorsichtige Lenkung des Gesprächs wichtig sowie zusätzlich die Vereinbarung eines Zeitrahmens, in dem noch keine oder keine weiteren Entscheidungen getroffen werden. In jedem Fall benötigt der Partner, der die Trennung nicht will, die stärkere Unterstützung des Therapeuten.

Ist das Ergebnis, dass beide Trennungswünsche spüren, kann man zunächst zusammen mit dem Paar überlegen, wer sich von was »trennen« möchte. Nicht immer ist es der Partner selber, sondern seine Gewohnheiten, Einstellungen und Bedürfnisse. Die anstehende Klärung ist dann die, ob diese unverzichtbare Bestandteile der Person sind, die diese nicht verändern kann oder ob man dem anderen mehr entgegenkommen.

Man kann auch eine konstruktive vorübergehende Trennung vorschlagen, die allerdings entsprechende räumliche und finanzielle Möglichkeiten voraussetzt. Hierbei sind dann zahlreiche Details zu klären wie z. B. Dauer der Trennung, Kontakt der Partner während der Trennung, Besuchsregelung für die Kinder, ökonomische Versorgung, gegenseitige Freiheiten. Eine vorübergehende Trennung kann zu einer Stabilisierung und Neubelebung der Beziehung oder aber zu einer endgültigen Trennung führen.

Der Umgang des Therapeuten mit Trennungsambivalenz stellt hohe Anforderungen an den Therapeuten. R. Wäschle (2003) hat hierfür eine Reihe von Eckpunkten formuliert:

- Betrachte Ambivalenz als natürliches Element eines Trennungsprozesses.
- Lass dich nicht verunsichern, wenn eine getroffene Entscheidung wieder umgestoßen wird.
- Bleibe neutral und sei offen für beide Alternativen des Entscheidungskonflikts.
- Akzeptiere, dass Trennungsprozesse unterschiedliche Geschwindigkeiten aufweisen.
- Stehe ein für das gemeinsame Gespräch und für Ehrlichkeit und Transparenz. Ermuntere einen Einzelklienten, seinen Partner mitzubringen.
- Lege nicht allzu viel Wert auf einen klar formulierten Auftrag.
- Versuche stattdessen beide Partner so zu unterstützen, dass eine Gesprächssituation entstehen kann, welche neue Informationen ermöglicht. Schütze beide Partner vor Abwehr, Kritik, Entwertung und Rückzug.
- Gib der gemeinsamen Geschichte des Paares und den biographischen Lebensthemen genügend Raum.
- Versuche den Prozess zu entschleunigen.
- Akzeptiere einen Entscheid.
- Gehe davon aus, dass ein Trennungsentscheid eine einseitige Angelegenheit ist und dass dadurch eine Machtungleichheit entsteht.
- Löse dich von einer normativen Vorstellung, wie Trennung zu erfolgen hat und sei darauf vorbereitet, wenn die Beteiligten vorübergehend nicht autonom handeln können.

4.13 Ressourcen schöpfen

Wenn Paare therapeutische Hilfe suchen, haben sie oft schon viele Anstrengungen unternommen, ihre Probleme zu lösen. Oft haben sie sich dann in eine »Muss-Haltung« hineinmanövriert: das Problem muss gelöst werden, es fehlt aber die Kraft dazu, die Ideen gehen aus, man ist auf eine bestimmte Lösung fixiert – das bekannte Tunnelblickphänomen stellt sich ein usw. Jedes neue »Muss« und jedes »Mehr desselben« beschert einen weiteren Misserfolg. Als wirksames Gegengewicht dazu, brauchen Paare wieder Zugang zu ihren Ressourcen.

Es ist eine Sache, mit dem Paar über seine Ressourcen zu sprechen. Eine andere ist es, es seine Ressourcen erleben zu lassen. Hierfür kann die Time-Line-Methode eingesetzt werden. Mit ihr lassen sich sehr gut Ressourcen der Vergangenheit ermitteln und für Schritte des Paares in der Zukunft nutzbar machen. Genauso lassen sich auch Visionen in der Zukunft entwickeln, deren in ihnen steckende Kräfte für die nächsten Schritte in der Gegenwart eingesetzt werden können.

Geht es im Rahmen der Paartherapie darum, Ressourcen der Vergangenheit zu ermitteln, sehe ich hierfür vor allem drei Ansatzpunkte:

1. Der Anfang der Paarbeziehung
2. Der Blick auf gemeinsam Geschaffenes und Erlebtes
3. Die Suche nach Situationen, in denen vergleichbar schwierige Situationen gemeistert wurden.

1. Der Anfang der Paarbeziehung

Zunächst wird mit Seilen die Time Line gelegt. Abhängig von der Zeit und dem Schwerpunkt kann dies entweder detailliert oder in groben Zügen erfolgen.

Dann bittet der Therapeut die Partner, ein oder zwei Symbole oder Karten für den Anfang ihrer Beziehung auszuwählen. Es ist immer wieder erstaunlich zu sehen, wie treffsicher die Partner dabei vorgehen.

Anschließend begleitet er das Paar in deren Time Line an den Anfang ihrer Beziehung zurück. Dort angekommen, stellen sich die Partner vis-a-vis. Er fordert nun die Partner auf, darüber zu sprechen, wie beide sich kennen gelernt haben und zusammenkamen. Wenn die Partner dies »dort« machen, wo symbolisch ihre Beziehung begonnen hat, und sich dabei auch noch gegenüberstehen und sich in die Augen schauen und berühren können, bekommt das Gespräch mehr Intensität, als wenn beide dabei in ihren Stühlen sitzen bleiben. Die Erzählungen werden vom Therapeuten durch bestätigende Äußerungen und interessierte Fragen begleitet:

Was an Ihrem Partner hat Ihre Aufmerksamkeit besonders gefangen genommen?
Was waren Ihre ersten Eindrücke voneinander?
Was wissen Sie noch aus der Zeit, als Sie zuerst miteinander ausgingen? Was war besonders?
In welchem Bedürfnis wurden Sie von Ihrem Partner beantwortet?
Warum wollten Sie unter allen Menschen ausgerechnet diesen heiraten (mit diesem Menschen zusammenleben)?

Das Gespräch über den Anfang ihrer Beziehung verändert bei vielen Paaren die Stimmung, und es blitzt etwas von der Kraft und dem »Zauber des Anfangs« (Hesse) auf. Anstatt nun nur darüber zu reden, kann der Therapeut die Partner bitten, ihre Gefühle zunächst zu beschreiben, dann körperlich zu lokalisieren und dann einen körperlichen Ausdruck zu verleihen:

»Was fühlen Sie dabei?«
»Wo in Ihrem Körper spüren Sie dieses Gefühl?«
»Was löst das jetzt aus?«
»Welchen körperlichen Impuls spüren Sie dadurch im Moment?«
»Drücken Sie das mal in einer Geste oder Bewegung aus!«
»Nutzen Sie ihre ganze Vorstellungskraft, um Ihre Erinnerung so zu erleben, als würde sie jetzt gerade stattfinden!«

Da die Partner zuvor erzählt haben, wie sie sich kennen gelernt haben, kann sich der Therapeut inhaltlich immer wieder hierauf beziehen und damit die Aufmerksamkeit von beiden in die gewünschte Richtung lenken und sie dort halten.

Ist der Stimmungsumschwung erfolgt und körperlich durch eine bestimmte Haltung und Geste ausgedrückt, werden die Partner gebeten, einen Moment in dieser Haltung und Geste zu bleiben. Dann kann der Therapeut in folgender Weise einen Transfer in den Alltag herstellen:

»Und während Sie diesen Moment weiterhin genießen, kann sich bereits bewusst oder unbewusst der eine oder andere Impuls oder Gedanke breit machen, was Sie von dem, was Sie gerade an sich und zwischen sich erleben, bis zur nächsten Sitzung weiter fortsetzen möchten, unabhängig von dem, was Ihr Partner bewusst oder unbewusst fortsetzen möchte. Und mithilfe Ihrer Phantasie können Sie sich diesen Moment, den Sie gerade erleben, wieder ins Gedächtnis holen und sich daran erinnern, was dabei von Ihnen abgefallen ist oder was Sie Neues für sich entdeckt haben. Lassen Sie sich überraschen!«

Eine ganze Reihe von Autoren (Satir, Jellouschek, Willi, Welter-Enderlin) ist sich darin einig, dass die Phase des Verliebtseins der Partner eine wichtige Ressource eines Paares darstellt, da es sich meist um eine besonders intensive und über einen längeren Zeitraum reichende Erfahrung und Erinnerung handelt. Peter Schellenbaum sagt von der Verliebtheit, dass sie die Zeit ist, in der die Partner das Beste am anderen herauslieben. In der Verliebtheit scheinen also die Möglichkeiten der Beziehung und der Entwicklung der Partner auf und können diese wie ein Leuchtstern begleiten.

Viele Menschen wählen einen Partner, dessen Wesensart als Gegenstück und Ergänzung der eigenen empfunden wird. Sie fühlen sich dadurch selbst vollständiger. Auf längere Sicht kann sich eine solche Partnerwahl als konflikthaft herausstellen, weil sich die Partner in ihrer Ergänzung festhalten und sich durch die überzogenen Erwartungen überfordert fühlen. Der Grund für die gegenseitige Anziehung wird dann zum Krisenherd. Letztlich bleibt es die Aufgabe beider, die an den anderen delegierten Seiten auch bei sich zu entwickeln, sodass die Rollen getauscht werden können, wenn dies durch eine persönliche Krise oder äußere Umstände erforderlich wird.

2. Der Blick auf gemeinsam Geschaffenes und Erlebtes

Eine weitere Möglichkeit, wie sich die Partner wieder näher kommen können, ist der gemeinsame Blick auf zusammen Erreichtes und Erlebtes. Dies kann z. B. dann sinnvoll sein, wenn sich das Paar gerade auf einer »Durststrecke« befindet.

Zur Einstimmung des Paares kann ihnen der Therapeut z. B. die bekannte Geschichte von der Maus Frederique erzählen, die es als schön illustriertes Bilderbuch gibt. Die Geschichte handelt von einer Mäusefamilie. Die ganze Familie sammelt fleißig Nahrungsvorräte für den kommenden Winter. Einzig Frederique macht nicht mit, und die anderen sind sauer auf ihn. Als dann der Winter kommt, essen die Mäuse ihre Vorräte auf. Als diese ausgehen, springt Frederique in die Bresche und ernährt die anderen Mäuse mit der Wärme der Farben des Sommers, die er den Sommer über gesammelt hat.

Im Anschluss an diese kurze Geschichte werden die Partner gebeten, entweder mit vorhandenen Symbolen und Postkarten oder mit selbst beschrifteten Karten die Dinge, die sie im Laufe ihrer Ehe oder Partnerschaft zusammen erreicht und erlebt haben, an ihrer Time Line zu markieren. Manche Paare haben dabei vor allem materielle Werte wie Besitz und Wohlstand im Blick, während andere ideelle und emotionale »Reichtümer« betonen oder gemeinsame Erlebnisse, an die sie sich immer wieder gerne erinnern. Hat das Paar Kinder, spielen diese in der Bilanz immer eine wichtige Rolle.

Das Paar wird dann gebeten, sein »Werk« von außen zu betrachten und auf sich wirken zu lassen. Dann soll es seine Gedanken und Gefühle mitteilen. Der Therapeut steht hinter dem Paar und blickt in dieselbe Richtung.

Hat ein Paar viel zusammen erreicht und erlebt, wird dies durch die symbolische Darstellung und zeitliche Zuordnung in der Time Line noch unterstrichen. Allein schon das Zusammentragen des Erreichten und Wahrnehmen kann eine Veränderung bewirken. Wichtig ist aber auch der Blick auf die Zeiten, die als »Durststrecke« oder »Hängepartie« erinnert werden.

Der Therapeut kann das Paar auch bitten, in seiner Time Line herumzugehen und sich neben seine Symbole oder auf seine beschrifteten Karten zu stellen, um so die Intensität seines Erlebens zu erhöhen und daraus Kraft zu schöpfen für weitere Schritte in die Gegenwart. Dann wird das Paar aufgefordert, einige dieser Karten oder Symbole hierfür spontan auszuwählen und mit diesen nach vorne in die Gegenwart zu gehen und sie dort dicht an seine Time Line zu legen. Ist dies erfolgt, stellen sich die Partner auf oder neben diese. Dann werden sie aufgefordert, wahrzunehmen, was sich jetzt anders anfühlt. Die Veränderung kann sich dabei auf die eigene Person, den Partner, die Beziehung oder das Problem beziehen.

Legen die Partner nur wenig Karten oder Symbole an ihrer Time Line ab, kann der Therapeut fragen, wie sie sich das erklären und ob sie wirklich nichts vergessen haben. Möglicherweise hat das Paar tatsächlich Dinge ausgeblendet oder geht einfach darüber hinweg, weil es von ihm als selbstverständlich angesehen wird. Der Therapeut kann auch den Bezugsrahmen des Paares zu erweitern versuchen, indem er es fragt, wie andere Menschen, die beide gut kennen und ihnen wohl gesonnen sind, dazu sagen würden, wenn sie anwesend wären. Oder er kann dem Paar rückmelden, wie er seine Darstellung wahrnimmt.

Gleichwohl kann es sein, dass das Paar materiell wenig erreicht oder auch nicht sehr viel erlebt hat, an das es sich gerne erinnert. Auch dann stellt sich die Frage, ob die beiden das Wenige schätzen können, und wenn sie es tun würden, was das in der Gegenwart verändern könnte.

Spürt der Therapeut, dass sich die Partner als Versager fühlen, sollte er seinen Blick und den der Partner auf ihre Lebensgeschichten lenken. Möglicherweise stellt sich dabei heraus, dass beide dieses Gefühl schon als Kind hatten oder es bei anderen Familienmitgliedern eine bedeutsame Rolle gespielt hat. Dies soll dann durch Karten oder symbolische Gegenstände an der entsprechenden Stelle der Time Line markiert werden. Durch das Sichtbarmachen einer Familientradition kann diese bewusst werden und Macht verlieren. Durch die Herstellung klarer Unterschiede (Kind – Erwachsener, Vater – Ich) kann eine Relativierung der Versagensgefühle stattfinden. Thema kann auch das Abschiednehmen von unerfüllten oder unerfüllbaren Träumen sein. Diese belasten dann die Gegenwart weniger.

Nicht-Ereignisse sind für die psychische Gesundheit und das Wohlbefinden mindestens ebenso gefährlich wie die Verunsicherungen und Krisen, die mit erkennbaren Übergangssituationen verbunden sind. Wir leiden darunter, wenn etwas nicht eintritt. Nicht-Ereignisse sind Enttäuschungen, nichterfüllte Erwartungen und geplatzte Lebensträume.

Sich dieser Verzweiflung zu stellen, die Enttäuschungen überhaupt zu erkennen und sich von unerfüllten und unerfüllbaren Träumen rechtzeitig zu verabschieden – das ist eine der zentralen Lebensaufgaben, mit der sich fast alle Menschen spätestens ab dem dreißigsten Lebensjahr konfrontiert sehen.

Zur Intensivierung positiver Erlebnisse aus der Vergangenheit des Paares kann der Therapeut die Technik der assoziativen Unterstützung verwenden.

Hierzu fordert er das Paar auf, sich umzudrehen und Rücken an Rücken zu sitzen. Dann bittet er beide, eine Situation zu erinnern, in der sie füreinander eine tiefe Übereinstimmung oder innere Resonanz empfunden haben, wobei es nicht dieselbe Situation sein muss, an die sie jetzt zurückdenken. Standardmäßig kann der Therapeut die Induktion folgendermaßen fortsetzen:

»Gehen Sie in der Vorstellung in die Situation zurück, und nehmen Sie sich so viel Zeit, wie Sie möchten, um diese Situation in allen Einzelheiten wahrzunehmen:

Was sehen Sie …? Wo findet die Situation statt …? Was tut Ihr Partner …? Wie ist sein Gesichtsausdruck …?

Was hören Sie …? Welche Geräusche …? Wie ist die Stimme Ihres Partners … wie ihre eigene …? Wissen Sie noch die Worte, die Sie sich gesagt haben …?

Was fühlen Sie? Geben Sie ihrem Gefühl einen Namen! … Wo fühlen

Sie es …? Wie ist ihre Körperhaltung und die Ihres Partners …? Wie ist die Mimik ihres Partners … und Ihre eigene?

Was spüren Sie …? Berühren Sie sich …? Welche Energie spüren Sie …?

Was riechen Sie? Wie schmeckt ihr Partner? Wie riechen Sie? Welcher Geschmack liegt in der Luft …?

Genießen Sie die Situation in vollen Zügen …! Gut. Und dann möchte ich, dass Sie die Augen wieder öffnen … und sich und Ihre Stühle wieder einander zuwenden«.

Danach teilen sich die Partner ihre Erinnerung in Einzelheiten mit.

3. Die Suche nach Situationen, in denen vergleichbar schwierige Situationen erfolgreich gemeistert wurden

Der Blick auf die gemeinsame Vergangenheit kann beiden Partnern wieder nahe bringen, welche vergleichbar schwierigen Situationen und Krisen sie schon gemeistert haben. Danach können sie versuchen, die damals gemachten Erfahrungen und die damals genutzten Ressourcen auch für die schwierige Situation in der Gegenwart oder Zukunft nutzbar zu machen.

Nachdem mithilfe von Seilen die Time Line der Partner gelegt wird, werden diese gebeten, durch ein Symbol oder einen anderen Gegenstand ihre schwierige Situation darzustellen und in ihrer Time Line abzulegen. Dann erhalten beide einige farbige Blankokarten. Mit diesen sollen sie vergleichbar schwierige Situationen in der Vergangenheit zeitlich zugeordnet neben die Time Line legen. Dabei werden sie vom Therapeuten begleitet. Nach dem Ablegen der Karten werden die Partner gebeten, von Karte zu Karte zu gehen und an jeder Station über ihre damals gemachten Erfahrungen und die damals genutzten Ressourcen zu sprechen:

- Welche Erfahrung haben wir in dieser Situation gemacht?
- Was hat uns geholfen?
- Welche Haltung hat uns geholfen?
- Welche Fähigkeiten und Fertigkeiten haben uns geholfen?
- Wie haben wir eine Verschlimmerung verhindert?

Danach blicken sie von einem neutralen Ort außerhalb ihrer Time Line auf die jetzt erinnerten, vergleichbar schwierigen Situationen in der Vergangenheit und schildern, was sie dabei fühlen.

Dann sollen sie von den Karten diejenigen auswählen, von denen sie glauben, dass ihnen die am meisten bei der Lösung ihrer schwierigen Situation in der Gegenwart (oder Zukunft) helfen können. Dabei sollen sie ihrer Intuition folgen.

Haben die Partner die Karten ausgewählt, gehen beide nach vorn an den Punkt, der die Gegenwart symbolisiert, und legen dort die Karten ab. Die Karten liegen nun neben dem Symbol oder Gegenstand, der die schwierige Situation repräsentiert. Die Partner werden gebeten, ihre Karten wahrzunehmen und dabei darauf zu achten, was sich hierbei verändert.

Der Transfer in den Alltag kann dann entweder indirekt erfolgen oder es werden konkrete Schritte besprochen.

Fast alle Paare machen im Laufe ihrer Partnerschaft sowohl partnerschaftliche als auch individuelle Krisen durch. Bereits 1999 stellte Ursula Nuber in der Zeitschrift »Psychologie heute« das damals noch recht unbekannte Konzept der Resilienz vor. Resilienz bedeutet die psychische und physische Stärke, die es Menschen ermöglicht, Lebenskrisen und widrige Umstände ohne langfristige Beeinträchtigungen zu überstehen. Resilientes Verhalten zeichnet sich durch folgende Merkmale aus:

- Resiliente Menschen akzeptieren die Krise und die damit verbundenen Gefühle,
- suchen nach Lösungen,
- lösen ihre Probleme nicht allein,
- fühlen sich nicht als Opfer,
- bleiben optimistisch,
- geben sich nicht selbst die Schuld,
- planen im Voraus.

Wir können aus Krisen etwas Nützliches lernen. Im Allgemeinen läuft dieses Lernen aus vergangenen Erlebnissen ganz selbstverständlich und automatisch in uns ab, ohne dass wir darüber bewusst reflektieren. Daher kann es uns auch passieren, dass wir diese Erfahrungen vergessen und dadurch nicht parat haben, wenn sie von uns benötigt werden. Die Time-Line-Arbeit kann diese Lücke schließen, indem sie an zurückliegenden Erfahrungen anknüpft und ihren Transfer in die Gegenwart oder Zukunft psychisch und physisch herstellt.

Klassifikation von Ressourcenpotenzialen

- Vorhanden, wahrgenommen und genutzt
- Vorhanden, wahrgenommen und nicht genutzt
- Vorhanden, nicht wahrgenommen und dennoch genutzt
- Vorhanden, weder wahrgenommen noch genutzt
- Nicht vorhanden

nach Klemenz 2003

4.14 Fallbeispiel Lebensthemen der Partner

Um einen konstruktiven Prozess in der Paarbeziehung in Gang zu setzen, kann es notwendig sein, die Partner mit ihren Lebensthemen aus ihren Herkunftsfamilien in Kontakt zu bringen, und zwar aus folgendem Grund: Wenn beide sich selbst und den anderen in ihren jeweiligen Lebensthemen, ihren unerledigten Angelegenheiten und ihren wunden Punkten aus ihren Herkunftsfamilien heraus verstehen, müssen sie einander bei auftauchenden Problemen weniger bekämpfen und können stattdessen mehr Einfühlung und Mitgefühl zeigen. Das ist oft der entscheidende Wendepunkt von einer destruktiven zu einer konstruktiven Paarsituation.

Durch das Eingehen des Therapeuten auf die Lebensthemen der Partner fühlen sich diese nicht nur als »Partner«, sondern auch als Individuen wahrgenommen. Weitergehend geht es dann darum zu verstehen, wie sich die Partner in ihren individuellen Lebensthemen ähneln oder ergänzen, wodurch sich die individuelle mit der systemischen Sichtweise wieder verknüpft.

Aus Vergangenheit Gegenwart und Zukunft zu entwerfen, muss kein stundenlanges Unterfangen sein. Mithilfe der Time-Line-Methode kann relativ rasch ein Szenario hergestellt werden, in dem nicht nur die Lebenslinien der Partner, sondern auch die ihrer Eltern auf dem Boden ausliegen und mit Gegenständen, Bildbänden und Postkarten dramatisch gestaltet werden können. Allerdings braucht es hierfür einen größeren Raum, da zu den zwei Seilen für die Partner noch mindestens vier Seile für die Eltern hinzukommen. Zudem darf die zeitliche Abfolge, in der die Seile gelegt werden, nicht zu gequetscht oder gestaucht aussehe.

Die Time-Line-Methode kann in diesem Fall etwa folgendermaßen eingeführt werden:

»Mein Vorschlag ist, dass Sie mal einen Gang durch Ihre individuelle Geschichte machen und wir dabei gemeinsam einen Blick auf das Leben

Ihrer Eltern und auf Ihr Leben werfen. Vielleicht bringt Sie das auf neue Möglichkeiten, sich selbst und Ihren Partner besser zu verstehen. Sind Sie damit einverstanden?«

Wenn dann ein »Ja« erfolgt, bittet der Therapeut die Partner aufzustehen und für jeden Elternteil ein Seil auszuwählen und auf der gedachten Zeitachse auf dem Boden auszulegen. Entsprechend ihren inneren Bildern und ihrem Wissen vom Leben ihrer Eltern legen sie das Leben der Eltern von der Geburt über ihre Kindheit, Jugend und die Erwachsenenzeit mit ihren wichtigsten Stationen.

Erst dann wählen sie ein Seil für sich und legen ihre Lebenslinien zu denen der Eltern dazu.

Sind sowohl die eigenen Seile als auch die der Eltern gelegt, geht der Therapeut mit den Partnern an den Anfang des Lebens ihrer Eltern. Dann blicken alle von der Vergangenheit über die Gegenwart in die Zukunft. Symbolisch liegen jetzt das gesamte Leben der Eltern und das eigene vor den Partnern und dem Therapeuten ausgebreitet. Sich diesem Anblick zu entziehen ist kaum möglich. Häufig löst allein dieser Teil im Sinne von Katharsis und existenzieller Einsicht intensive Gefühle aus.

Die Partner werden gebeten, ihre Gedanken und Gefühle wahrzunehmen und mitzuteilen. Der Therapeut begleitet dies mit offenen Fragen, um so die Partner selbst auf neue Möglichkeiten des Verstehens und Handelns zu bringen.

Anschließend kann ein Gang entlang der Lebenslinie der Eltern und dann der eigenen angebracht sein. Auch hier ergeht wiederum die Bitte des Therapeuten, alles wahrzunehmen, was sie dabei empfinden. Verbal kann er diesen Prozess durch folgende Äußerung begleiten: »Überprüfen Sie dabei, was Sie von dem Leben Ihrer Eltern (Ihres Vaters, Ihrer Mutter) in Ihrem Leben wieder finden und auch wo Ihre Lebensspur ganz anders verläuft!« Anschließend wird darüber gesprochen.

Eine interessante Variante besteht darin, die Partner zu bitten, dabei die Körperhaltung und Gangart ihres Vaters oder ihrer Mutter einzunehmen – sich quasi in die »Schuhe ihrer Eltern« zu stellen – und dann in dieser Haltung langsam an der Time Line entlangzugehen. Dabei können die Partner zusätzlich gebeten werden, deren Haltung zu übertreiben. Diese körperorientierte, nonverbale Übung eignet sich sehr gut zur Identifizierung von internalisierten Elternbotschaften und Lernprogrammen sowie als Einstieg in das Thema der eigenen Lebensspur.

Die Anweisung des Therapeuten kann folgendermaßen lauten:

»Machen Sie sich ein inneres Bild von Ihrer Mutter (Ihrem Vater) in der Zeit Ihrer Kindheit … Nehmen Sie nun den typischen Gang und die typische Körperhaltung Ihrer Mutter ein. Nehmen Sie sich zunächst ein wenig Zeit, sich in diese Körperhaltung hineinzufinden und zu fühlen. Dann gehen Sie in dieser Körperhaltung an der Lebensgeschichte Ihrer Mutter und wenn Sie möchten an Ihrer eigenen entlang« (nach Görlitz, 2001).

Dieses Vorgehen führt häufig zu erstaunlichen Aha-Erlebnissen. Sie kann angenehme und schmerzliche Gefühle provozieren und erfordert deshalb manchmal eine Nachbearbeitung.

Dadurch dass mit beiden Partnern synchron gearbeitet wird und diese sich immer wieder über ihre Erfahrungen austauschen, profitieren sie direkt von der Anwesenheit ihres Partners, was für das gemeinsame Erleben des Paares als Vorteil zu sehen ist. Ein Nachteil dieses Vorgehens kann sein, dass die individuellen Themen nicht intensiv genug vertieft werden können. Als Kompromiss bietet sich an, die Lebensthemen von beiden nacheinander anzugehen und z. B. zuerst das Lebensthema des Mannes anzuschauen und in der nächsten Stunde das Lebensthema der Frau.

Ein oder mehrere Durchgänge durch das Leben der Eltern und das eigene Leben kann unter verschiedenen Gesichtspunkten und Themen erfolgen, deren Wahl von der Ausrichtung des Therapeuten und der Fragestellung oder Thematik des Paares abhängig ist.

Fallbeispiel

Das verheiratete Paar ist Anfang fünfzig. Nach mehreren Jahren fruchtloser Debatten war die Frau nicht mehr gewillt, die Beziehung fortzusetzen. Sie reichte die Scheidung ein und zog aus. Nach einer Phase, in der beide keinen Kontakt miteinander hatten, kam es zu einer Wiederannäherung, worauf sie ihren Scheidungsantrag zurückzog. Beide merkten aber rasch, dass sie ihre alten Probleme nicht losgeworden waren. Darauf suchten sie therapeutische Hilfe. Als das Paar über seine Kommunikationsprobleme sprach, wurde folgendes Muster deutlich: Der Mann sprach wenig und noch weniger über sich. Schnell hatte man das Gefühl, dass er sich nicht in die Karten schauen lassen wollte. Sie beklagte sich darüber, dass sie nicht wusste, wo sie bei ihrem Mann dran war. In der Vergangenheit habe sie immer versucht, es ihrem Mann recht zu machen. Die Situation habe dann meistens so geendet, dass sie den »schwarzer Peter« bekam. Ein Kommunikationstraining, das beide zusammen besucht hatten, habe daran nichts geändert.

Der Therapeut nimmt daher an, dass es sich bei dem geschilderten Problem nicht einfach um ein Kommunikationsproblem handelt. Er schlägt daher vor, sich damit zu beschäftigen, was sie in ihren Herkunftsfamilien als Kinder erlebt haben (Lebensthema). Dazu bittet er beide, sich verschieden farbige Seile für das Leben ihrer Eltern auszusuchen und diese auf einer gedachten Zeitlinie auf dem Boden auszulegen. Als nächstes sollen sie jeweils ein Seil für ihren Lebensweg dazulegen. Nachdem so eine begehbare Landschaft entstanden ist, wird beiden vorgeschlagen, sich in dieser frei zu bewegen und dabei an das von ihnen geschilderte Problem zu denken. Anschließend werden sie nach ihren Gedanken und Gefühlen gefragt. Der Mann sagt, er habe sich daran erinnert, dass bei ihm zu Hause wenig gesprochen worden sei. Man habe sich ohne viele Worte verständigt, sei sich aber trotzdem nahe gewesen. Die Frau teilt mit, dass in ihrer Familie ihre Mutter den Ton angegeben habe. Als Kind habe sie sich oft schuldig gefühlt. Bis heute habe sie mit ihrer Mutter heftige Auseinandersetzungen.

Anschließend wurden beide zu einem weiteren Durchgang an den Lebenslinien ihrer Eltern entlang eingeladen. Hierfür bekommen sie folgende Anweisung: »Während Sie sich in Ihre Kindheit zurückversetzen, können Sie sich überlegen, welche Musikrichtung zu der Atmosphäre passt, die in Ihrer Familie vorherrschte!«

Der Mann sagt, ihm sei »klassische Musik« eingefallen – etwas Ruhiges. Die Frau kann keine Musikrichtung nennen, sagt aber »irgendwas Schrilles«. Anschließend wurden beide gebeten, sich mit ihren Stühlen zwischen die Lebenslinien ihrer Eltern – also mitten ins »Kinderzimmer« – zu setzen und sich über ihre Elternhäuser auszutauschen, und dies angesichts der Probleme, die sie nicht losgeworden sind. Der Therapeut stellt neben jeden Partner einen Kinderstuhl.

Die Frau ist die Jüngste von drei Geschwistern. Ihre Mutter war eine unglückliche Frau. Als Nachzüglerin sollte sie offensichtlich noch einmal Freude in das Leben ihrer Mutter bringen. So war sie dauernd darauf aus, sich in ihre Mutter einzufühlen und es ihr recht zu machen, was ihr nur selten gelang. Eine der Folgen: noch als Erwachsene hat sie Probleme, sich zu entscheiden. Charakteristisch für ihre Familie sei auch gewesen, dass sehr viel Wert darauf gelegt wurde, wie man von anderen gesehen wurde. Der Platz neben dem Vater sei durch ihren Bruder besetzt gewesen. So habe Sie immer um alles kämpfen müssen, was sie gebraucht habe.

Der Mann hat ebenfalls Geschwister. In seiner Familie herrschte ein fragloses Zusammensein, dessen Mittelpunkt die Mutter war. Geredet sei nicht viel geworden. Man sei auch selten weggegangen. Die Eltern hätten lieber zu Hause gelesen. Auch er habe kein großes Bedürfnis gehabt, wegzugehen. Abgrenzung und Konflikte waren kein Thema in seiner Familie: Die Eltern waren einigermaßen liberal, er einigermaßen angepasst. So brauchte er sich auch nicht unbedingt festzulegen und sich damit der Gefahr auszusetzen, sich von anderen abzugrenzen.

Dem Therapeut fällt auf, dass beide ein ähnliches Thema aus ihren Herkunftsfamilien mitbringen. Der Mann will sich nicht festlegen, die Frau kann sich nicht entscheiden. Beide werden dann gefragt, wie bei einem Paar, bei dem sich der Mann nicht festlegen will und die Frau sich nicht entscheiden kann, ein Rendezvouz abläuft. Beide müssen schmunzeln und fühlen sich an viele Situationen erinnert, in denen sie in der Vergangenheit nicht zusammenfanden (das Bild von »Mr. Nichtfestleg« und »Mrs. Nichtentscheid« begleitet das Paar noch viele Stunden).

Beide werden gebeten, sich mit ihren Stühlen nun an ihre eigene Lebenslinie zu setzen, und zwar an den Anfang ihrer Partnerschaft. Die Kinderstühle bleiben an den Lebenslinien der Eltern stehen. Der Therapeut stellt an beide die Frage, was sie aneinander angezogen hat und ob sich für sie ein Zusammenhang zu ihren Erfahrungen als Kinder einstellt. Vielleicht helfe ihnen dabei hin und wieder ein Blick zu ihren Kinderstühlen. Die Frau sagt, dass sie bei ihrem Mann Geborgenheit und Nestwärme erlebt habe. Seine ruhige und auf den ersten Blick selbstgenügsame Art habe in ihr die Hoffnung geweckt, dass sie entgegen ihrer Beziehung zu ihrer Mutter keine Erwartungen »bedienen« und nicht mehr um alles kämpfen müsse. Mit der Zeit habe sie dann festgestellt, dass die Ruhe ihres Mannes auch eine Kehrseite für sie hatte: Sie wusste nie, wo sie dran war. So fing sie an, auch ihn zu »bedienen«. Dadurch sei sie wieder in die Rolle geraten, die sie in ihrer Herkunftsfamilie hatte.

Der Mann beschrieb die Anziehung, die seine Frau für ihn hatte, folgendermaßen: er habe ihre kämpferische Art bewundert und sie dadurch als die Stärkere von ihnen beiden erlebt. Dies habe in ihm die Hoffnung geweckt, sich ihrer Führung anschließen zu können und sich dadurch selbst nicht behaupten zu müssen. Anfangs sei die Rechnung aufgegangen. Dann habe er jedoch feststellen müssen, dass seine Frau große Probleme hatte, sich zu entscheiden. Damit habe er sich ihr nicht anschließen können, worauf er sich zurückgezogen habe.

Durch den nicht nur kognitiven Blick zurück fangen beide an zu verstehen, wie sich ihre Lebensthemen in ihrer Beziehung ineinander fügen und damit immer wieder neu aktualisiert werden: Sie, die ihre Mutter »bedienen« und die Familie nach außen repräsentieren musste, wählt einen muttergebundenen und darum weichen und sensiblen Mann, der sie »bedienen« soll. Er, der nie gelernt hat sich durchzusetzen, wählt eine kämpferische Frau, die Konturen in sein Leben bringen soll.

Damit könnte man den »impliziten«, das heißt unausgesprochenen Paarvertrag der beiden folgendermaßen formulieren: Sie wünscht sich eine erwartungsfreie, nichtverpflichtende Geborgenheit. Für das, was sie braucht, will sie nicht kämpfen müssen, sondern von ihrem Partner »bedient« werden. Er wünscht sich Führung, ohne dass dadurch das fraglose Miteinander in Frage gestellt ist, das ihm so vertraut ist. So wie seine Mutter soll seine Partnerin allzeit für ihn da sein. Auf eine kurze Formel gebracht heißen die zentralen Beziehungswünsche der beiden:

»Sei allzeit für mich verfügbar, ohne mich damit festzulegen!«

»Sei für mich da, ohne mich damit zu verpflichten!«

Beide stimmen die gewonnenen Einsichten milder gegeneinander. Gleichzeitig sehen sie auch klarer, dass sie sich diesen Themen weiter zuwenden müssen, wenn sie nicht wieder in die alten Muster geraten wollen.

Beide beschließen zunächst, die räumliche Trennung mit zwei getrennten Wohnungen aufrechtzuerhalten

Als nächster innerer Schritt wird es darum gehen, die in ihren Lebensthemen liegenden Entwicklungsaufgaben, die bisher liegen geblieben sind, anzugehen. Nach Kast (1996) sind Lebensthemen sowohl Ausdruck von zentralen Lebensproblemen als auch Ausdruck von Entwicklungsproblemen, die immer auch Entwicklungsthemen sind.

Ihre Entwicklungsaufgabe ist es, sich ihrer Angst vor Vereinnahmung zu stellen und eigene Entscheidungen treffen zu lernen. Seine Aufgabe ist es, sich seiner Angst vor Verlust und Trennung zu stellen und mehr Profil innerhalb der Beziehung zu entwickeln.

Paarprobleme fordern uns wie nichts anderes zu individueller Entwickung heraus (Willi, 2002). Wenn Partner in der Therapie zu dieser Einsicht kommen, bedeutet das die eigentliche Wende vom: »Du bist schuld an unserem Umglück« zum: »Du forderst mich genau da zu Entwicklung heraus, wo ich es am nötigsten habe!«

Für den Ehemann aus dem Fallbeispiel heißt das: »Du forderst mich heraus, mehr mit dir in Beziehung zu treten und mich klarer festzulegen.« Und für die Ehefrau heißt das: »Du forderst mich heraus, meine eigenen Bedürfnisse ernster zu nehmen und mich zu entscheiden.«

Weitere Themen, die mithilfe der Time-Line-Methode erlebnisnah mit dem Paar angeschaut werden können, sind z. B.:

- Schätze auf dem Speicher
- Delegationen
- Geheimnisse
- Familienbotschaften
- Verständnis für die Eltern
- Aussöhnung mit den Eltern
- Die eigene Lebensspur finden

Diese Themen eignen sich nicht nur als strukturierendes und fokussierendes Element innerhalb der Time-Line-Arbeit, sondern bieten auch Ansatzpunkte für entsprechende Anschlussübungen, die das Paar zu Hause selbst durchführen kann oder die in der darauf folgenden Sitzung bearbeitet werden. So kann einem Paar die Anregung gegeben werden, dass jeder der Partner auf zwei getrennten Blättern aufschreibt, was er vom Leben seiner Eltern weiter fortsetzen möchte bzw. was er zurücklassen will, weil es nicht zu seiner eigenen Lebensspur gehört. Daraus kann sich dann ein Ritual ergeben, bei dem die Partner ein Symbol für das, was Sie zurücklassen, an der Time Line ablegen.

Mögliche weitere Anschlussübungen (Görlitz, 2001) sind:

- Belastende Erziehersätze
- Elternvorstellung
- Familienbotschaften
- Tröster

5. Teilearbeit mit Paaren

5.1 Lernen Sie Ihre Persönlichkeitsteile kennen

Dass der Mensch kein einheitliches Wesen ist, das kraft seiner seelischen Bauweise mit sich selber einige wäre, sondern dass innere Vielfalt und Gegensätzlichkeit das eigentlich Menschliche ausmachen, ist heute fast schon eine geläufige Vorstellung. Oder doch nicht?

Lernen Sie ihre Persönlichkeitsteile kennen

»Stellen Sie sich vor, wie Ihre Seelenlandschaft von den verschiedenen Teilen Ihrer Persönlichkeit bewohnt wird.
Da gibt es lustige und traurige Teile,
kindliche und weise,
mutige und ängstliche.
Ein Teil Ihrer Persönlichkeit ist für Ihre Sicherheit zuständig,
ein anderer für Lebensfreude und Freiheit.
Jeder Ihrer Persönlichkeitsanteile hat also eine gute Absicht.
Innere Spannungen entstehen, wenn die Teile in ihrer guten Absicht gegeneinander arbeiten.
Keiner der beiden Teile ist dabei falsch oder im Unrecht.
Jeder möchte auf seine Weise für Sie sorgen und will nur Ihr Bestes.
Diese Willkommenshaltung allen Parteien gegenüber,
diese Toleranz und Wertschätzung gegenüber sich selbst
ist nicht leicht zu erlernen.
Warum?
Zu groß scheint die Gefahr, mit Schattenseiten des eigenen Selbst konfrontiert zu werden, die den gesellschaftlichen Idealen von Souveränität, Taffsein, Flexibilität und gutem Menschen zuwiderlaufen.
Zu verführerisch ist es daher, nur die Teile wahr- und ernst zu nehmen, die im Innen das Außen abbilden.
Das sind dann oft die lautesten und meinungsstärksten Teile.
Dabei macht gerade die Vielfalt unserer Persönlichkeitsteile den inneren Reichtum aus.
So könnten Sie aus der Not eine Tugend machen: Indem alle Teile zu Wort kommen, können die Teilwahrheiten zu einer integrierten Weisheit versammelt werden. Gemeinsam sind sie stark.
Lernen Sie Ihre Persönlichkeitsteile kennen.

Diese können
weiblich, männlich oder neutral sein,
jung oder alt sein,
mit lauter oder leiser Stimme sprechen,
auf Ihrer inneren Bühne vorn oder hinten stehen,
Raum haben, sich zu bewegen, oder sich eingesperrt fühlen,
ein reales Modell haben,
ein Prinzip oder Symbol sein,
ein Tier sein,
ein Teammitglied sein. Vielleicht entdecken Sie auch ein ganzes Team!
Denken Sie nun ein Problem oder an eine Situation, in der Sie in sich ganz gegensätzliche Impulse spüren oder ein undefinierbares Durcheinander. Versuchen Sie nun, Ihre inneren Regungen und Äußerungen einzeln herauszufiltern, gerade so, wie man bei einer Studioaufnahme eines Konzerts für jedes Instrument eine eigene Tonspur anlegt. Konzentrieren Sie sich für einen Moment nur auf diese eine Äußerung oder Stimme. Und erst dann auf die nächste. Nun können Sie sich fragen: Zu welchem Persönlichkeitsteil passt die Stimme, die Sie als Erste wahrgenommen haben, zu welchem die nächste und übernächste: Zu Ihrem Freiheitsteil, Ihrem Sicherheitsteil, Ihrem Kontaktteil, Ihrem Überlebensteil, Ihrem Anerkennungsteil, Ihrem kritischen Teil, Ihrem konservativen Teil usw.?
Die Aufzählung ist sicher nicht vollständig.
Machen Sie sich mit der Welt der Persönlichkeitsteile in Ruhe vertraut.
Fügen Sie Ihre eigenen Persönlichkeitsteile hinzu oder benennen Sie Ihre anders. Wichtig ist nur, dass Sie ihnen einen positiven Namen geben, der die eigentlich gute Absicht wertschätzt«.

5.2 Teilemodelle

Wenn Liebe und Partnerschaft gelingen sollen, dann kann es hilfreich sein, nicht nur zwei Menschen und deren Beziehung, sondern auch das Zusammenspiel zweier »inneren Mannschaften« ins Auge zu fassen.

Statt von »innerer Mannschaft« oder »innerem Team« wird auch einfach von »Teilen«, »Teilpersönlichkeiten« oder von »innerer Familie« und »innerer Ratsversammlung« gesprochen. Jeder dieser Begriffe stammt aus einem anderen Modell. Allen gemeinsam ist, dass sie von einer inneren Pluralität der menschlichen Persönlichkeit ausgehen. Unsere Reaktion auf einen Menschen, auf ein Ereignis oder auf eine anstehende Entscheidung ist häufig nämlich nicht eindeutig und klar, denn wir sind selten ein Herz und eine Seele. Oft melden sich vielfältige und widersprüchliche innere Stimmen, und manchmal fehlt uns auch schlichtweg eine innere Stimme. Indem wir alle diese Regungen und Strömungen beisammen haben, können wir die Teilwahrheiten der einzelnen zu einer integrierten Weisheit versammeln und der Welt mit vereinten Kräften begegnen – bis zur nächsten Herausforderung!

Im Folgenden möchte ich zunächst einige bekannte Teilemodelle aus der Familientherapie, der systemischen Therapie, der Hypnotherapie und der Kommunikationspsychologie vorstellen. Ausführlicher wird dabei das Modell des »inneren Teams« zu Wort kommen, da sich dasselbe aufgrund seiner Inszenierbarkeit besonders gut für die erlebnisaktivierende Arbeit mit Paaren verwenden lässt.

Das konkrete Vorgehen wird dann anhand mehrerer ausführlicher Fallbeispiele vorgestellt. Soweit mir bekannt, werden Teilemodelle bislang hauptsächlich in der Einzel- und in der Gruppentherapie eingesetzt. Ihr Einsatz in der Paartherapie ist eher selten, obwohl wir es hier häufig mit schwierigen Gesprächssituationen zu tun haben, für die es äußerst wertvoll ist, wenn die Partner ein gefühltes Wissen davon erlangen, was in jedem von ihnen vorgeht und wie sich dieses innere Geschehen auf den äußeren Gesprächsverlauf und die Entscheidungsfindung auswirkt.

Virginia Satirs Parts Party

Satir benutzt einerseits das Wort »Teil«, andererseits aber auch aussagegleich die Metapher der »verschiedenen Gesichter« eines Menschen.

Teile sieht sie als Träger von lebendiger Energie, sie beschreibt sie als vielfältig verfügbar, so z. B. in der Verbindung mit anderen Teilen, sodass für die Gesamtpersönlichkeit ein Mehr an Entwicklungsenergie zur Verfügung steht.

Im Laufe ihrer Tätigkeit hat sie mehrere Modelle und Techniken entwickelt, um mit den verschiedenen Teilen eines Menschen zu arbeiten. Eine dieser Techniken ist das so genannte »Theater des Inneren« (1997). Hier werden die verschiedenen Anteile in einer Phantasieinszenierung auf einer Bühne, der Lebensbühne, imaginiert. Dabei werden die verschiedenen Teile zuerst einmal ohne Wertung auf der inneren Bühne aufgestellt, dann aber in die Kategorien »Energiespender« und »Energiefresser« eingeteilt. Ihre Regeln und Skriptsätze werden herausgearbeitet, und die Teile treten dann in Interaktion miteinander. In einem zweiten Durchgang steht die Würdigung und Integration der einzelnen Teile im Mittelpunkt .

Eine ihrer weiteren Methode ist die »Parts Party«. Eine Parts Party ist ein Festspiel zur Integration der verschiedenen Seiten einer Persönlichkeit, das dem Protagonisten mithilfe von Rollenspielern in einer partyähnlichen Interaktion die Entwicklungsmöglichkeiten seiner verschiedenen Persönlichkeitsanteile aufzeigt.

Schlüsselelement beider Methoden ist die Externalisierung von Anteilen in eine Außensituation, sodass diese konkret physisch erfahr- und beobachtbar werden.

Das Modell der Inneren Familie von Richard Schwartz

Ein Teil ist für den Familientherapeuten Richard Schwartz (1997) nicht nur ein vorübergehender emotionaler Zustand oder ein gewohnheitsmäßiges Denkmuster, sondern ein einzelnes und autonomes Denksystem, das seinen eigenen Emotionsbereich, Ausdrucksstil, seine eigenen Fähigkeiten, Wünsche und Weltsicht hat. Ziel ist die Freisetzung von Ressourcen, die zuvor in polarisierten Beziehungen gebunden waren.

Als die Instanz, die die Führung im internalen System innehat, sieht er das Selbst, das über gute Führungsqualitäten verfügt und sich von den Teilen unterscheidet. Diese werden in drei Formen unterteilt und mit recht anschaulichen Begriffen bezeichnet: Manager, Verbannte und Feuerbekämpfer.

1. Manager sind Teile, die sich schützend und strategisch verhalten. Ihre Funktion ist es, die verbannten Teile auch wirklich hinter Schloss und Riegel zu halten.
2. Verbannte sind Teile, die sehr starke Gefühle aufweisen. Werden sie verletzt oder verärgert, werden sie von den Managern zum eigenen Schutz oder zum Schutz des Systems eingesperrt.
3. Feuerbekämpfer sind Teile, die heftig und automatisch reagieren, wenn die Verbannten erregt sind. Sie versuchen, ihre Gefühle zu beruhigen, und treten ins Spiel, wenn die Verbannten von den Managern nicht mehr kontrolliert werden können. Sie agieren oft in Form von Symptomen und haben eindeutig dissoziative Merkmale.

Innere Systeme geraten ins Ungleichgewicht, wenn es zu Polarisierungen kommt, das heißt, Teile werden gezwungen, ihre angestammte Rolle zu verlassen und in eine andere zu schlüpfen, die sie in Opposition oder Konkurrenz zu anderen Teilen bringt. Dies ist vergleichbar damit, wenn ein Kind seine angestammte Rolle als Kind verlässt und in die Partnerrolle wechselt. Nach Schwartz können die Teile die innere Führung an sich reißen. Therapieziel in einem solchen Fall ist es, dem Selbst seine Führung im inneren System zurückzugeben und jedem Teil seine wertgeschätzte Rolle zu übertragen.

Das therapeutische Vorgehen besteht aus insgesamt sieben Schritten, die hier nicht dargestellt werden sollen. Interessant jedoch ist, dass auch er – wie schon Satir – dissoziative Techniken verwendet. So bittet er z. B. den Klienten, einen Teil von ihm in einem abgeschlossenen Zimmer zu vergegenwärtigen, während das Selbst außerhalb des Zimmers imaginiert wird. Eine weitere dissoziative Technik ist die Vorstellung von zwei Stühlen, auf der zwei Teile beziehungsweise ein Teil und das Selbst Platz nehmen, um sich über ihre Situation auszutauschen. Auch wenn Schwartz den Begriff der Hypnose meidet, arbeitet er häufig mit leichten Trancezuständen, um damit die Aufmerksamkeit des Klienten auf ihr inneres Erleben zu lenken.

Konferenz mit der Inneren Familie

Ein weiteres populäres Modell stammt von dem systemischen Hypnotherapeuten Gunther Schmidt. Seine Grundthese ist, dass externale Beziehungssysteme wie die Familie oder eine Gruppe ihre Entsprechung finden in der inneren Abbildung als internale Beziehungssysteme. Im internalen, subjektiven Erleben erfahren wir dann die verschiedenen Anteile genauso, als ob es Wesen wären.

Das System der inneren Anteile umschreibt er mit Metaphern wie: Innere Familie, Tanz der Inneren Familie, innere Konferenz oder inneres Parlament. Im Gespräch mit den Klienten werden die Konstellationen des inneren Systems nachvollzogen und nachgebildet. Durch die Beschreibung der Dynamik analog zu der einer Familie oder einer Gruppe ergeben sich mehrere Vorteile:

- durch die stattfindende Personalisierung und Dissoziation werden die Kämpfe in das Außen verlagert, und dies führt zu einer Entlastung des Klienten.

- es entsteht Raum für neue Kommunikations- und Verhandlungsangebote, sodass andere Muster entstehen können.
- es zeigt sich, dass die innere Welt sinnlich genauso repräsentiert ist, als ob eine Konferenz von Familienmitgliedern stattfände, wodurch sie ihre Unfassbarkeit verliert; der Umgang mit ihr wird leichter.

Die erste Intervention besteht daher darin, eine gute Konferenzlage herzustellen, indem alle Anteile gebeten werden, in Sichtweite des Konferenzleiters oder Ratspräsidenten Platz zu nehmen. Diese Instanz muss unbedingt eingeführt werden, auch wenn der Klient sich nicht als Ratspräsident fühlt, sondern als von seinen inneren Anteilen beherrscht.

Die anschließende Frage ist dann weniger, was die einzelnen Anteile zum Ausdruck bringen, sondern die Beziehungs- und Interaktionsebene zwischen den Anteilen und dem Konferenzleiter.

Das beste Feedback, ob eine solche innere Konferenz gut oder schlecht abläuft, ist dabei die körperliche Reaktion des Klienten.

Alle drei bisher vorgestellten Modelle zeigen bei allen Unterschieden einige wichtige methodische Gemeinsamkeiten, die als Schlüsselelemente anzusehen sind:

1. Die Veranschaulichung des Modells durch eine eingängige Metapher
2. Die Installierung einer zentralen Instanz, die nicht mit den Teilen identisch ist
3. Die Dissoziation der Teile
4. Die Personalisierung der Teile
5. Die Fokussierung der Aufmerksamkeit nach innen durch Induktion einer leichten Trance
6. Die Versöhnung und Integration bisher abgelehnter Teile

Die drei vorgestellten Teilemodelle kommen überwiegend in der Einzel- und Gruppentherapie zum Einsatz.

5.3 Die Metapher vom Inneren Team

Für die Teilearbeit mit Paaren orientiere ich mich an dem Modell des »Inneren Teams«, das auf den Kommunikationspsychologen Friedemann Schulz von Thun (1998) zurückgeht. Es weist eine Reihe von Parallelen zu den Modellen von Satir, Schwartz und Schmidt auf, ist aber einfacher zu handhaben und auch schon mehrfach für die therapeutische Arbeit mit Paaren erprobt (Bossemeyer und Lohse, 1994; Bossemeyer, 2004; Weber, 2004).

Schulz von Thun sieht in der inneren Pluralität ein menschliches Wesensmerkmal. Die Erkenntnis, dass die menschliche Seele eine faszinierende innere Gruppendynamik aufweist, und die Entdeckung, dass die dort waltenden Verhältnisse eine erstaunliche Analogie zu denen in realen Gruppen und Teams aufweisen, haben zu der Metapher des Inneren Teams geführt.

Das Modell des Inneren Teams basiert auf sechs Grundsätzen:

1. Die Lehre von der inneren Pluralität des Menschen:
   Es gibt viele Anteile in uns, die alle einen Platz und eine Stimme haben.
   Sie können zwar zusammen, aber auch gegeneinander arbeiten.
2. Die Lehre von der Inneren Führung:
   Die zentrale Instanz ist der Teamchef, der bei Konflikten von Teilen vermittelt und die Aufgabe hat, aus den vielen Teilen ein gut funktionierendes Team zu gestalten.
3. Die Lehre vom inneren Konfliktmanagement:
   Her geht es um die Art, wie mit Konflikten im Team umgegangen wird.
4. Die Lehre vom Aufbau der Persönlichkeit:
   Manche Teile agieren auf der inneren Bühne mehr im Vordergrund andere eher Im Hintergrund, wiederum andere sind verbannt oder gelten als innere Außenseiter. Es gibt eine typische Grundaufstellung von Teilen, die von der menschlichen Persönlichkeit bestimmt werden.
5. Die Lehre von der Variation innerer Mannschaftsaufstellungen:
   Je nach Kontext, Thema und Gegenüber kann die innere Mannschaftsaufstellung eine andere sein. Diese entstehen entweder spontan oder liegen als vorgefertigte Teamaufstellung vor.
6. Die Lehre vom Gehalt der Situation:
   Hier geht es um die situationsgerechte Aufstellung des inneren Teams.
   Zu jeder Situation gehört eine gewisse Stimmigkeit von Situation und Innerem Team, die nicht immer gelingt.

Vom Inneren Team kann man daher in einem zweifachen Sinne sprechen. Zum einen versteht man darunter das Modell, das die Dynamik des menschlichen Seelenlebens in Analogie zu einer Arbeitsgruppe zu fassen versucht. Es ist phänomenologisch, indem es die inneren Wortmelder so aufnimmt, wie sie erscheinen und ohne sie in den Kontext einer Theorie von der Persönlichkeit des Menschen zu stellen, zum Beispiel Freuds Einteilung ins Es, Ich und Über-Ich. Ein weiteres Merkmal dieses Modells ist die Personalisierung; Seelische Kräfte mit abgrenzbaren Anliegen werden als Personen im Kleinformat aufgefasst , als Mitglieder eines größeren Teams mit kognitiven, emotionalen, motivationalen und unbewussten Anteilen. Weitere Merkmale sind die Visualisierung und die Inszenierung. Während die Visualisierung dem Heraustreten aus dem Gefühlswirrwahr und damit der Distanzierung und Disidentifikation dient, geht es bei der Inszenierung um die erlebnisaktivierende Aufführung des inneren Geschehens auf einer Bühne , in dem die Partner abwechselnd in die Rolle ihrer verschiedenen Teammitglieder schlüpfen.

Zum anderen sprechen wir vom Inneren Team auch im Sinne eines konkret erhobenen Teams. Dieses ist durch zweierlei definiert: durch seine Besetzung (wer hat sich eingefunden, mit welcher Botschaft und welchem Namen) und durch die Beziehungen der Teammitglieder untereinander und zum Oberhaupt. Die Art und Weise, wie diese inneren Anteile miteinander umgehen, ist für das innere Betriebsklima sehr entscheidend und für die therapeutische Arbeit ebenso bedeutsam wie die Inhalte ihrer Botschaften. Geht es darum, ein konkretes Inneres Team zu erheben, besteht das generelle Vorgehen aus vier Schritten.

(1) Der erste Schritt besteht in der Einführung der Teile-Sprache und der Grundlagen des Modells. Aufgrund der Parallelitätsthese, dass die innere Dynamik im Seelenleben des Menschen in weiten Teilen der Dynamik entspricht, wie sie sich in Gruppen und Teams ereignet, kann hier direkt an Alltagserfahrungen der Klienten angeknüpft werden. Auch Beispiele aus der Literatur und Dichtung können verwendet werden wie z.B. Goethes »Faust« oder »Dr. Jekyll und Mr. Hyde«. Daneben gibt es noch eine Reihe bekannter Sprichwörter wie »das Kind im Manne«. Auf die bei Paaren verwendete Standardeinleitung wird innerhalb der Fallbeispiele eingegangen.

(2) Der zweite Schritt besteht in der Erhebung des Inneren Teams. Mit der Frage: »Was regt und rührt sich in Ihnen, wenn Sie an Ihr Problem denken?« beginnt die Erhebung des Inneren Teams. Ganz wesentlich für die Wirkung der Teilearbeit ist, dass die Partner einen Zugang zu ihren inneren Teammitgliedern finden. In der Praxis haben sich verschiedene Möglichkeiten bewährt, diesen Identifikationsprozess zu unterstützen.

Name und typischer Satz: Hier geht es darum, einen typischen Satz zu finden und das entsprechende Teammitglied mit einem Namen zu versehen. Die eigenständige oder gemeinsame Suche zusammen mit dem Therapeuten nach einem Namen ermöglicht eine erste Auseinandersetzung mit der jeweiligen inneren Stimme.

Beschriftung von Karten: Um sich die einzelnen Stimmen nicht alle merken zu müssen und sie nach der Erhebungsphase auslegen zu können, ist es ratsam, die einzelnen Stimmen auf farbigen Metaplankarten zu notieren.

Symbole: Durch die Wahl eines Symbols wird ein nonverbaler und projektiver Zugang zu den Eigenschaften des Teammitglieds hergestellt. Die Wahl geschieht dabei meist ohne rationale Begründung. Durch die Berührung des Symbols wird die Identifikation mit ihm und darüber mit dem entsprechenden Teammitglied verstärkt.

Körperhaltung und Stimmlage: Eine weitere Möglichkeit ist das Einnehmen einer für dieses Teammitglied typischen Körperhaltung und Stimmlage. Durch das Einnehmen einer bestimmten Körperhaltung kann man sich auch besser in das zugehörige Gefühl einstimmen.

Vom Therapeuten verlangt eine solche Erhebung drei Qualitäten: Empathie, allparteiliche Wertschätzung und Prägnanz (Schulz von Thun, 2004). Empathie bedeutet, dass er sich einfühlen kann in die einzelnen Teammitglieder. Allparteiliche Wertschätzung besteht darin, dass der Therapeut jedes einzelne Mitglied zu würdigen versteht und sich nicht mit dem einen gegen das anderen, verbündet. In dieser Gefahr ist nämlich meist der Klient selbst als Oberhaupt seines Teams. Prägnanz schließlich bedeutet, dass jedes Teammitglied in seinem Wesen treffsicher erfasst ist.

Das so entstehende interne Teambild (Strukturbild 1. Ordnung) ist vollständig, aber noch ungeordnet additiv. Trotzdem führt es meist schon zu einer Beruhigung der Partner, da das innere Chaos nach außen verlagert wird und sie mitbekommen, wer alles bei ihm mitmischt.

(3) Der dritte Schritt besteht nun darin, die Teammitglieder so aufzustellen, dass die innere Gruppendynamik sichtbar wird: Wer steht wo mit wem zusammen gegen wen? Wie sind die Beziehungen zueinander? Wer hat das größte Mundwerk, wer versteckt sich im Hintergrund? Wer ist als innerer Außenseiter verbannt und gleichsam hinter Schloss und Riegel, wer schiebt davor Wache und spielt den Aufpasser?

(4) Die nächsten Schritte hängen von der weiteren Zielsetzung ab. Generell eignet sich das Modell des Inneren Teams für folgende Anwendungsmöglichkeiten (Schulz von Thun):
- Methode der Selbstklärung
- Methode zur Diagnose seelischer Störungen und Pluralitäten
- Methode zur Lösung innerer Störungen
- Persönlichkeitsentwicklungsmodell
- Inneres Team als Ideal für eine pluralismusfreundliche seelische Grundhaltung.

Wie diese Auflistung deutlich macht, gehen die Anwendungsmöglichkeiten dieses Modells weit über den therapeutischen Bereich hinaus. Für den Bereich der Paartherapie eignet es sich vor allem als Methode zur Selbstklärung und zur Lösung innerer Störungen:

(1) Selbstklärung ist die Voraussetzung für eine eindeutige und kraftvolle Kommunikation zwischen den Partnern und nicht zuletzt als innere Voraussetzung für stimmiges Handeln. Stimmigkeit ist definiert als zweifache Übereinstimmung, sowohl mit sich selbst als auch mit dem Gehalt der Situation. Zwar bedeutet Selbstklärung noch keine Lösung des Problems. Im Gegenteil, das innere Durcheinander wird erst so richtig deutlich. Auf der anderen Seite führen die Identifikation mit den einzelnen Teilen, das anschließende Gewinnen eines Überblicks und das Verstehen, was dort vor sich geht, zu einer gewissen Klarheit und Beruhigung.

Hilfe zur Selbstklärung ist Hilfe zur Authentizität. Und Authentizität ist in Paarbeziehungen sowohl ein Ziel an sich als auch eine notwendige Voraussetzung für anstehende Klärungsprozesse zwischen den Partnern.

Sind die Partner in der Lage, auch bei schwierigen Themen innezuhalten und zu klären: Was geht dabei wirklich in mir vor? Wenn sie dann ihre innere Mannschaftsaufstellung offen und ehrlich auf den »Tisch legen« können, ist schon viel gewonnen. Dazu benötigen sie einen geschützten Rahmen und eine Methode, die diesen Prozess klar strukturiert und überschaubar hält.

(2) Die Lösung innerer Störungen kann durch folgende Interventionsmethoden angeregt werden:

- Innere Ratsversammlung: Alle Teammitglieder, repräsentiert durch Kissen oder Stühle, setzen sich unter Leitung des Oberhauptes um einen runden Tisch mit der Aufgabe, eine Reaktion auf das anstehende Problem zu finden, hinter der möglichst alle stehen können. Jeder wird angehört, sagt, was sein Anliegen ist und was er tun würde, wenn es nur nach ihm ginge. Anschließend erfolgen Dialog und Diskussion mit der Idee, aufeinander zuzugehen.
- Dialog der Antagonisten: Wird ein Hauptkonflikt zwischen zwei Gegenspielern deutlich, ist es sinnvoll, dass die beiden den direkten Dialog miteinander suchen. Dazu kann die »2-Stühle-Technik« verwendet werden, wie sie vom Psychodrama und der Gestalttherapie her bekannt ist. Ziel ist es, eine Integration der Gegensätze zu erreichen, wodurch das Handeln an Stimmigkeit gewinnt und der Partner weiß, woran er beim anderen ist.
- Integration von Außenseitern: Abgelehnte Anteile werden oft auf den Partner projiziert und dort bekämpft. Gelingt es, diese in das eigene Team zu integrieren, wird dieser entlastet und kann sich dem Partner gegenüber wieder öffnen. Gelingt es den Partnern, auch die Anteile von sich anzunehmen, die nicht so recht zu ihrem Selbstbild und erst recht nicht zu ihrem Idealbild passen, können sie friedlicher und offener miteinander zusammenleben.

5.4 Das praktische Vorgehen bei Paaren

Im Folgenden schildere ich die praktische Vorgehensweise nach dem Modell des Inneren Teams bei Paaren. Die Methode eignet sich immer dann, wenn sich die Partner argumentativ festgebissen haben und inhaltlich nicht weiterkommen.

Der gesamte Ablauf lässt sich in sieben Phasen oder Schritte unterteilen:

1. Einigung auf ein Thema
2. Erkundung der Inneren Teams der Partner
3. Einführung der Spielfeldmetapher
4. Interaktionsphase und Dialog der Teile
5. Heraustreten und Dialog der Partner
6. Metaphorische Lösungsphase
7. Abschluss und Transfer

1. Einigung auf ein Thema

Zunächst einigen sich die Partner auf ein Thema, das beiden wichtig ist, sodass von einem gemeinsamen Interesse ausgegangen werden kann. Solche Themen können zum Beispiel berufliche oder finanzielle Entscheidungen sein, das Maß an Freiheit in der Partnerschaft, Kinderwunsch, Untreue eines Partners und auch das Thema Sexualität.

Die Räumlichkeit sollte nicht zu klein sein, da ein zentrales Element der Methode darin besteht, für die einzelnen Teammitglieder beschriftete Karten auf einem symbolischen Spielfeld auszulegen.

Weiterhin werden Stifte, Schreibunterlagen, farbige DIN-A5-Blankokarten, ein Seil oder Band sowie einige symbolträchtige Gegenstände benötigt. Zwei zusätzliche Stühle markieren den neutralen Punkt außerhalb des Spielfeldes und dienen der »Besprechung der Teamchefs«.

Die standardmäßige Einführung sollte eine Zusammenfassung dessen beinhalten, was bisher schon zu dem Thema gelaufen und wie dies beim Therapeuten angekommen ist. Daran anknüpfend kann er dann die Methode etwa folgendermaßen einführen: »Mein Eindruck ist, und prüfen Sie ob der stimmt, dass Sie sich in Ihrer Diskussion festgebissen haben … und sich Ihr Blick mehr und mehr verengt … Sie haben jetzt sozusagen innerlich Stellung bezogen, sodass nur noch ganz bestimmte Stimmen in Ihnen zu Wort kommen und andere nicht … Dadurch geht vielleicht Wichtiges verloren ...! Wenn Sie soweit mit mir einig sind, möchte ich Ihnen jetzt die Gelegenheit geben, sich mit dem Thema mal in einer anderen, mehr spielerischen, Art und Weise zu beschäftigen«.

2. Erkundung des Inneren Teams

Im zweiten Schritt werden die Partner gebeten, sich umzudrehen und Rücken an Rücken zu sitzen. Jeder erhält dann eine Schreibunterlage, einen Stift und kann sich einen Stapel farbiger Karteikarten nehmen. Damit die Erkundung des Inneren Teams nicht inflationär ausufert und dadurch an Prägnanz verliert, sage ich, dass die meisten Menschen mit maximal sieben Karten auskommen.

Dadurch, dass die Partner Rücken an Rücken sitzen, können sie sich nicht sehen und daher weniger beeinflussen. Ich betone auch, dass jeder sein Tempo hat und dass ausreichend Zeit zur Verfügung steht, und erkläre, dass die Zahl der Karten nicht ausschlaggebend ist, sondern die Offenheit beider Partner.

Nach diesen Vorbereitungen werden beide gebeten, sich auf sich zu konzentrieren (dazu können sie für einige Momente die Augen schließen oder einen gegenüberliegenden Punkt fixieren) und nacheinander alle Stimmen und Regungen, die sich jetzt zu diesem Thema melden, gesondert auf eine Karte zu schreiben.

Der Therapeut begleitet diese Phase verbal. Er wählt hierfür eine metaphorische Sprechweise, spricht leise und macht immer wieder Pausen. Hierbei orientiert er sich an dem Rhythmus des Paares, sodass eine Synchronizität zwischen den Worten des Therapeuten und dem inneren Suchprozess des Paares entsteht:

»Gibt es eine Stimme, die sich gleich als Erste deutlich zu Wort meldet?«

»Es kann zunächst auch nur ein Gefühl sein. Geben Sie dem Gefühl Worte!«

»Und welche Stimme oder Regung meldet sich als nächste?«

»Denken Sie beim Schreiben daran: In der Kürze liegt die Würze!«

»Achten Sie mal darauf, ob sich auch die eine oder andere leisere Stimme meldet.«

»Oder ein Gegenspieler?«

»Erlauben Sie sich, in diesem geschützten Rahmen wirklich alle Meinungen in Ihnen wahrzunehmen!«

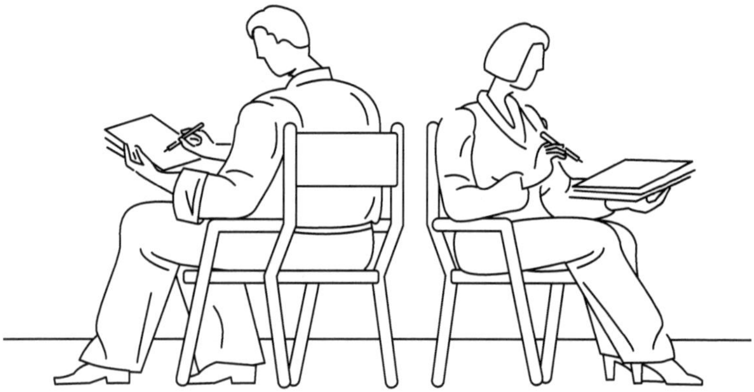

Bild 13: Erkundung des Inneren Teams

»Es könnte sich noch eine Stimme melden, die Sie aus welchen Gründen auch immer am liebsten in den Untergrund verbannen möchten! Vielleicht ist dies eine besonders wichtige Stimme! Sie können sie später immer noch verbannen!«

»Ich bin schon gespannt, welche innere Mannschaft da zusammenkommt!«

»Geben Sie mir durch ein leichtes Kopfnicken ein Zeichen, wenn Sie ihre innere Teamkonferenz abgeschlossen haben.«

Das Modell des Inneren Teams unterscheidet zwischen »Frühmelder« und »Spätmelder«, »laute« und »leise« Stimmen und »willkommene« und »unwillkommene« Stimmen. Natürlich sind auch noch weitere Klassifikationen möglich.

Haben die Partner ihre Karten beschriftet, können sie sich einander wieder zuwenden.

Der Therapeut fragt dann, wie beide diesen Teil erlebt haben und ob sie eventuell einen Unterschied zu sonst festgestellt haben. Dabei ist darauf zu achten, dass die Partner nicht schon inhaltlich in das Thema einsteigen, sondern nur über den bisherigen Prozess sprechen und wie sie sich jetzt fühlen. Mit diesem Feedback ist der zweite Schritt abgeschlossen.

Meist entsteht bereits durch diesen ersten Schritt eine andere Atmosphäre: Die Partner sind mehr bei sich und nach innen konzentriert. Die sonstige Spannung lässt nach: Beide haben sich darauf eingelassen, sich offen und ehrlich zu begegnen, jeder riskiert gleich viel.

3. Einführung der Spielfeldmetapher

Jetzt wird der nächste Schritt angekündigt. Dazu wird die Spielfeldmetapher eingeführt. Der Raum wird mit einem Seil oder Band in zwei Teile halbiert, sodass jedem Partner die Hälfte der Fläche zur Verfügung steht und er dort »seine Mannschaft platzieren« kann.

Dann werden die beiden Stühle, auf denen sie bis dahin gesessen haben, als Stühle für die beiden Teamchefs bzw. Oberhäupter als neutraler Punkt am Rand des Spielfeldes aufgestellt und in der nachfolgenden Arbeit auf dem Spielfeld nicht verwendet. Sie werden so hingestellt, dass die Partner von dort auf das Spielfeld schauen können – ähnlich der Trainerbank bei vielen Mannschaftssportarten.

4. Interaktionsphase und Dialog der Teile

Beide legen dann ihre Karten auf ihrer Hälfte des Spielfeldes auf den Boden. Die Anweisung ist: »Legen Sie die Karte nahe an die Linie, die das Spielfeld in zwei Hälften trennt, die sich zuerst gemeldet und die sich besonders laut und deutlich gemeldet haben. Folgen Sie dann im Weiteren einfach Ihrem Gefühl und legen Sie alle Karten in Ihrer Hälfte ab. Achten Sie dabei nicht auf Ihren Partner, bleiben Sie bei sich. Wenn Sie allen Stimmen und Meinungen einen guten Platz gegeben haben, können Sie das in Ruhe auf sich wirken lassen.«

Haben beide ihr Inneres Team mit den Karten als Stellvertreter für die inneren Teammitglieder räumlich aufgebaut, beginnen der Prozess der Identifizierung mit den einzelnen Teilen und die Interaktion der Teile. Die Partner wechseln sich dabei ab. Einer der Partner wird gebeten, ein Teammitglied auszuwählen und sich stellvertretend für dieses auf die entsprechende Karte zu stellen und dann in die Rolle dieses Teils zu schlüpfen. Hierfür erweist es sich oft als hilfreich, dass der Partner die dem inneren Teammitglied entsprechende Körperhaltung einnimmt. Aus dieser Rolle sagt er dann, was dieses Teammitglied typischerweise zu sagen hat. Dies sollte möglichst prägnant ausfallen. Er bleibt dann auf dieser Karte stehen. Der andere Partner schaut nun, welches Innere Teammitglied sich jetzt angesprochen fühlt und reagieren will, und stellt sich dann in seiner Hälfte auf die entsprechende Karte. Nun nimmt dieser die entsprechende Körperhaltung dieses inneren Teammitglieds ein und sagt dann einen typischen Satz zu seinem Gegenspieler.

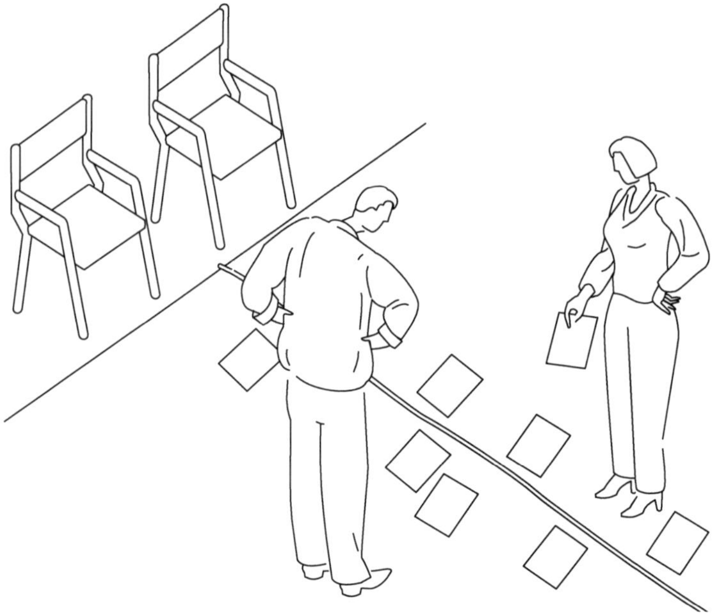

Bild 14: Interaktionsphase und Dialog der Teile

Nach und nach kommen so alle Teammitglieder aufs Feld und interagieren miteinander. Dabei wird deutlich, wer auf wen reagiert, welches die hauptsächlichen Antagonisten sind und welche Stimmen in der Dynamik der Hauptakteure unterzugehen drohen. Meist zeigt sich, dass beide zunächst mit ihren lautesten und meinungsstärksten Teammitgliedern agieren und reagieren, sodass es Aufgabe des Therapeuten sein kann, sich für die weniger lautstarken und verbannten Teammitglieder einzusetzen.

Während dieser dialogischen Auseinandersetzung stellt er sich dicht neben das Teammitglied, das gerade am Zug ist. Durch die räumliche Nähe des Therapeuten zu jedem einzelnen Teammitglied fühlt sich dieses wahrgenommen und wertgeschätzt. Außerdem hat der Therapeut dadurch die Möglichkeit, die Technik des »Doppelns« einzusetzen – d. h.

sowohl Aussagen des Teammitglieds zu verstärken als auch stellvertretend für dieses zu sprechen.

Eine weitere Technik, die der Therapeut einsetzen kann, ist, dass er selbst Kontakt mit einem Teammitglied aufnimmt und mit diesem in einen Dialog eintritt. Zum einen geht es hierbei darum, dieses Teammitglied näher kennen zu lernen, zum anderen können an ihn Fragen gestellt werden, die den Partner betreffen. Dabei kommt es nicht so sehr darauf an, eine schlüssige Antwort zu erhalten als vielmehr die Idee zu säen, dass jedes Teammitglied einen wichtigen Beitrag zur Erhellung der Situation beitragen kann. Der Einsatz dieser Technik empfiehlt sich gerade bei solchen Teammitgliedern, die bisher nicht oder zu wenig zu Wort kamen.

Wenn beide Partner engagiert und kreativ vorgehen, kann sich der Therapeut natürlich mehr zurücknehmen und vom Rand des Spielfeldes aus den Prozess beobachten. Meist jedoch benötigen die Paare seine ganze Aufmerksamkeit und Unterstützung.

Diese Phase kann als abgeschlossen angesehen werden, wenn alle Teammitglieder zu Wort gekommen sind und aufeinander reagiert haben. Bevor die Partner dann fürs Erste das Spielfeld verlassen, sollen sie noch einen Blick auf ihre eigene Mannschaftsaufstellung werfen und sich der Situation gewahr werden.

5. Heraustreten und Dialog der Partner

Anschließend nehmen sie auf ihren Stühlen an der Seitenlinie Platz, treten also aus dem aufwühlenden Geschehen heraus. Sie sitzen jetzt nebeneinander und können von dort auf die beiden Spielfeldhälften schauen. Der Therapeut bittet sie, sich die eigenen Teammitglieder und die des Partners vor dem inneren Auge noch einmal wachzurufen, sich deren Rolle während der Interaktion bewusst zu machen und die damit verbundenen Gefühle und Impulse Revue passieren zu lassen. Ob er dann zunächst jeden einzeln bittet, sich zu äußern, oder die Partner direkt zum gegenseitigen Austausch einlädt, hängt von der konkreten Situation ab. Indikator für das eine oder andere Vorgehen ist für mich, wie stark die Partner bei sich und ihrem Erleben sind. Ist das nicht der Fall, ist das erste Vorgehen vorzuziehen.

Wichtig ist auch, dass der Therapeut immer wieder betont, dass die Partner jetzt auf ihren Chefsesseln sitzen und sich nun unter wertschätzender Berücksichtigung der zahlreichen Meinungen der Mitglieder ihres Teams diesen den Weg weisen müssen. Die angestrebte Stärkung der Rolle des Teamchefs als zentrale Instanz kann auch entsprechend stimmlich (kräftig, humorvoll) und gestisch (Therapeut zeigt mit der einen Hand auf das Spielfeld, mit der anderen unterstreicht er die Außenlinie) unterstrichen werden.

Für die Partner wird unmittelbar deutlich, weshalb sie in ihrem äußeren Verhalten bisher so und nicht anders reagieren und welche ihrer Teammitglieder in den Untergrund abgedrängt sind. Außerdem stellen sie fest, dass sich im Team ihres Partners Teammitglieder finden, die sie dort nicht erwartet haben. Durch die Wahrnehmung, dass der ängstlichere Partner auch einen Wunsch nach Freiheit hat und der Mutigere auch einen ängstlichen Teil, können sich bislang bestehende Polarisierungen auflösen. Ein häufiger Impuls der Partner ist der, einzelne Teammitglieder – insbesondere solche aus der zweiten oder dritten Reihe wei-

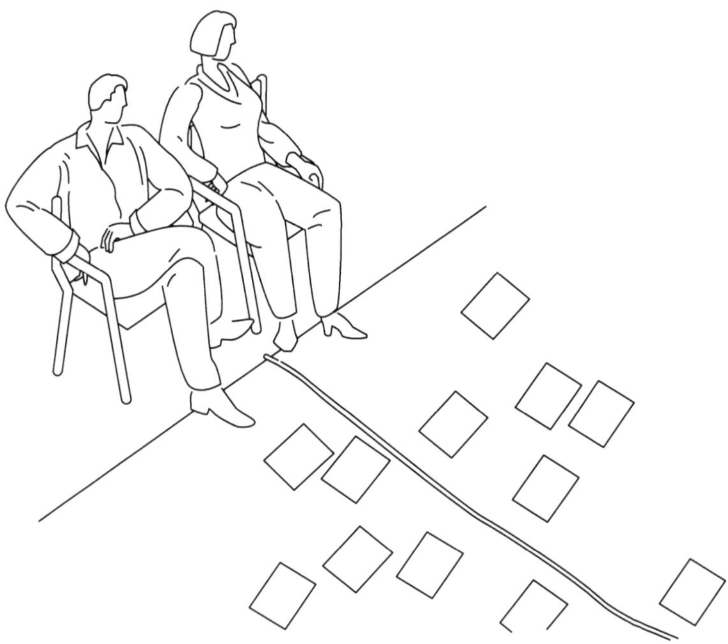

Bild 15: Heraustreten und Dialog der Partner

ter nach vorne zu gruppieren und dafür eventuell ein Teammitglied aus der ersten Reihe – weiter nach hinter zu platzieren.

Der Therapeut kann dabei auch eigene Ideen und Impulse einbringen, zum Beispiel wenn ein Teammitglied fehlt, das in dieser Situation angebracht wäre oder ein Teammitglied dazwischenkommt, das in dieser Situation unangebracht ist.

Sind sämtliche Ideen und Impulse zur Sprache gekommen, ist dieser Schritt abgeschlossen.

6. Metaphorische Lösungsphase
Die Partner werden nach dieser Aus- oder Besprechungszeit gebeten, ihre Lösungsideen dadurch umzusetzen, dass sie die Karten als Stellvertreter für die inneren Teammitglieder entsprechend neu gruppieren. Auf eine ausführliche Interaktionsphase wird hierbei verzichtet, die Partner können aber z. B. den Platz eines Teammitglieds einnehmen und sich so in seine neue Position einfühlen. Die Partner nehmen wahr, was jetzt bei ihnen und bei ihrem Partner anders ist und wie sie sich damit fühlen. Andere Interventionsmöglichkeiten sind die Durchführung einer inneren Ratsversammlung, Dialog der Antagonisten und Integration von Außenseitern.

7. Abschluss und Transfer
Danach nehmen die Partner noch einmal auf Ihren Stühlen außerhalb des Spielfeldes Platz. Der Therapeut fragt, wie es Ihnen am Ende der Stunde geht und ob es noch etwas zu sagen gibt. Er schlägt dem Paar vor, vorerst keine vorschnellen Schritte zu unternehmen, sondern die Sitzung auf sich wirken zu lassen und sich und die Beziehung zu beobachten.

Abschließend möchte ich noch einige Schwierigkeiten ansprechen, die bei diesem Vorgehen auftauchen können:

- Die Angst eines oder beider Partner, dass sensible oder unsichere Teammitglieder vom anderen verletzt werden. Der Therapeut sollte erklären, dass er alles ihm Mögliche tun wird, dass dies nicht passiert.
- Einer der Partner bezieht sich mehr auf die Teammitglieder des Partners als auf seine eigenen. In diesem Fall sollte der Therapeut versuchen, diesen Partner darin zu unterstützen, den Fokus mehr auf

die eigenen Teammitglieder zu lenken. Dies kann er u.a. dadurch tun, dass er sich mit seinem Körper zwischen die Partner stellt und ihnen damit die Sicht verwehrt.

- Die Veränderung von Teammitgliedern im Prozess. Hierbei ist darauf zu achten, ob dadurch der Charakter dieses Teammitglieds bis zur Unkenntlichkeit verfälscht wird oder ob vielleicht ein neues Teammitglied dazugekommen ist.
- Die Identifizierung mit einem bestimmten Teammitglied kann starke Gefühlsreaktionen auslösen. Der Therapeut sollte dabei grundsätzlich achtsam vorgehen und den Prozess nur vertiefen, wenn der Partner damit einverstanden ist. Als Notbremse dienen das Verlassen des Spielfeldes und die Einnahme einer Metaposition.
- Die Wiederholung der alten Vorwürfe: Wenn der Therapeut dies bemerkt, sollte er sofort eingreifen, um den Partner zu schützen. Als weitere Sofortmaßnahme kann er das Tempo verlangsamen, Formulierungshilfen anbieten oder doppeln. Auch die Erinnerung daran, was das eigentliche Anliegen des Teammitglieds ist, kann gegensteuern.

Mit entscheidend für den Erfolg dieser Methode ist, dass alle für das Thema des Paares wichtigen Teammitglieder auf den Plan treten, was nicht immer einfach, aber umso wichtiger ist. Oft sind gerade die Teammitglieder, die auf den ersten Blick kaum in Erscheinung treten, für einen anderen Umgang mit dem Thema von großer Bedeutung. Aus diesem Grund ist eine genaue und sorgfältige Erhebung aller Stimmen und Regungen wichtig. Der Therapeut kann die Partner darauf besser oder weniger gut einstimmen.

Die Arbeit mit der Metapher des Inneren Teams möchte ich nun anhand einiger ausführlicher Fallbeispiele darstellen. Ich habe dabei Themen ausgewählt, die bei Paartherapeuten häufig nachgefragt werden: Kinderwunsch, Fremdgehen, vorübergehende Trennung der Partner und sexuelle Probleme.

Bei den Fallschilderungen habe ich mich um eine möglichst anschauliche und detaillierte Darstellung bemüht. Allerdings ist es kaum machbar, die komplexen und auf mehreren Ebenen stattfindenden sprachlichen und nichtsprachlichen Prozesse gleichermaßen zu beschreiben. So war es nicht immer möglich, neben der Schilderung des

Prozesses des Paares auch noch die sprachliche Begleitung durch den Therapeuten und die gemeinsame Bewegung mit dem Paar darzustellen. Ich möchte daher ausdrücklich betonen, dass diese beiden Elemente außerordentlich wichtig sind.

5.5 Fallbeispiel Kinderwunsch

Wenn Paare mit dem Thema Kinderwunsch eine Paartherapie in Anspruch nehmen, tun sie dies in der Regel aus folgenden Gründen:

- einer der Partner möchte ein Kind, der andere ist sich unsicher oder will kein Kind;
- es gibt Probleme bei der Entscheidungsfindung, wann der geeignete Zeitpunkt für ein Kind ist;
- es werden seelische Ursachen vermutet, die dem Kinderwunsch entgegenstehen. Diese sollen durch eine Paartherapie angegangen werden;
- die medizinische Behandlung belastet die Partnerschaft.

Erst die Trennung von Sexualität und Fortpflanzung ermöglicht einen expliziten Kinderwunsch. Nur durch zuverlässige Kontrazeptiva ist es möglich, eine Schwangerschaft bewusst herbeizuführen oder auszuschließen. Erst diese Wahlfreiheit bietet die Voraussetzung für Wünsche.

Zu berücksichtigen ist ferner, dass der Kinderwunsch immer viele – auch widersprüchliche – Facetten hat, deren Beurteilung eine prinzipielle Offenheit seitens des Therapeuten erfordert: Es können selbstbezogene Überlegungen im Vordergrund stehen, die Überlegungen können partnerbezogen, paarbezogen, normativ und auf die soziale Umwelt bezogen (Stammer, Verres und Wischmann, 2004) sein.

Der Wunsch nach einem Kind ist häufig ambivalent: Neben den positiven Vorstellungen über Schwangerschaft, Geburt und Elternschaft gibt es fast immer Ängste zu den kaum einschätzbaren Veränderungen, die damit verknüpft sind. Das betrifft die eigene Rolle wie auch die Qualität der Paarbeziehung, die sich durch ein Kind in jedem Fall ändert. Die Ambivalenz des Kinderwunsches wird häufig negiert oder bei entsprechender Paardynamik einseitig von einem Partner thematisiert.

Ein Paar, das sich mit der Kinderfrage auseinander setzt, ist damit konfrontiert, dass sich unter den heutigen gesellschaftlichen Bedingungen die Eltern-Kind-Beziehung sowohl qualitativ als auch quantitativ ausdehnt und aufwändiger wird. Die mit der Elternrolle verbundenen Erwartungen an das Paar und der Partner aneinander sind häufig hoch und unklar formuliert. Dies nimmt manchen selbstunsicheren Paaren den Mut für das »Abenteuer Kind«.

Wenn Paare sich mit der Frage der Familiengründung auseinander setzen, stehen ihnen heute verschiedene Entwürfe zur Verfügung (Schülein, 1994):

Traditionelles Exposee: Hier sind die Kinder ein vergleichsweise weniger hervorgehobenes Thema, nicht zuletzt weil hier von vornherein klare Arbeitsteilungen bestehen. Kinder sind Frauensache, und falls Frauen berufstätig sind, geben sie ihre Berufstätigkeit auf und widmen sich den Kindern. Der Mann hat vergleichsweise wenig unmittelbaren Kontakt zu den Kindern.

Modernes Exposee: Die Eltern-Kind-Beziehungen sind meist eng verbunden mit partnerschaftlich orientierten Paarbeziehungen. Das schließt die Gleichberechtigung in Beruf und Haushalt ein. Damit ist nicht mehr selbstverständlich, dass die Frau ihren Beruf aufgibt. Die Einstellung zum Kind ist stärker emotional aufgeladen. Der Vater ist stärker emotional und praktisch beteiligt.

Progressives Exposee: Hier ist das Wohl des Kindes wichtiger als Beruf, Karriere und Freizeit der Eltern. Oberste Norm ist, dem Kind jeden Unbill zu ersparen. Das Kind wird zunehmend idealisiert und bekommt eine enorme Bedeutung.

Ein traditionelles Exposee bedeutet noch ehestens eine frühe selbstverständliche positive Entscheidung für ein Kind. Da das moderne und progressive Exposee sehr viel mehr Begründungsaufwand und Klärungsprozesse benötigt, ist es nahe liegend, dass die Familiengründung aufgeschoben wird.

In der Öffentlichkeit wird das Kinderwunsch-Thema nach wie vor sehr stark mit Blick auf die Frau und Partnerin erörtert. In der öffentlichen Wahrnehmung sind es die kinderlosen Frauen, die für den Geburtenrückgang und seine Folgen verantwortlich gemacht werden. Nicht die Männer ohne Kind. Dabei gibt es nicht nur das Vereinbarkeitsproblem von Kinder und Beruf auf Seiten der Frau, sondern auch ein Vereinbarkeitsproblem auf Seiten des Mannes: Will ich ein Kind, oder doch lieber später bis nie? Heraus kommt dabei der »Später-Vielleicht-Mann«.

Und wie die Statistik belegt, ist die erstmalige Vaterschaft bereits ab Mitte 40 ein äußerst seltenes Ereignis.

In den Gesprächen mit Paaren, die wegen eines Kinderwunsches in die Therapie kommen, werden von der Männerseite meist folgende Gründe für ihren nicht oder noch nicht vorhandenen Kinderwunsch angegeben:

- Männer, die aus Überzeugung kein Kind wollen, wussten das bereits sehr früh, oft mit 15 oder16. Daran ändert dann auch der weitere Lebenslauf nichts mehr.
- Einer der häufigsten Gründe ist die Skepsis hinsichtlich der Zukunft der Erde. Diese Einstellung prägte vor allem die Pazifizimus-Bewegung der 80er Jahre und wirkt in den jetzigen Generationen noch nach.
- Oft sind es auch negative Kindheitserfahrungen, die Männer abhalten, eine eigene Familie zu gründen.
- Es gibt eine wachsende Zahl von Männern, denen die neuen Freiheiten zu schaffen machen. Weil das Kinderkriegen keine Selbstverständlichkeit mehr ist, müssen sie sich aus eigener Kraft festlegen – und das gelingt vielen nicht.
- Dadurch, dass Vater zu werden nicht mehr schicksalhaft ist, steht alles auf dem Prüfstand: die materielle Grundlage, die Partnerschaft, die Wünsche und Lebensperspektiven, die man mit einem Kind verbindet.
- Männern ist stärker als früher das Gefühl für männliche Identität abhanden gekommen. Wenn man als Mann aber nicht weiß, was Mannsein für einen ist, weiß man folglich auch nicht, wie das Vatersein dazu passt.
- Auch die Angst vor Vereinnahmung spielt immer wieder eine Rolle, vor allem bei Männern Mitte 30 bis Mitte 40, da diese noch stark den Selbstverwirklichungszielen der späten 70er-Jahren verhaftet sind.
- Die Entscheidung, sich jetzt auf eine Frau festzulegen, macht ebenfalls Angst. In diese Angst mischt sich auch der leistungsökonomische Aspekt, für eine Familie finanziell aufzukommen, und viele sagen dann: Ich traue es mir nicht zu.

Für die Partnerinnen dieser Männer heißt es dann abwarten, im schlechtesten Fall so lange, bis die Chancen auf ein Kind gegen Null sinken. Den sozialen Druck, der bei vielen Frauen die Entscheidung fürs Kind forciert, spüren die Männer weit weniger. Viele Männer überlassen deshalb die Entscheidung ihrer Frau. Sagt sie eindeutig Ja, ist das für ihn das Signal, dass das Ja auch die Bereitschaft beinhaltet, sich hauptsächlich um das Kind zu kümmern. Aber nicht bei allen Frauen ist der Kinderwunsch so absolut, um sich über ein halbherziges Ja des Partners hinwegzusetzen. Viele wollen, dass ihnen ihr Partner Mut macht. Auch das gegenwärtige Partnerschafts- und Erziehungsideal sieht etwas anderes vor, als ein nur halbherziges Ja des Mannes. Vielmehr soll er sich genauso eindeutig zu einem Kind bekennen wie die Frau und genau so ein tiefes Gefühl der Sicherheit bei sich spüren wie sie.

Fallbeispiel

Eine 36-jährige Frau möchte von ihrem Partner, mit dem sie langjährig zusammen ist, ein Kind. Dieser kann sich jedoch nicht vorstellen, Vater zu werden. In dieser Situation meldet sich das Paar auf Empfehlung der Frauenärztin zu einer Paartherapie an.

Schnell wird die Ausgangslage deutlich: Sie fühlt sich von ihm immer wieder aufs Neue vertröstet und reagiert mehr und mehr mit Rückzug. Er will und kann sich nicht festlegen, und er will keine aufgezwungene oder rationale Entscheidung treffen. Die Folgen für die Beziehung werden im Gespräch spürbar: Beide sind gelähmt, die Argumente bekannt, und die Sexualität liegt schon länger brach. Unterschwellig sind auch Aggressionen zu spüren, die aber nicht an die Oberfläche kommen. Das Paar wirkt harmonisch-verstrickt. Da beide an der Beziehung festhalten, hat jeder zunehmend das Gefühl einer eingeschränkten unfreiwilligen Wahl: Ihre ist, weiter abzuwarten oder auf ihren Kinderwunsch zu verzichten, seine ist, weiter den Druck auszuhalten und darauf zu hoffen, dass sich das Problem von alleine löst, oder doch noch ihrem Kinderwunsch nachzukommen.

Scheinbar unverrückbar stehen sich das »Ja« der Frau und das »Jetzt noch nicht« des Mannes gegenüber. Was aber geht wirklich in jedem Partner vor, wenn jeder seine Karten offen auf den Tisch legen und die Beziehungsdynamik im Licht des inneren Teams angeschaut werden könnte?

Die Arbeit mit dem Inneren Team ist in diesem Fallbeispiel wie folgt eingeleitet worden: »Vor allem in schwierigen Gesprächssituationen wie dieser hat es sich bewährt herauszufinden, was in einem selber vorgeht und wie sich dieses innere Geschehen auf den äußeren Gesprächsverlauf auswirkt. Dieses innere Geschehen kann man sich als Inneres Team vorstellen, bei dem es vielleicht ein paar Wortführer gibt, die den Ton angeben, während andere Teammitglieder nicht ausreichend zu Wort kommen. Ich könnte mir gut vorstellen, dass es in ihrem Fall sehr sinnvoll wäre, alle zu Wort kommen zu lassen, die zu dem Thema etwas beitragen möchten. Was halten Sie davon?«

Beide formulieren zunächst Befürchtungen, ob sie den anderen nicht verletzen, wenn sie offen sagen, was sie denken und empfinden. Nach dem Abwägen des Für und Wider entscheiden sich beide dafür, in aller Offenheit miteinander zu reden.

Die Erkundung der Inneren Teams

Die Partner beginnen dann in Anwesenheit des anderen mit der Erforschung des eigenen Inneren Teams. Es geht darum, die inneren Teammitglieder zu benennen, die zu dem Thema etwas beizutragen haben. Für jedes Teammitglied schreibt jeder einen typischer Satz auf eine farbige Karteikarte. Dadurch entspannt sich die lähmende und unterschwellig aggressive Stimmung fast sofort. Beide wirken konzentriert und bei der Sache. Jeder benötigt ungefähr gleich lang für diesen ersten Schritt.

Der Mann stellt sein Inneres Team in folgender Reihenfolge auf: Zuerst legt er direkt an die Kontaktlinie eine Karte, die er mit folgendem Satz beschriftet hat: »Ich bin den Anforderungen nicht gewachsen!« Dann folgt daneben eine Karte, auf der steht: »Ich bin beruflich genug belastet!« Auf dieselbe Höhe legt er noch eine weitere Karte mit der Aufschrift: »Ich brauche meine Freiheit!« Eine weitere Karte legt er etwa in die Mitte seiner Hälfte. Auf dieser steht: »Ich brauche noch Zeit!« Schließlich legt er noch zwei Karten im hinteren Drittel ab. Auf der einen steht: »Ich möchte dich glücklich machen!« Auf der anderen ist zu lesen: »Trau dich!« Aus diesen Äußerungen kristallisieren sich in folgender Reihenfolge die Teammitglieder des Mannes heraus:

- Der Skeptiker
- Der Achtsame
- Der Freiheitsliebende
- Der Entwicklungshelfer

- Der Romantiker
- Der Mutige

Zu den Beziehungen innerhalb seines Team äußert sich der Mann wie folgt: Der Ängstliche und der Achtsame reagieren als erste und bilden einen Block. Dabei werden sie noch vom Freiheitsliebenden unterstützt und bilden zusammen eine Art Dreierbande. Den Entwicklungshelfer nimmt niemand so richtig ernst. Der Romantiker und der Mutige bleiben im Hintergrund. Die Partnerin legt parallel dazu ihre Karten in folgender Reihenfolge in ihrer Hälfte ab: Direkt an die Mittellinie legt sie die Karte mit der Aufschrift »Es passt jetzt bei mir!« Dann kommt daneben die Karte mit der Aufschrift: »Alle meine Freundinnen haben schon Kinder!« In die Mitte legt sie einmal eine Karte mit der Aufschrift: »Ich will nicht allein erziehen!« und eine weitere Karte, auf der steht: »Du lässt mich zappeln!« Zwei weitere Karten legt sie im hinteren Teil des Spielfeldes ab. Auf diesen steht: »Genüge ich einem Kind überhaupt?« und »Muss ich bei allem immer fragen?«

Danach gefragt, für welche Teammitglieder die verschiedenen Beiträge stehen, ergibt sich der Reihe nach folgendes Team der Frau:

- Die Jubilierende
- Die Vergleichende
- Die Familienministerin
- Die Zornige
- Die Ängstliche
- Die Aufbegehrende

Bei ihr bilden die Jubilierende, die Vergleichende und die Familienministerin eine starke Frauenfraktion gegen männliche Unentschlossenheit. Die Zornige trete nur selten auf den Plan, da sie von der Familienministerin gebremst werde, die schließlich das Kind nicht allein aufziehen wolle. Die Ängstliche werde unter Verschluss gehalten, und die Verwegene sei relativ klein.

Die Interaktionsphase

Diese Phase beginnt mit der Jubilierenden, die freudig äußert, dass jetzt der geeignete Zeitpunkt ist, ihre Berufstätigkeit zu unterbrechen und schwanger zu werden. Darauf antwortet der Skeptiker, dass er mit sei-

Ich möchte dich glücklich machen

Trau dich

Ich brauche Zeit

Ich brauche meine Freiheit

Ich bin den Anforderungen nicht gewachsen

Ich bin beruflich genug belastet

——— Kontaktlinie ———

Es passt jetzt bei mir

Alle meine Freundinnen haben schon Kinder

Ich will nicht allein erziehen

Du lässt mich zappeln

Genüge ich einem Kind überhaupt?

Muss ich bei allem immer fragen?

nem Leben grade so zuerechtkomme und sich daher nicht vorstellen könne, die Verantwortung für ein Kind zu übernehmen. Daraufhin meldet sich mit beleidigtem Unterton die Vergleichende und zählt alle Freundinnen auf, die schon Kinder haben oder gerade schwanger sind. Die prompte Antwort kommt vom Achtsamen, der weitschweifig erklärt, dass er sich erst in seiner neuen Tätigkeit etablieren müsse. Darauf antwortet die Familienministerin, dass man ja über den genauen Zeitpunkt noch verhandeln könne und sie außerdem auch wieder arbeiten gehen wolle. Prompt meldet sich der Freiheitsliebende und beklagt sich darüber, dass er schon jetzt überhaupt keine Zeit für sich habe. Dies bringt die Zornige auf den Plan, die dem Freiheitsliebenden Kontra gibt, indem sie ihm vorwirft, dass er seine freie Zeit doch gar nicht ausnutze. Nach einer längeren Pause antwortet der Romantiker, dass er kein Mann der großen Worte sei, dass er aber alles tun wolle, um seine Partnerin glücklich zu machen. Die Frau ist sehr gerührt und beginnt in der Rolle der Zornigen zu weinen. Der Therapeut spricht sie an und fragt, was in ihr vorgehe. Darauf sagt die Frau, dass sie Zweifel entwickelt habe, ob ihr Mann sie noch liebe und überhaupt jemals ein Kind mit ihr wolle. Anschließend schlüpft sie in die Rolle der Ängstlichen und spricht als dieses Teammitglied über ihre Ängste, einem Kind nicht zu genügen. Nun ist es der Mann, der berührt ist. Er stellt sich jetzt auf den Platz des Mutigen und sagt: »Ich glaube, es ist an der Zeit, dass ich mir mehr zutraue als in der Vergangenheit. Von meinen Eltern bin ich zwar nie zu etwas gezwungen worden, sie haben mir aber auch nichts zugetraut. Dadurch bin ich, was Leistung angeht, ohne Orientierung aufgewachsen.« Darauf antwortet die Aufbegehrende zunächst mit noch leiser Stimme: »Muss ich bei allem immer fragen?«. Und dann ermuntert durch den Therapeuten mit lauterer und kräftigerer Stimme: »Ich habe die Nase voll. Dass meine Eltern mir heute noch nichts zutrauen, ist doch deren Problem. Hey Mutiger, wie wär's mit uns beiden?«

Im Licht des Inneren Teams ergibt sich folgende Beziehungsdynamik zwischen den Partnern: Der Skeptiker, der Achtsame und der Freiheitsliebende bilden eine Art Notgemeinschaft, die sich mit vereinten Kräften der Frauentroika aus der Jubilierenden, der Vergleichenden und der Familienministerin entgegenstemmen. Diese Teammitglieder geben den Ton an und tragen hauptsächlich den Konflikt aus.

Auf der Strecke bleiben dabei vor allem die leiseren und unbequemeren Teammitglieder aus der dritten Reihe wie der Romantiker, der Mutige, die Ängstliche und die Aufbegehrende. Diese sind zwar für den Konflikt von entscheidender Bedeutung, werden aber bislang von den Partnern im Kontakt miteinander zurückgehalten, wenn nicht sogar in den Untergrund abgedrängt.

Die Chance für das Paar liegt aber gerade darin, dass genau diese Teammitglieder in unmittelbaren Kontakt gebracht werden, zum einen mit dem jeweiligen Teamchef und den anderen eigenen inneren Teammitgliedern, zum anderen aber auch mit den inneren Teammitgliedern des Partners. So können sie Neues aneinander entdecken, was sich auf die Beziehung klärend auswirkt. Entscheidend ist hierbei die sowohl einfühlsame wie ermunternde Begleitung durch den Therapeuten. Denn wie in diesem Fallbeispiel deutlich wird, reagieren die Partner empfindlich und angreifbar, wenn sie sich mit ihren Teammitgliedern aus der zweiten oder dritten Reihe zeigen. Genau dann sind sie besonders schutzbedürftig und auf Ermutigung angewiesen, und dieser Schutz und diese Ermutigung müssen ihnen vom Therapeuten geboten werden.

Teamkonferenz

Im Anschluss an die Interaktionsphase nehmen die Partner zusammen mit dem Therapeuten außerhalb des Spielfeldes auf den dort platzierten Stühlen Platz. Sie sprechen jetzt in der Rolle des Teamchefs miteinander darüber, was für sie neu beziehungsweise vertraut war, was sie jetzt empfinden und welche Impulse jeder bei sich spürt.

Daraufhin sagt der Mann, dass er sich entlastet fühle, dass seine Frau auch Ängste habe. Auch wenn beide nicht gerade stolz auf ihre ängstlichen Teammitglieder sind, bringt sie die Erkenntnis einander näher. Sie fühlt sich durch den romantischen Liebhaber positiv angesprochen. Beiden wird durch die Äußerungen der Teammitglieder aus der dritten Reihe offensichtlich, dass sie in ihrer individuellen Entwicklung herausgefordert sind, und können dies nun auch in einen Zusammenhang zu ihren Biografien stellen. Beide spüren zudem einen ersten Impuls, ihre bisherige Mannschaftsaufstellung zu verändern, worauf ihnen vorgeschlagen wird, dies jetzt gleich auszuprobieren.

Der Mann stellt die inneren Teammitglieder in folgender Reihenfolge auf: den Romantiker und den Skeptiker in die erste Reihe, den Mutigen und den Entwicklungsspezialisten in die zweite Reihe, jedoch nahe zum Romantiker. Außerdem könnte der Entwicklungshelfer den Mutigen unterstützen, mehr Gewicht zu bekommen. Der Achtsame und der Freiheitsliebende rücken weiter nach hinten.

Die Frau baut ihr Inneres Team folgendermaßen um: Sie lässt die Jubilierende an ihrem Platz, rückt aber die Ängstliche nach vorne und stellt die Aufbegehrende in die zweite Reihe. Etwas dahinter folgt die Familienministerin. Die Vergleichende sowie die Zornige rücken ins dritte Glied.

Beide sind durch die Erkundung ihrer Inneren Teams neu in Bewegung gekommen. Beide fühlen sich mit ihren neuen Teamaufstellungen besser. Neue Möglichkeiten tun sich auf: Beide empfinden ihre ängstlichen Teammitglieder als zu dominant und den Mutigen und die Aufbegehrende zu blass. Mit diesen Ängsten wollen sie sich jetzt genauer auseinander setzen und auch herausfinden, wo diese herkommen. Der The-

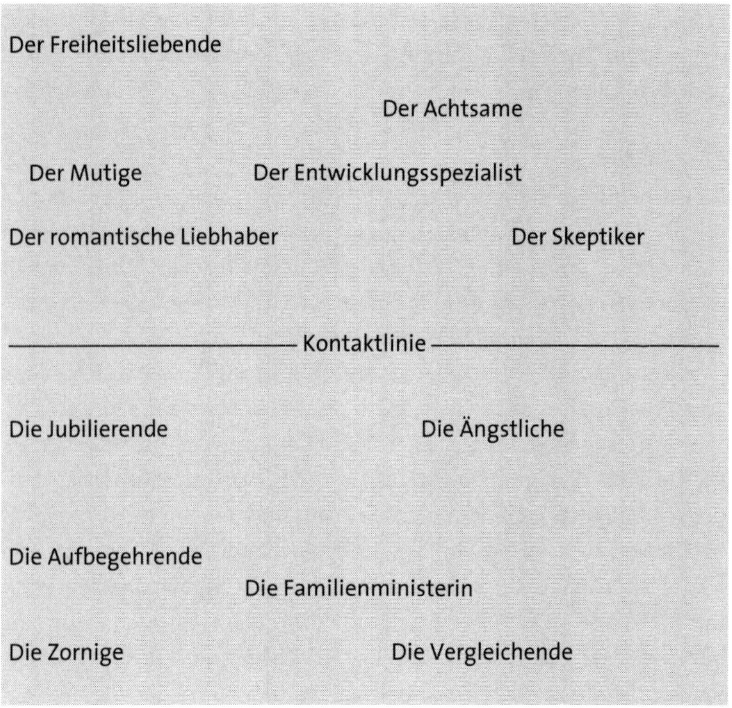

rapeut schlägt hierfür vor, mit jedem Partner sein Familiengenogramm zu erstellen. Um auch die mutigen und opponierenden Teile der Partner zu stärken, wird ihnen das folgende Experiment vorgeschlagen: Beide sollen einmal in der Woche etwas Mutiges bzw. Oppositionelles tun, ohne dies jedoch vorher anzukündigen und ohne sich dabei zu schaden. Hierbei spiele es keine Rolle, ob es sich dabei um Aktivitäten handle, die nur einen selbst und sein eigenes Umfeld wie z. B. den Beruf betreffen oder den Partner. Im Sinne eines Monitoring soll jeder aufschreiben, wie es ihm dabei selbst ergangen ist und wie der andere darauf reagiert hat. Um Kontakt zu ihren bislang unterdrückten aggressiven Impulsen herzustellen, wird ihnen die Übung »Ja-Nein« empfohlen.

Sechs Wochen nach der Sitzung, in der die Partner ihre Inneren Teams aufgestellt haben, teilt die Frau mit, dass sie zum ersten Mal seit über einem Jahr wieder miteinander geschlafen hatten. Zuvor hätten sie vereinbart, dass sie vorerst wieder die Pille nimmt. Die Stimmung ist aufgeräumt.

Fallbeispiel

Im nächsten Fallbeispiel sind die Rollen umgekehrt. Während der Ehemann schon länger ein Kind von seiner Frau möchte, ist die Partnerin ambivalent. Das Paar ist Mitte dreißig. Beide sind Akademiker. Vor allem sie ist mit ihrer beruflichen Tätigkeit sehr identifiziert. Auch sie haben sich mittlerweile mit dem Thema festgebissen: Er findet, dass sie endlich zu Potte kommen und ihn nicht länger hinhalten solle, sie erlebt seinen Kinderwunsch als absolut, sodass sie das Gefühl hat, dass die Ehe nur dann weiter Bestand hat, wenn sie voll und ganz auf den Wunsch ihres Mannes eingeht. Der unerfüllte Kinderwunsch droht die gute Beziehung zu zermürben. In dieser sich zuspitzenden Situation flüchtet sich der Ehemann in eine Affäre. Daraufhin entschließt sich das Paar zu einer Paartherapie.

Bei einer Entscheidung für ein Kind stehen Frauen im Konflikt zwischen antagonistischen Leitbildern: dem Familienideal, dem Mutterideal, dem Karriereideal und dem Unabhängigkeitsideal. Dabei zeigt sich dieser Konflikt am schärfsten für Frauen mit akademischer oder anderer qualifizierter Berufsausbildung.

Das Leitbild Familienideal folgt einer festen Logik: Weshalb eine feste Partnerschaft, wenn nicht ein eigenes Heim? Weshalb ein eigenes Heim, wenn wir nicht auch gemeinsame Kinder haben? In dieser Logik ist das Kind die natürliche Erfüllung der Liebe.

Das Leitbild Karriereideal führt dazu, dass qualifizierte Ausbildung und das Wahrnehmen von Karrierechancen in ihrer entscheidenden Phase meist genau in die gleiche Zeit fallen wie das Kinderkriegen. Verständlicherweise ist der Entscheidungskonflikt für die Frauen besonders groß, die deutlich berufsorientiert und stark mit ihrem derzeitig ausgeübten Beruf identifiziert sind.

Das Leitbild Unabhängigkeitsideal basiert auf der Vorstellung einer individuellen Gestaltung des eigenen Lebens, dauernder Freiheit zu Veränderungen und Wandlungen und laufender Bereitschaft für das, was einem angeboten wird.

Jede Frau muss sich heute mit Konflikten mindestens zweier, wenn nicht aller Leitbilder auseinander setzen. Viele Frauen fühlen sich nachvollziehbarerweise von einer klaren Entscheidung überfordert und lassen möglichst alles offen in der Hoffnung, das Problem werde sich von selbst regeln. Aus einer temporären freiwilligen Kinderlosigkeit als temporäre Konfliktlösung zwischen divergierenden Wertorientierungen wird dann nicht selten eine ungewollte, weil der rechte Zeitpunkt verpasst wurde.

Erkundung der Inneren Teams
Die Ehefrau legt in dieser Reihenfolge die beschrifteten Karten für ihre inneren Teammitglieder in ihrer Hälfte ab:
»Ich möchte mich nicht zu sehr einengen!«
»Ich wünsche mir ein Kind!«
»Die Arbeitswelt ist nicht auf erwerbstätige Mütter eingestellt!«
»Liebst du mich noch, wenn ich kein Kind bekommen kann?«
»Ich bin bestimmt keine gute Mutter!«
»Ich bin nicht die Frau, die du brauchst!«

Die Suche nach einem Namen für die Teammitglieder ermöglicht eine erste Auseinandersetzung mit der jeweiligen Stimme. Es kristallisieren sich nach und nach der Reihe nach folgende Teammitglieder heraus:

- Die Autonomiebedachte
- Die Familienfrau
- Die Gleichstellungsbeauftragte
- Die Unsichere
- Die Skeptische
- Die Beziehungspessimistin

Die Beziehungen innerhalb ihres Teams beschreibt die Ehefrau so: Zwischen der Autonomiebedachten und der Familienfrau herrscht ein dicker Konflikt, in den sich auch noch die Gleichstellungsbeauftragte einmischt und die Autonomiebedachte unterstützt. Die anderen Teammitglieder spielen keine wichtige Rolle: Von diesen steht jeder für sich, wobei die Beziehungspessimistin diejenige ist, die bisher am stärksten in den Untergrund abgedrängt wurde.

Der Ehemann beschriftet der Reihe nach folgende Karten:
»Ich wünsche mir ein Kind mit dir!«
»Irgendwann ist es zu spät!«
»Deine Freiheit und dein Beruf sind dir wichtiger als ich!«
»Ich kann mich um das Kind kümmern!«

»Wir haben schon so viel geschafft!«
»Ein Kind schweißt uns zusammen!«

Es kristallisieren sich der Reihe nach folgende Teammitglieder heraus:

- Der Romantiker
- Der Frustrierte
- Der Eifersüchtige
- Der Kooperative
- Der Beziehungsoptimist
- Der Sicherheitsbedürftige

Die Beziehungen der Teammitglieder werden vom Ehemann in folgender Weise beschrieben: Der Romantiker und der Frustrierte geben zusammen mit dem Eifersüchtigen den Ton an und bilden eine mächtige Allianz. Der Kooperative käme mit seinem Angebot ebenso wenig gegen diese Allianz an wie der Beziehungsoptimist. Diese lägen gar nicht so weit auseinander. Der Sicherheitsbedürftige stehe ganz allein auf weiter Flur.

Die Interaktionsphase

Die Interaktionsphase beginnt mit dem Frustrierten, der mit mahnender Stimme daran erinnert, dass die biologische Uhr läuft und ihnen nur noch wenig Zeit bleibt. Als Erste reagiert die Familienministerin mit besänftigender Stimme und betont, dass sie sich auch ein Kind wünsche und dass ihr Zeitplan noch Spielraum vorsehe. Daraufhin fällt ihr die Autonomiebedachte ins Wort. Mit kämpferischer Stimme weist sie auf die Einschränkungen hin, die mit einem Kind verbunden sind. Darauf antwortet der Romantiker mit unsicherer Stimme:

»Ich möchte ein Kind, aber nicht von irgendjemand, sondern von dir!« Dabei streckt der Romantiker die Arme aus. Die Ehefrau kämpft mit den Tränen und stellt sich auf den Platz der Gleichstellungsbeauftragten. Diese wendet sich an den Romantiker und sagt: »Du hast leicht reden. Wenn ich meine jetzige Tätigkeit wegen einem Kind unterbreche oder meine Arbeitszeit reduzieren will, bin ich für die Firma nicht mehr interessant!« Diese Äußerung kommt dem Eifersüchtigen wie gerufen. Mit den Worten »Da sieht man es wieder: Immer ist dir der Beruf wichtiger, das wird nie anders sein« attackiert er die Gleichstellungsbeauftragte. Daraufhin meldet sich die Unsichere zu Wort: »Was ist, wenn ich kein Kind bekommen kann? Wir versuchen es doch schon länger ohne Erfolg. Bin ich dann als Frau für dich unten durch?« Der Ehefrau kommen jetzt die Tränen. Darüber wütend dreht sich die Unsichere um. Der Therapeut berührt die Unsichere. Nachdem sich diese beruhigt hat, kann sie sich wieder umdrehen. Daraufhin meldet sich der Beziehungsoptimist: »Weißt du, ich glaube, dass wir auch dieses Problem meistern können wie schon viele andere. Ich bin da sehr zuversichtlich!« Die Unsichere lächelt ein wenig.

Als Nächstes reagiert die Skeptische: »Wenn ich sehe, was meine Mutter für uns Kinder alles gemacht und wie sie sich aufgeopfert hat, kann ich nur schlecht abschneiden. Das schaffe ich nie!« Die dialogische Antwort kommt vom Kooperativen: » Ich will meinen Job auch nicht aufgeben, aber ich kann reduzieren und mich um unser Kind kümmern. Dann bist du entlastet!« Daraufhin meldet sich die Beziehungspessimistin: »Ich glaube dir, dass du dazu bereit bist. Ich denke, dass ich nicht die richtige Frau für dich bin!« Der Mann möchte nun am liebsten wieder den Beziehungsoptimisten ins Feld führen. Der Therapeut bittet jedoch

Der Sicherheitsbedürftige

Der Kooperative   Der Beziehungsoptimist

Der Eifersüchtige

Der Frustrierte

Der Romantiker

——— Kontaktlinie ———

Die Autonomiebedachte   Die Familienfrau

Die Gleichstellungsbeauftragte

Die Unsichere

Die Skeptische   Die Beziehungspessimistin

den Mann, in die Rolle des Sicherheitsbedürftigen zu schlüpfen, damit auch dieses Teammitglied noch zu Wort kommt. In der Rolle des Sicherheitsbedürftigen spricht der Mann über seine Angst, seine Frau nicht halten zu können. Es kommt dann zur Sprache, dass er von seiner früheren Partnerin ,mit der er viele Jahre zusammengelebt und sich für diese sehr eingesetzt hatte, über Nacht verlassen wurde und nie mehr etwas von ihr gehört hatte. Er habe anschließend das Gefühl gehabt, dass sein ganzes Engagement umsonst gewesen sei. Außerdem fühle er sich noch heute ohnmächtig, wenn er an die damalige Situation denke. Durch ein Kind erhoffe er sich, seine jetzige Frau stärker an sich zu binden.

Auszeit
Beide sind sehr bewegt. Die Ehefrau sagt, dass sie die letzten Äußerungen ihres Mannes zunächst sehr wütend gemacht hätten. Jetzt empfinde sie Mitgefühl mit ihm. Ihr Mann sei ihr immer so souverän vorgekommen und dadurch habe sie ihm wahrscheinlich zu viel zugemutet. Der Mann ist überrascht, dass er die vorherige Beziehung noch nicht verarbeitet hat und sie in dem Kinderwunschthema eine wichtige Rolle spielt, wo sie eigentlich nicht hingehört. Der scheinbar absolute Kinderwunsch des Mannes erscheint jetzt in einem neuen Licht. Beide haben sich einander mit ihren verletzlichen und verletzten Teilen gezeigt, die bisher durch die lauten Stimmen übertönt und geschützt wurden. Beide spüren noch in der Sitzung ein Nachlassen des Drucks.

In den nachfolgenden Sitzungen werden dann folgende Themen bearbeitet:

- Mit der Übung »Was uns verbindet« setzt sich das Paar mit seinen Bindungen auseinander, die unabhängig von dem Wunsch nach einem Kind vorhanden sind. Damit soll der Zusammenhalt des Paares gefördert werden.
- Der Mann schreibt einen Brief an seine frühere Partnern und schließt die Beziehung seinerseits ab.
- Die Frau wird ermuntert aufzuschreiben, was sie einem Kind vermitteln kann und möchte.
- Das Paar wird ermuntert, Veränderungen anzugehen, die unabhängig von der Realisierung des Kinderwunsches sind. Hierzu gehört in erster Linie ein besseres Stressmanagement.

- Um einen Ausgang der Therapie und eventueller medizinischer Maßnahmen ohne leibliches Kind in Erwägung zu ziehen, wird dem Paar vorgeschlagen, sich an die Zeit der Partnerwahl zu erinnern und sich dazu u. a. ihre Liebesbriefe von damals anzuschauen.

Gerade bei starker Einengung auf den Kinderwunsch gerät allzu oft die Vorstellung aus dem Blickfeld, dass kinderlose Menschen auf eine eigene Weise innerlich reich werden können und nicht grundsätzlich bedauernswerte Geschöpfe sind. Man hat etwas übrig und kann vielleicht mehr als mancher voll ausgelastete Familienvater großzügig zu sich selbst und den anderen sein. Es lohnt sich, diese Vorstellung möglichst anschaulich anzuregen.

5.6 Fallbeispiel Fremdgehen

Dass Menschen fremdgehen, ist eine alte Kiste: »Männer und Frauen fressen über den Hag und naschen an verbotenen Früchten« (Onken, 1999). Nach statistischen Schätzungen beläuft sich die Zahl der verheirateteten Frauen und Männer, die im Laufe der Ehe fremdgehen, auf ungefähr 50 %. Vorsichtige Schätzungen gehen von 38 % bei Frauen und 42 % bei Männern aus. Weniger vorsichtige von 64 % beziehungsweise 73 %. Die Annahme, dass Männer häufiger untreu seien, trifft immer weniger zu.

So ist es kein Wunder, dass Untreue mit das Problem ist, das Paare am häufigsten dazu bringt, eine Paartherapie in Anspruch zu nehmen.

Untreue zählt auch zu den gravierenden Paarkrisen: Es ist etwas geschehen, was das Vertrauen zerstört, den Partner tief verletzt und den Fortbestand der Partnerschaft unmittelbar gefährdet. Und weil dabei nach wie vor geflunkert, getäuscht und gelogen wird, dass sich die Balken biegen, gibt es, wenn es herauskommt, die schlimmsten Beziehungsdramen von Nervenzusammenbrüchen über Gewalt bis zu überstürzten Trennungen.

Die meisten Paartherapeuten sind sich einig, dass Fremdgehen sehr oft dann passiert, wenn in der Ehebeziehung oder Partnerschaft etwas fehlt. Die verbotene Liebe, der Gang zu den »Kirschen in Nachbars Garten« ist so gesehen ein Symptom für den Zustand der bisherigen Beziehung (Jellouschek, 2005). Entweder haben die beiden zwar viel Geborgenheit und Sicherheit miteinander, aber wenig Spannung und Herausforderung, oder der eine dominiert, der andere ist ständig unterlegen, oder der eine investiert viel mehr in die Beziehung als der andere. Wenn solche Schieflagen von einem der Partner unterschwellig oder offen nicht mehr akzeptiert werden, versucht er diese auszugleichen, indem er sich auf eine andere Beziehung einlässt. Das geschieht freilich meist nicht so absichtlich, wie es hier klingt, aber wenn man genauer nachforscht, stellt sich heraus: Derjenige, der fremdgeht, holt sich in der Außenbeziehung, was er in seiner Partnerschaft schmerzlich vermisst.

Meiner Ansicht nach gibt es noch eine ganze Reihe weiterer Gründe, dem Partner untreu zu werden. Unzufriedenheit mit der Partnerschaft ist nur eine Triebfeder. Auch Sexualität ist nur einer von mehreren Gründen, auch wenn sie für Männer bedeutsamer ist als für Frauen – zumindest wird dies von Männern und Frauen so angegeben.

Nach Bodenmann (2002) gibt es folgende mögliche Gründe und Motive für Untreue:

- Geringe Partnerschaftszufriedenheit
- Sexuelle Unzufriedenheit in der Partnerschaft
- Persönliche Krisen
- Unzufriedenheit mit der Partnerschaft
- Bedürfnis nach Abwechslung
- Wunsch nach Aufregung und Erlebnissen
- Suche nach Selbstbestätigung
- Steigerung des eigenen Selbstbewusstseins
- Rache für die Untreue des Partners
- Verliebtheit in einen anderen Partner

Diese und weitere Motive können je nach Fall dafür verantwortlich sein, dass es selbst in einer Partnerschaft, die durchaus zufrieden stellend ist, zu Außenbeziehungen kommen kann. Während bei Frauen eine niedrige Partnerschaftszufriedenheit häufiger ein Grund für Untreue ist, spielt dies bei Männern eine geringere Rolle.

Obgleich die Einstellung gegenüber Untreue auch heute noch insgesamt negativ ist, sind viele Partner einander untreu. Die Einstellung gegenüber Untreue ist damit in der Bevölkerung negativer, als man es von der effektiven Häufigkeit von Außenbeziehungen erwarten würde. Dies ist vermutlich ein Grund dafür, warum Außenbeziehungen auch heute noch relativ stark verurteilt werden. Allein schon deshalb hat Fremdgehen in den meisten Fällen, wenn es bekannt wird, ernsthafte Konflikte und eheliche Auseinandersetzungen zur Folge.

Mit dem Fremdgehen eines Partners kommt es zu einem massiven Ungleichgewicht in einer Partnerschaft. Für denjenigen, der von seinem Partner betrogen wird, ist das in der Regel sehr kränkend. Der Untreue erlebt eine Faszination und Leidenschaft, die sich sein Partner vielleicht auch sehnlichst wünscht – aber sie gelten nicht ihm, sondern einer anderen Person. Das ist schwer zu verkraften.

Ist das Fremdgehen des Partners offensichtlich, kommt es häufig zu einer Dynamik von schuldigen Betrügern und unschuldigen Opferlämmern, was jedoch in eine Sackgasse führt.

Kommt das Paar dann in eine Therapie, so erwartet der betrogene Partner in der Regel vom Therapeuten, dass er seine Partei ergreift und ihm darin Recht gibt, wie schlimm der andere ihn behandelt hat. Damit würde dieser dem Paar allerdings einen Bärendienst erweisen. Denn er würde sich den untreuen Partner zum Gegner machen und damit den Konflikt der Partner nur verstärken. Bei allem Verständnis für die Kränkung des betrogenen Partners wird er darum versuchen, für beide Partner Verständnis aufzubringen und beiden zu helfen, die Situation sowohl zu verstehen als auch zu bewältigen und daran zu wachsen. Hierbei geht es um die Beantwortung der Frage: Zu welcher persönlichen und partnerschaftlichen Entwicklung fordert diese Krise die Partner heraus?

Häufig geht es jedoch zunächst darum, die akute Krisensituation zu bewältigen und dadurch Rahmenbedingungen zu schaffen, sich mit den weitergehenden Themen zu befassen. Zu diesen zählen (Jellouschek, 2005):

1. Es hat nur Sinn, sich auf einen gemeinsamen therapeutischen Prozess einzulassen, wenn derjenige, der die Außenbeziehung hat, seiner Partnerschaft noch eine echte Chance gibt. Ansonsten strampelt sich der andere sinnlos ab und die gemeinsame Therapie wird zur Farce.
2. Weiter muss der betrogene Partner bereit sein, den anderen nicht mehr moralisch zu verurteilen. Dies bedeutet den Verzicht darauf, eine moralisch überlegene Position einzunehmen, die meist dazu dient, das Gefühl, am Boden zerstört zu sein, etwas aufzuwiegen.
3. Dafür muss der fremdgehende Partner bereit sein, den Kontakt zu

seiner Außenbeziehung so weit einzuschränken, dass es für den Partner nicht unerträglich wird. Dies kann vom vorläufigen völligen Verzicht auf diesen Kontakt bis zur eingeschränkten Aufrechterhaltung der Außenbeziehung oder der vorübergehenden räumlichen Distanzierung der Partner gehen.

4. Erst dann können die beiden sich jenen Themen zuwenden, die durch das Fremdgehen eines oder beider Partner in ihrer Beziehung zur Klärung anstehen.

Sind diese Voraussetzungen geschaffen, kann die Arbeit mit dem Inneren Team beginnen. Zunächst geht es darum, dass die Partner ihrer Inneren Teams kennen lernen und mit ihnen in Kontakt treten. Mit Blick auf das Fremdgehen eines der beiden Partner stellt sich dann die Frage, welche inneren Teammitglieder ihr Glück in einer neuen Beziehung oder Affäre gesucht haben. Der Blick bei beiden hinter die Kulissen kann mehr Verständnis und neue Lösungsmöglichkeiten wecken.

Fallbeispiel

Das Ehepaar, seit 13 Jahren miteinander verheiratet, ist Mitte und Ende 40 und hat zwei Kinder. Sie stammt aus dem Norden Deutschlands, er aus dem Süden. Sie ist extrovertiert, er introvertiert. Anlass für die Paartherapie ist, dass der Ehemann über mehrere Jahre hinweg fremdgegangen ist. Als das Paar in die Therapie kommt, hat der Ehemann die Außenbeziehung bereits beendet und ist wieder zu Hause eingezogen. Trotz der äußeren Klärung der Situation erleben beide eine Achterbahn der Gefühle, mit der sie nicht zurechtkommen. Auf der einen Seite spüren und erleben sie viel Nähe miteinander, auf der anderen Seite kommt es regelmäßig zu Abstürzen, und dann steht die ganze Partnerschaft auf dem Spiel. Die Ehefrau ist durch die lang dauernde Seitenbeziehung sehr verletzt.

Paargeschichte

Beide haben sich über das Reiten kennen gelernt und rasch ineinander verliebt. Nachdem sie zuerst eine Wochenendbeziehung geführt haben, zog sie dann zu ihm. Als sie mit dem ersten Kind schwanger war, heirateten sie. Sie hatte davor eine Beziehung zu einem wesentlich älteren Mann, von dem sie sich viel gefallen ließ und lange brauchte, um sich von ihm zu trennen. Er war mit einer Lehrerin zusammen, die er im Nachhinein als eng und pedantisch schildert.

Sie fand toll an ihm, dass er im Gegensatz zu seinem Vorgänger keine »Allüren« hatte und so viel »Natürlichkeit« und »Bodenständigkeit« ausstrahlte. Er war von ihrer »Weltoffenheit«, »Lebendigkeit« und »Risikobereitschaft« fasziniert.

Bald jedoch stellten sich erste Schwierigkeiten ein. Die Ehefrau hatte große Anpassungsprobleme an die neue Umgebung und fühlte sich auch von seinen Eltern nicht richtig akzeptiert. Der Ehemann war wirtschaftlich von ihnen abhängig und stellte sich nicht so vor seine Frau, wie sie es gebraucht hätte.

Wenn die Ehefrau ihm ihr Leid klagte, hörte sie von ihm: »Tu was!« Er selber hatte einen langen Arbeitstag, seine wenige Freizeit verbrachte er im Reitstall. Sie hatte das Reiten wegen der Kinder aufgegeben. So begann sich die Beziehung zunehmend zu verschlechtern. Beide stritten immer häufiger und heftiger miteinander und wurden immer trotziger und verweigernder. Keiner war mehr bereit, sich vom anderen etwas bieten zu lassen. Er verbrachte daraufhin noch mehr Zeit im Reitstall. Des Wartens müde, begann auch die Ehefrau mehr und mehr Dinge ohne ihn zu unternehmen. Dadurch entfernten sich die Partner immer weiter voneinander. Im Trotz erlebten sich beide noch halbwegs stark und autonom.

Währendessen begann der Mann ein Verhältnis mit einer anderen Frau, das über fast zwei Jahre ging. Mit dieser traf er sich manchmal mehrmals die Woche für ein oder zwei Stunden. Seiner Frau verschwieg er dieses Verhältnis und schob berufliche Termine und sonstige Verpflichtungen vor. Sie ihrerseits kam nicht auf den Gedanken, dass ihr Mann heimlich eine Beziehung mit einer anderen hatte.

Das Innere Team des Mannes

Der Mann flirtet gern und häufig mit Frauen. Zu einem früheren Zeitpunkt der Partnerschaft war er schon einmal eine Affäre eingegangen. Auf die Frage »Was regt und rührt sich in Ihnen, wenn Sie an Ihre jetzige Krise denken?« reagieren der Reihe nach folgende Wortmelder:

»Ich bin ein mieser Kerl!«

»Ich habe Angst, dass du mir nicht mehr vertraust!«

»Sie hat es provoziert!«

»Ich brauche mein kleines Glück!«

»Ich will geliebt werden!«

»Komm mir nicht zu nahe!«

Diesen Wortmeldungen werden vom Therapeuten und dem Mann folgende Teammitglieder zugeordnet:

- Der Fiesling
- Der Ängstliche
- Der Ablenker
- Der Glückssucher
- Der Ansprüchliche
- Der Unnahbare

Auf die Frage des Therapeuten, welches Teammitglied bzw. welche Teammitglieder fremdgegangen sind, antwortet der Mann nach längerem Überlegen: der Glückssucher, der Ansprüchliche und der Unnahbare.

Das Innere Team der Frau

Bei ihr melden sich der Reihe nach folgende Stimmen:
»Ich bin zutiefst verletzt!«
»Was bin ich für ein blindes Huhn!«
»Kann ich mich überhaupt auf dich verlassen?«
»Ich fühle mich ausgeschlossen!«
»Ich habe ihn schlecht behandelt!«
»Was will ich vom Leben?«

Danach erfolgt die Benennung der Teammitglieder, wobei der Therapeut sich wieder mit eigenen Vorschlägen einbringt. Folgende Teammitglieder bilden das Innere Team der Frau:

- Die Verletzte
- Die Naive
- Die Misstrauische
- Die Ausgeschlossene
- Die Kritische
- Die Egoistin

Die Interaktionsphase

Die Interaktionsphase des Ehepaares beginnt mit der Verletzten, die mit heftiger Stimme mitteilt, wie sehr sie sich betrogen und verletzt fühlt. Darauf antwortet der Fiesling: »Du hast Recht, ich habe mich wirklich mies verhalten und ich kann verstehen, dass du mir nicht mehr vertraust!« Damit fühlt sich die Misstrauische angesprochen und sagt

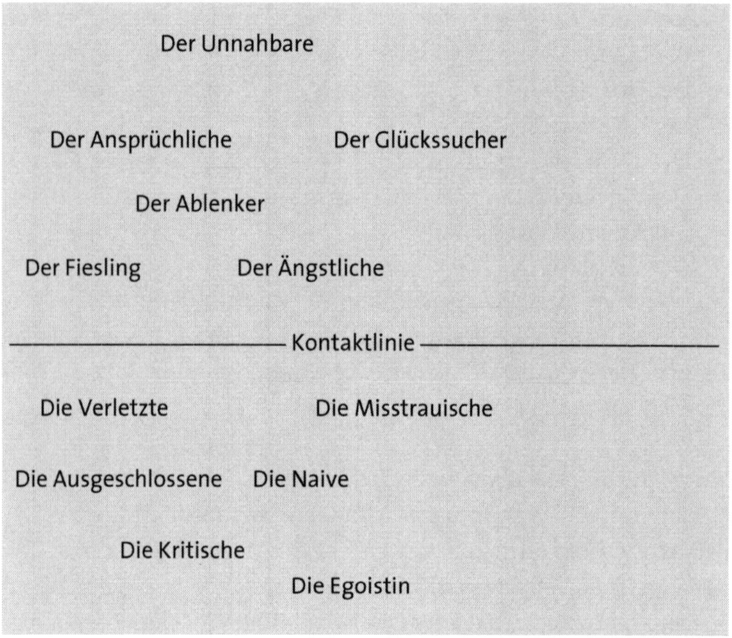

schnippisch: »Ich frage mich, ob ich mich auf dich verlassen kann oder ob du bei der nächsten schwierigen Situation abhaust!« Daraufhin melden sich zuerst der Ängstliche und dann der Ablenker zu Wort. Während der Ängstliche alles tun will, um das verloren gegangene Vertrauen wiederherzustellen, weist der Ablenker die Misstrauische in ihre Schranken: »Da kannst du jetzt darauf herumhacken. Du hast dich doch in keiner Weise mehr um mich gekümmert!« Nach dieser Stellungnahme meldet sich die Naive zu Wort: »Du hast so bodenständig auf mich gewirkt, dass ich dir blind vertraut habe, obwohl du immer schon mit anderen Frauen rumgemacht hast!« Daraufhin meldet sich der Glückssucher und sagt: »Zu Hause gab es immer nur Streit. Jeder braucht schließlich sein kleines Lebensglück!«
An diesem Punkt schaltet sich der Therapeut ein und nimmt Kontakt mit diesem Teil auf: »Kannst du sagen, was du unter Lebensglück verstehst und was für den P. daran so wichtig ist?« Der Glückssucher antwortet mit kindlicher Stimme: »Von mir wurde von ihr (der Geliebten) nichts erwartet und nichts verlangt. Ich habe mich wie auf einer Insel gefühlt, die ich jederzeit betreten und jederzeit verlassen kann.« Thera-

peut: »Und warum ist es so wichtig, nicht kritisiert zu werden?« – »Weil ich von meinen Eltern immer nur kritisiert wurde und ich es ihnen nie recht machen konnte.«

Nach diesem Dialog zwischen dem Glückssucher und dem Therapeuten wendet sich dieser wieder der Ehefrau zu und fragt diese, welcher Teil sich jetzt melde. Sie stellt sich an den Platz der Ausgeschlossenen und sagt in dieser Rolle zum Glückssucher: »Ich hätte auch gern mein kleines Lebensglück gehabt. Für mich ist es ganz schlimm, dass du mich von deinem Leben total ausgeschlossen hast. Das ist schlimmer als betrogen zu werden!« Die Frau beginnt zu weinen. Der Therapeut spricht sie an und fragt, was jetzt in der Ausgeschlossenen vorgeht. Diese antwortet: »Ich weiß nicht, warum ich so heftig reagiere, ich spüre nur, dass das für mich von allem am Schlimmsten ist«. Daraufhin der Therapeut: Gab es jemand in ihrem Leben, der für Sie sehr wichtig war und zu dem Sie gerne mehr Kontakt gehabt hätten?« Die Ehefrau überlegt und sagt dann: »Als Kind habe ich mich von meinem Vater nie sehr beachtet gefühlt, und das hat mir sehr weh getan. Erst dachte ich, dass ich nicht schön genug sei, dann, dass ich nicht klug genug sei, dann, dass ich kein Junge bin. Es hat aber alles nichts genützt. Vielleicht reagiere ich deshalb so heftig, obwohl ich mir diese Blöße gar nicht geben will!«

Der Therapeut bleibt zunächst noch neben der Frau stehen, bittet aber den Mann, in die Rolle eines weiteren Teammitglieds zu schlüpfen. Dann wechselt der Therapeut von der Frau zum Mann und stellt sich neben diesen. Dieser hat sich inzwischen auf den Platz des Anspruchsvollen gestellt. Der Anspruchsvolle sagt mit einer klagenden Stimme: »Ich möchte einfach geliebt werde,n ohne mich dafür anstrengen zu müssen!«

Darauf fährt der Unnahbare dem Anspruchsvollen in die Parade: »Ich glaube nicht, dass ich jemand so richtig vertrauen kann, und deshalb lasse ich niemanden wirklich an mich heran«!

Danach melden sich nacheinander die Kritische und die Egoistin. Die Kritische räumt ein, dass sie sich dem Anspruchsvollen gegenüber nicht gerade nett verhalten hat. Daraufhin mischt sich die Egoistin ein und sagt: »Das ist ja alles schön und gut. Aber wo bleibe eigentlich ich in dem Ganzen. So kann es nicht weitergehen. Ich bin schon lange unzufrieden!«

Die Beziehungsdynamik im Licht des Inneren Teams
Nach und nach wird die gesamte momentane Dynamik des Paares deutlich. Auf Seiten des Mannes geben der Fiesling, der Ängstliche, und wenn das nicht reicht der Ablenker den Ton an, der die Verantwortung der Ehefrau zuschiebt. Bei ihr haben die Verletzte, die Misstrauische und die Naive das größte Gewicht und den meisten Einfluss auf ihr äußeres Verhalten.
Hinter dieser ersten Linie befinden sich bei beiden Teammitglieder, die im Kontakt nach außen zurückgehalten werden, die aber zur Erhellung der Situation unabdingbar sind. Auf Seiten des Mannes gehören hierzu der Glückssucher, der Ansprüchliche und der Unnahbare. Diese haben in der Außenbeziehung genau das gefunden, was in der Partnerschaft abhanden gekommen ist: einen kritikfreien Schonraum, ohne dass dieser zu nah wird. Dies war weder dem Mann noch der Frau bis dahin bewusst. Auf Seiten der Frau finden sich in der zweiten Reihe die Ausgeschlossene, die sehr heftig reagierte, und die Naive, die nach dem Motto agiert: stell keine Fragen, sonst gefährdest du die Zugehörigkeit.
Die Teammitglieder aus der zweiten und dritten Reihe stehen für grundsätzliche Wünsche an die Beziehung: der Mann möchte kritiklos geliebt werden, und die Frau möchte mit ihrem Mann alles teilen. In diesen Beziehungswünschen zeigt sich gleichzeitig, wo jeder der Partner Entwicklungsbedarf hat. Der Entwicklungsschritt des Mannes kann darin gesehen werden, dass dieser lernt, seiner Partnerin vertrauensvoll nahe zu sein und Kritik und Ansprüchen von ihr standzuhalten. Dies kann er vermutlich nur, wenn er zwischen dem kindlichen Anspruch, geliebt zu werden, und dem Gefühl, den anderen zu lieben, zu unterscheiden lernt. Der Entwicklungsschritt der Frau besteht darin, dass sie nicht weiter durch einseitige Anpassung an ihren Partner oder Druck auf ihn in Kontakt zu ihm tritt und sich wenigstens so mit ihm verbunden zu fühlen.

Reaktionen von der Seitenlinie
Im Anschluss an die Interaktionsphase nehmen beide auf ihren Stühlen an der Seitenlinie Platz und lassen den bisherigen Prozess auf sich wirken. Der Therapeut achtet dabei darauf, dass sich die Partner möglichst wertschätzend über die einzelnen Teammitglieder äußern und darüber miteinander ins Gespräch kommen.
Beide sind sehr überrascht: zum einen über ihr eigenes Inneres Team,

zum anderen über dasjenige des anderen. Beide empfinden, dass das Thema eine neue Dimension bekommen hat. So sagt die Frau: »Es geht um viel mehr, als dass du mich betrogen hast und ich verletzt bin und nicht weiß, ob ich dir wieder vertrauen kann. Mir war bisher nicht bewusst, dass mein Verletztsein so viel damit zu tun hat, dass ich mich schnell ausgeschlossen fühle. Und mir wird auch klar, dass ich meine Unzufriedenheit vor allem auf dich geschoben und nicht gemerkt habe, dass ich mit mir selber unzufrieden bin. Dass es einen Unnahbaren in dir gibt, habe ich immer gespürt. Jetzt weiß ich es und das erleichtert mich einerseits, andererseits macht es mich aber auch traurig, weil ich nicht weiß, wie nahe wir uns kommen können.« Der Mann sagt: »Für mich ist deutlich geworden, dass ich ganz tief drinnen niemandem vertraue aus der Angst heraus, mich Kritik und Ansprüchen auszuliefern. Da lass ich lieber gleich den Rolladen runter«.

Da die Stunde zu Ende ist, werden beide gebeten, ihre beschrifteten Karten einzusammeln. Dann wird dem Paar vorgeschlagen, die Arbeit in der nächsten Sitzung fortzusetzen. Bis dahin kann es überlegen, welche Teammitglieder es für die nächsten Wochen probehalber neu in Position bringen will. Das Paar wird für seine genaue und sorgfältige Erhebung seiner Inneren Teams gelobt, was beide dankbar akzeptieren. Die Karten nehmen beide mit, worauf ihnen vom Therapeuten vorgeschlagen wird, diese zur nächsten gemeinsamen Sitzung wieder mitzubringen.

14 Tage später findet die Folgesitzung statt. Beide teilen zunächst mit, dass sich die Situation stabilisiert habe und dass beide vorsichtiger miteinander umgehen würden. Auf die Frage des Therapeuten, ob sie auch schon erste Veränderungsideen mitbringen, nicken beide zustimmend. Daraufhin werden beide gebeten, ihre inneren Teams in die ursprüngliche Ausgangsstellung zu bringen. Nachdem dieser Schritt erfolgt ist, beginnen die Partner einzelne Karten neu hinzulegen. Dabei entstehen folgende veränderten Mannschaftsaufstellungen:

Beide haben Teammitglieder in die erste und zweite Reihe gestellt, die mit ihren Beziehungswünschen und Lebensthemen zu tun haben. Der Glückssucher steht jetzt direkt an der Kontaktlinie. Dies kann so interpretiert werden, dass dieser wieder in die Beziehung integriert werden soll. Auch der Unnahbare rückt mehr in Sichtweite, und damit kann sein Anliegen zum Thema weiterer Gespräche werden. Der Ansprüchliche ist ebenfalls aus dem Untergrund mehr ins Licht gerückt, und daher kann auch sein Anliegen besprochen werden. Damit ist auch deutlich, welche Anteile des Mannes in der Paarbeziehung zu kurz kamen. Ob er an diesen festhalten will und ob und wie seine Partnerin darauf eingehen kann, ist zwischen den beiden zu klären. Fiesling und Ablenker sind im Moment nicht mehr so wichtig und nehmen eine Nebenrolle ein. Offensichtlich hat er die Rolle des schuldigen Betrügers aufgeben können, was auch in der Sitzung zu spüren ist.

Der Fiesling Der Ablenker

Der Ansprüchliche

Der Unnahbare

Der Glückssucher Der Ängstliche

——— Kontaktlinie ———

Die Egoistin Die Ausgeschlossene

Die Verletzte Die Kritische

Die Misstrauische Die Naive

Auch die Ehefrau hat jetzt ihre zentralen Themen an die Kontaktlinie gestellt und signalisiert damit, dass sie klären möchte, welchen Raum diese in der Beziehung mit ihrem Mann haben. In der Identifikation mit der Egoistin hat sie bereits einige Ideen entwickelt. In der Rolle der Ausgeschlossenen spürt sie, dass sie mehr alltäglichen Kontakt zu ihrem Mann benötigt, ohne dies durch Druck zu erzwingen versuchen. Hierbei sieht sie jetzt weniger in der Bequemlichkeit ihres Mannes das Problem als in der unsichtbaren Mauer, die ihn umgibt. Diese habe sie bisher so erlebt, wie wenn ihr Mann ihr absichtlich seine Zuwendung vorenthalte. Inzwischen glaube sie, dass er das nicht absichtlich mache. Trotzdem müsse dieser Punkt ihrer Ansicht nach geklärt werden.

In der weiteren therapeutischen Arbeit mit dem Paar geht es vor allem um die Integration bestimmter Teammitglieder in die Beziehung der beiden. Hierfür werden folgende weiteren Schritte angeregt und mit dem Paar vereinbart:

- Durchführung eines »Verletzungsrituals«, um die Verletzte und die Naive auf Seiten der Frau sowie den Fiesling und den Ablenker auf Seiten des Mannes in die neue Teamaufstellung zu integrieren.
- Unterstützung der Egoistin mit dem Ziel, die persönliche Zufriedenheit der Ehefrau zu erhöhen.
- Kontaktaufnahme des Ehemannes mit dem Unnahbaren, um dessen zukünftige Rolle zu klären.
- Zur Integration des Ansprüchlichen und des Glückssuchers auf Seiten des Mannes sowie der Naiven und der Ausgeschlossenen auf Seiten der Frau beschäftigen sich beide Partner mit ihren Herkunftsfamilien.

Die Methode des Inneren Teams bietet gerade bei einem so emotional besetzten Thema wie dem Fremdgehen einen strukturierten Rahmen, um sich auf kreative Weise mit dem inneren Chaos auseinander zu setzen, das das Fremdgehen eines Partners häufig auslöst.

Zunächst kann das Paar mit Hilfe dieser Metapher erkunden, welche Teammitglieder sich mit welcher Stimme zu diesem Thema melden. Dadurch kommen Anteile in den Blick, die in den bisherigen Gesprächen der Partner bewusst oder unbewusst ausgespart worden sind. Dies führt häufig bereits zu einer gewissen Beruhigung der Situation.

Durch das Sichtbarmachen der inneren Mannschaftsaufstellungen entsteht darüber hinaus ein Zugang zu den tiefer liegenden Beziehungssehnsüchten und Lebensthemen der Partner. Diese wiederum führen zu der Frage: Zu was fordert uns diese Krise heraus?

Bei der weiteren Umsetzung der so gewonnenen Erkenntnisse können folgende Schritte hilfreich sein:

1. Das Erproben neuer Mannschaftsaufstellungen durch Umstellen oder Hinzufügen von Teammitgliedern (siehe Fallbeispiel)
2. das Durchbrechen eingefahrener Teufelskreise, da diese immer mit einer Überbewertung einzelner Teammitglieder einhergehen, sodass die jeweiligen Gegenspieler immer weiter zurückgedrängt werden. Diese können sich dann im Kontakt nicht äußern, und damit erhöht sich die Gefahr, dass diese Gegenspieler rebellieren und auszubre-

chen versuchen. Das Durchbrechen eines Teufelskreises erfordert die Fähigkeit, sich bewusst anders zu verhalten, als es die eingefahrenen Muster nahe legen.

3. Eine weitere Möglichkeit ist spielerische Kreativität. Um Interaktionen lebendiger und abwechslungsreicher zu gestalten, kann auf die Methode des Rollenspiels zurückgegriffen werden. Im Rollenspiel können dann Anteile ausgelebt werden, die bisher zurückgedrängt waren oder verschüttet wurden.
4. Die Beschäftigung mit unerledigten Themen aus den Herkunftsfamilien stellt eine weitere Möglichkeit dar. Hierfür können wiederum verschiedene Übungen verwendet werden.

5.7 Fallbeispiel Auslandsaufenthalt

In einer Partnerschaft braucht jeder Partner Raum für sich als Individuum, und andererseits brauchen beide Partner das Gefühl, in der Beziehung sicher gebunden zu sein. Daraus erwächst die Polarität von Autonomie und Bindung (Jellouschek, 2005) beziehungsweise von Eigenständigkeit und Verbundenheit. Polarität bedeutet immer auch Spannung und Dynamik. Im Idealfall kommt es zwischen den Partnern zu einer Balance dieses Spannungsverhältnisses: Beide leben beides.

Im Verlauf einer Beziehung kommt es allerdings häufig zu Verschiebungen und damit zu einer Schieflage im Verhältnis von Autonomie und Bindung, die dann für beide oder für einen von beiden zum Problem wird. Dies kann ein schleichender Prozess sein, kann aber auch durch ein Ereignis hervorgerufen werden, das das Thema von Bindung und Autonomie auf den Tisch bringt und die Partner damit herausfordert. Meistens kommt es dann dazu, dass sich die Partner in extreme Gegenpositionen polarisieren. Denn je mehr der eine zum Pol Bindung strebt, desto mehr besetzt der andere den entgegengesetzten Pol der Autonomie, um so ein Gegengewicht und damit wieder ein Gleichgewicht herzustellen, was jedoch nicht wirklich funktioniert. Denn der Preis ist, dass sich die Partner in ihren Gesprächen einen Machtkampf liefern, der eine konstruktive Klärung, zu der die Partner eigentlich herausgefordert sind, verhindert.

Zu einer Schieflage kann es auch kommen, wenn beide auf denselben Pol fixiert sind: beide klammern und lassen sich keine Luft zum Atmen. Sie fixieren sich auf den Pol Bindung. Oder beide betonen derart stark ihre Unabhängigkeit, sodass aus der Beziehung ein unverbundenes Nebeneinander wird. Sie fixieren sich auf den Pol Autonomie.

Autonomie oder Eigenständigkeit heißt: Jeder behält außer der gemeinsamen Welt – so wichtig diese auch ist – auch eine eigene Welt: eigene Interessen, eigene Kontakte, eigene Meinungen und eigene Ziele. Eigenständigkeit erhält bei aller nötigen Vertrautheit einen Schuss Fremdheit. Der andere bleibt eben etwas Eigenes und damit von mir Unterschiedenes. Durch diesen Abstand zwischen den Partnern bleibt auch die Neugier aufeinander erhalten und damit auch die Attraktivität und gegenseitige Anziehungskraft.

Fallbeispiel

Das Paar ist Mitte dreißig und hat sich über den Beruf kennen gelernt. Beide arbeiten in der Beraterbranche, wobei er selbstständig ist, während sie im Angestelltenverhältnis steht. Die Ehefrau möchte nun für ein Jahr nach Amerika gehen, dort ein Aufbaustudium absolvieren und dann wieder nach Deutschland zurückkehren. Dieses Vorhaben wird dadurch verkompliziert, dass der vorherige langjährige Freund der Ehefrau sich ebenfalls in Amerika aufhält.

Als das Paar merkt, dass es in den Gesprächen nicht weiterkommt und die Zeit drängt, meldet es sich zu einer Paartherapie an.

Die Ausgangssituation ist scheinbar eindeutig: Sie möchte ein Jahr ins Ausland und findet dafür »1000 Gründe«. Er hat grundsätzlich nichts dagegen, nur in diesem speziellen Fall hat er »1000 Gründe« dagegen.

Jeder von beiden möchte sich mit seiner Meinung durchsetzen. Jeder erwartet vom Therapeuten Verständnis und Unterstützung für seinen Standpunkt. Käme man dem nach, würde man als Therapeut das vorhandene Muster noch verstärken.

Den Partnern wird daher der Vorschlag gemacht, ihren Konflikt als Zusammenstoß ihrer beiden Inneren Teams zu sehen, bei dem sich einige sehr lautstark einbringen, andere kaum zu Wort kommen und sich nach außen gar nicht ausreichend darstellen. Beide haben aufgrund ihres beruflichen Hintergrunds kein Problem, sich mit dem Vorschlag zu identifizieren.

In einem solchen Fall besteht der Vorteil der Teilemethode darin, relativ rasch von den vordergründigen Positionen der Konfliktpartner zu deren innerseelischen und zwischenmenschlichen Hintergründen, die oft unausgesprochen bleiben, zu gelangen.

Die Teammitglieder des Mannes
Der Skeptiker:
»Du hast noch gar keine Zusage. Also ich bin skeptisch, ob das klappt!«
Der Eifersüchtige:
»Ich habe niemanden, und du triffst dich mit ihm. Ich muss auch an mich denken!«
Der Optimist:
»Ich kann mir gut vorstellen, dass wir das hinkriegen und unsere Beziehung dadurch noch enger wird!«
Der Alleingelassene:
»Jetzt haben wir gerade die neue Wohnung bezogen. Und ein Kind wollen wir auch. Das geht dann auch nicht!«
Der Globetrotter:
»Wir können uns ja in Amerika treffen oder auf halber Strecke. Du weißt, dass ich gerne reise!«
Der Skeptiker, der Eifersüchtige und der Alleingelassene bilden eine Notgemeinschaft, obwohl sie sonst nicht viel miteinander zu tun haben. Sie glauben, dass sie nicht einlenken können. Gegen diese Allianz können sich der Globetrotter und der Optimist nicht behaupten, zumal sie auch vom »Teamchef« – dem Ehemann – ignoriert werden.

Die Teammitglieder der Frau
Die Unternehmungslustige:
»Für mich ist das jetzt dran. Ein Jahr vergeht so schnell!«
Die Ehrgeizige:
»Ich möchte in meinem Beruf weiterkommen. Die Firma hat mir ein Angebot gemacht und zahlt die Hälfte der Kosten.«
Die Ängstliche:
»Ich habe Angst, dass wir es nicht schaffen!«
Die Einsame:
»Wenn ich jetzt heimkomme, bist du meistens schon da. Du wirst mir fehlen!«
Die Kämpferische:
»Du packst das schon, komme, was da wolle!«

Bei der Ehefrau stellt sich die Teamdynamik folgendermaßen dar: Sie setzt voll auf das Gespann aus der Unternehmungslustigen, der Ehrgeizigen und der Kämpferischen, um sich gegen die Allianz aus Skeptiker, Eifersüchtiger und Alleingelassener durchzusetzen. Dies geht auf Kosten der Einsamen und der Ängstlichen, sodass ihr Partner von diesen Anteilen nichts mitbekommt.

Die Teaminszenierung

Durch die Erkundung ihrer Inneren Teams wird sowohl dem Therapeuten als auch den Partnern deutlich, dass es zu den lautstarken Stimmen jeweils Gegenspieler gibt: Neben der Kämpferischen gibt es die Ängstliche, neben der Unternehmungslustigen die Einsame, neben dem Skeptiker den Optimisten und neben dem Alleingelassenen den Globetrotter. Die Gegenspieler wurden aber bislang aus der Diskussion herausgehalten, zum Teil, weil sie jedem gar nicht so bewusst waren, zum Teil, weil befürchtet wird, damit seine Position zu schwächen.
Vom Therapeuten wird hier ein Ansatzpunkt für die Weiterarbeit gesehen.

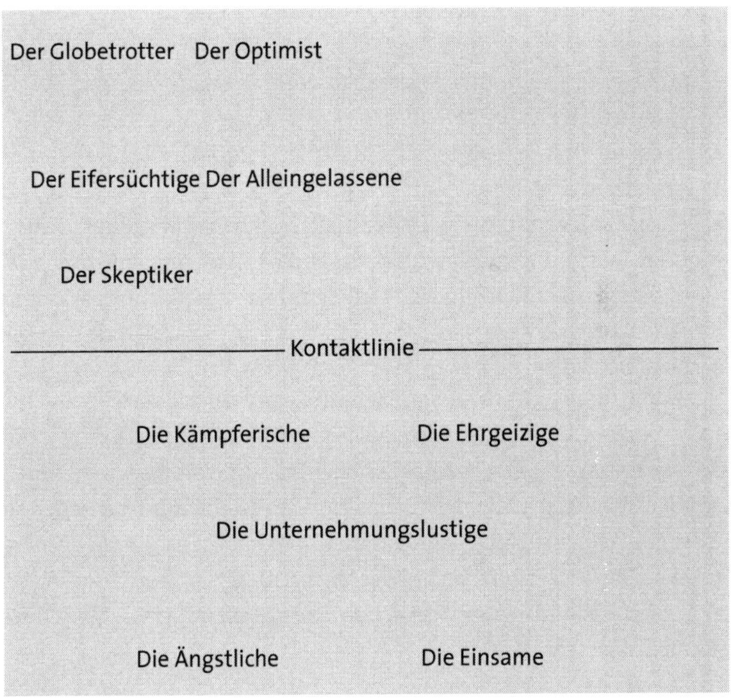

Auflösung des Teufelskreises
Für einen ersten Schritt aus dem Teufelskreis hinaus wird ein eher direktives Vorgehen gewählt. Dieses besteht aus zwei zusammenhängenden, aber nacheinander zu vollziehenden Schritten. Im ersten Schritt werden die Partner gebeten, in Kontakt mit ihren eigenen Gegenspielern zu gehen, also in die jeweilige Rolle zu schlüpfen. Für den Mann bedeutet dies, in die Rolle des Optimisten und des Globetrotters zu schlüpfen. Für die Frau sind es die Ängstliche und die Einsame, die sie bisher mehr oder weniger ignoriert hat. Beide stellen dadurch fest, dass der Kontakt zu diesen Teammitgliedern ihre eigene Position nicht schwächt, sondern stärkt.
Im zweiten Schritt geht es um die Integration aller Beiträge zu dem Thema. Dazu setzen sich die Partner einander gegenüber, legen jedoch zuvor alle beschrifteten Karten gut sichtbar auf dem Boden um sich herum. Aufgabe der Partner ist es sicherzustellen, dass im nachfolgenden Gespräch alle Aspekte ihre Berücksichtigung finden, ohne dass gleich eine Lösung angestrebt wird.

Im Laufe weniger Sitzungen findet das Paar schließlich folgende Lösung:

- Sie bewirbt sich für das Auslandsstudium mit dem Ziel, es auch anzutreten.
- Bei einer Zusage fliegen beide in die USA und der Ehemann bleibt ein oder zwei Wochen dort.
- Vierteljährlich findet ein Treffen statt. Dies soll ein Highlight sein.
- Da die Ehefrau durch das Studium beruflich aufsteigt und anschließend mehr verdienen wird, wird er beruflich reduzieren, was ihm ein Anliegen ist.
- Der Ehemann hat ein Veto gegen Kontakte seiner Frau mit ihrem Exfreund, wird davon aber nur im Notfall Gebrauch machen.

Bei Partnerkonflikten wie diesen erscheint es sinnvoll, weniger mit den sachlichen Positionen der Partner als mit den Konflikthintergründen zu arbeiten. Typische Hintergründe sind:

- Gefühle wie z. B. Eifersucht oder Verlustangst
- Aktuelle Wünsche und Sehnsüchte wie z. B. mehr Lebendigkeit oder mehr Freiheit

- Handlungsleitende Grundsätze wie z. B. Ebenbürtigkeit in der Partnerschaft
- Allgemein oder individuell hoch bewertete Selbstbilder wie z. B., ein männlicher Mann
- Abgelehnte oder projizierte Anteile wie z. B. eigene verleugnete Autonomiewünsche

Mit der Metapher vom Inneren Team lassen sich solche und andere Gründe erkunden und in Szene setzen.

5.8 Fallbeispiel Sexuelle Abstinenz

Neben Kommunikationsproblemen und dem Fremdgehen eines Partners sind sexuelle Probleme einer der Hauptgründe, warum sich viele Paare Hilfe bei einem Paar- oder Sexualtherapeuten holen.

Untersuchungen belegen, dass ältere Paare durchschnittlich im Alter von Ende 60 aufhören, miteinander Sex zu haben. Allerdings ist das nur ein Mittelwert. Tatsächlich gibt es Paare, die sehr viel früher ihre sexuelle Aktivität einstellen oder die bereits früh lange Phasen sexueller Abstinenz haben. Neben dem Lebensalter und der Beziehungsdauer stehen noch weitere Faktoren in Zusammenhang mit sexueller Inaktivität oder geringer Aktivität, nämlich Krankheiten des Mannes, die Persönlichkeit und Biografie beider Partner, geringe Partnerschaftsqualität, hohe Bildung, Ehepaarstatus sowie Schwangerschaft oder Kleinkinder im Haushalt. Demgegenüber scheint sich berufliche Vollzeittätigkeit beider Partner nicht negativ auf die Sexualität auszuwirken.

Auch sexuelle Unlust ist in Partnerschaften weit verbreitet. Meist ist der Sex nur einem Partner zu selten – häufiger dem Mann. Doch bei beiden Geschlechtern nimmt die Verbreitung sexueller Lustlosigkeit mit zunehmender Beziehungsdauer zu.

Geringes sexuelles Interesse gilt inzwischen als funktionelle Sexualstörung – nämlich als »Mangel oder Verlust von sexuellem Verlangen« beziehungsweise »Störung sexueller Appetenz«. Frauen beschreiben sich am häufigsten mit Anfang dreißig als lustlos, Männer mit Mitte oder Ende vierzig.

Bei Paaren, in denen sexuelle Aktivität keine oder nur eine geringe Rolle spielt, lassen sich verschiedene Typen von Beziehungen finden (v. Sydow, 2005):

- Familienliebe ohne Leidenschaft

Die Frau ist eine gute Mutter, der Mann ein guter Ernährer und freundlicher Vater. Beide opfern ihre Autonomiewünsche und ihre Sexualität zugunsten eines harmonischen Familielebens.

- Die reifen Kompromissler

Hiermit sind Paare mit funktionierender Beziehung und intakter aber etwas langweilig gewordener Sexualität gemeint.

- Die Überforderten

Die hohen Anforderungen, die die Partner an ihre gemeinsame Sexualität stellen, führen zu einem Rückzug auf die eigene Selbstbefriedigung.

- Die Vorsichtigen

Dieser Beziehungstyp findet sich manchmal bei älteren Paaren, die verunsichert sind durch körperliche Veränderungen. Ganz besonders häufig ist er, nachdem ein Partner schwer erkrankt ist und dieser aus Unsicherheit keine sexuelle Initiative mehr zeigt.

- Die Enttäuschten

Dieser Typ findet sich bei Paaren jeden Alters, die in der Vergangenheit eine befriedigende Sexualität hatten. Nach einem tiefen emotionalen Bruch verweigert sich einer der Partner sexuell oder macht nur noch selten oder widerwillig beim Sex mit.

- Die sexuell Desinteressierten

Manche Paare sind nicht an Sex interessiert, weil andere Bereiche des Lebens für sie bedeutsamer sind.

- Die Sublimierten

Paare mit hoher Bildung sind im Alter seltener sexuell aktiv als solche mit mittlerer Bildung. Doch gleichzeitig haben sie auch besondere Möglichkeiten, ihre erotischen Gefühle in sublimierter Form auszuleben.

- Der Mann, der immer will, und die Frau, die nie will, oder umgekehrt

Konflikte über die Häufigkeit sexueller Aktivitäten sind in Dauerpartnerschaften weit verbreitet. Bei diesem Beziehungstyp begeben sich die Partner mit ihrem unterschiedlichen Verlangen in solch polarisierte Positionen, dass ein ernstes Problem entsteht.

Im Sinne eines biologisch geprägten habituellen Verhaltens kann man Lustlosigkeit als – biologisch normale – Folge von zu viel sexueller Wiederholung mit demselben Partner verstehen. Die Lösung wäre demzufolge immer wieder mal ein neuer Partner oder eine neue Partnerin oder zumindest abwechslungsreicher Sex mit demselben Partner.

Demgegenüber geht die Bindungstheorie davon aus, dass es für einen gewissen Zeitraum durchaus adaptiv ist, den Erhalt und die Pflege von Bindungen in den Vordergrund zu rücken und die eigenen Explorationsneigungen wie auch die sexuelle Lust zurückzustellen.

J. Willi (2002) geht ebenfalls von einem Doppelaspekt der Sexualität aus und unterscheidet zwischen »Sexualität der Lust« und »Sexualität der Zugehörigkeit«. Während bei der »Sexualität der Lust« die Steigerung der Lust (Ekstase, Schmerz, Bindungslosigkeit, Tanz, Kampf) und die Erhöhung der persönlichen Wirksamkeit in der sexuellen Interaktion (Kraft, Potenz, Verführungsspiel) im Vordergrund stehen und in Don Juanismus und Nymphomanie entgleisen kann, geht es bei der Sexualität der Zugehörigkeit um den Partner als einmalige Person. Die Partner möchten voneinander hören, dass jeder etwas ganz Besonderes für den anderen ist. Dadurch werden die Liebe und die Idealisierung des Partners bestärkt. Die Entgleisung besteht hier im absoluten Anspruch auf Zugehörigkeit im Eifersuchtswahn.

Der amerikanische Paar- und Sexualtherapeut David Schnarch weist darauf hin, dass die weit verbreitete Überbetonung von Bindung und emotionaler Sicherheit in Partnerschaften sexuelle Probleme erzeugt. Er betont, dass es in Dauerbeziehungen naturgemäß zwei Zyklen gibt: den Komfort-Sicherheitszyklus und den Wachstumszyklus. Beide Zyklen sind notwendig für Beziehungen.

Wenn jedoch Paare ihre Beziehung in einem permanenten Sicherheitszyklus halten, um so Angst und Unsicherheit zu vermeiden, ist der Preis häufig sexuelle Langeweile und emotionale Verflachung. Emotional stark verschmolzene Paare mit hoher Angst vermeiden Unterschiede um fast jeden Preis. Folgt man der Argumentation von Schnarch, so ist die sexuelle Langeweile in Dauerbeziehungen ein Hinweis darauf, dass die Partner zu sehr emotional verschmolzen sind, sodass es keiner mehr wagt, neue sexuelle Impulse zu zeigen, da man befürchtet, dass der andere darauf nicht positiv reagiert, und man andererseits so abhängig ist, dass man eine solche Zurückweisung kaum ertragen könnte.

Lebendige Sexualität und Intimität ist insofern nur dann möglich, wenn beide Partner emotional autonom und differenziert sind, den Mut haben, sich mit ihrem Begehren dem Partner zu zeigen, sowie in der Lage sind, eine Abfuhr durch den Partner oder die Partnerin zu verkraften. Bei dem nachfolgend vorgestellten Paar handelt es sich um einen Fall von sexueller Abstinenz.

Fallbeispiel

Das Paar hat seit seiner Heirat vor drei Jahren keine sexuelle Beziehung mehr. Es gibt zwar körperlichen Kontakt in Form kleinerer zärtlicher Gesten und ab und zu ein kurzes Balgen im Bett, mehr läuft aber nicht. Selbst Gespräche darüber finden nicht mehr statt. Beide machen einen großen Bogen um dieses Thema und tun so, als gäbe es das Problem nicht. Dabei werden beide jedoch immer dünnhäutiger und ziehen immer weniger Nahrung aus ihrer Beziehung. Dadurch kommt es immer häufiger zu unfruchtbaren Streitereien, bei denen beide ihren ganzen Frust abreagieren. Trotzdem traut sich keiner, einen Schritt auf den anderen zuzugehen.

Als sich das Paar zu einer Paartherapie anmeldet, sprechen beide von sich aus das Thema Sexualität nicht an, sondern bringen andere Themen ein. Erst auf Nachfragen des Therapeuten kommt das Thema und damit die ganze dahinter liegende Not des Paares zur Sprache.

Paargeschichte

Das Paar ist Ende dreißig und kinderlos. Beide sind freiberuflich tätig. Nach mehreren Umzügen haben sie sich vor kurzem ein Haus gekauft und sich damit einen Herzenswunsch erfüllt. Beide haben ähnliche Interessen und Auffassungen, und auch äußerlich passen sie gut zueinander und geben ein attraktives Paar ab.

Das Paar lernte sich vor elf Jahren kennen. Beide erinnern sich gerne an die Anfänge ihrer Beziehung: sie fühlten sich stark voneinander angezogen. Seine Reiselust beflügelte ihre Neugierde, und so unternahmen sie viele abenteuerliche Reisen. Ihn faszinierte ihre Intuition und lebendige Art. Außerdem konnte sie gut organisieren, während er hier eher umständlich zu Werke ging. Als sich der Mann dann selbstständig machte, war er immer häufiger beruflich unterwegs. Da er sein Büro zu Hause hatte, verlagerten sich Teile seiner Arbeit immer mehr nach Hause, worunter die Privatsphäre des Paares zu leiden begann.

Kurz nach der Heirat erlitt die Ehefrau einen schweren Bandscheibenvorfall und war längere Zeit krankgeschrieben. Kurz nach ihrer Genesung wurde sie erneut krank. Daraufhin kündigte sie ihre Stelle und konzentrierte sich erst einmal ganz auf die Hausfrauenrolle. Bei ihrem Mann lief die Entwicklung gerade in die andere Richtung: er konnte sich vor Aufträgen nicht retten und arbeitete immer mehr.

Als Anlass der Therapie gaben beide an, dass sie sich immer häufiger streiten würden und dass die Streits sie zermürben würden. Sexualität ist zunächst kein Thema. Auf Nachfrage des Therapeuten teilen sie mit, dass sie seit mehreren Jahren keine sexuelle Beziehung mehr miteinander haben. Anfangs hätten sie darunter nicht gelitten, weil zu diesem Zeitpunkt andere Bereiche ihres Lebens für sie sehr wichtig gewesen seien. Seit einiger Zeit belaste sie das Thema doch sehr stark, auch wenn sie darüber nicht sprechen würden.

Die weitere sexuelle Anamnese ergibt, dass das Paar die ersten Jahre eine zufrieden stellende sexuelle Beziehung hatte. Hinweise auf ungewöhnliche sexuelle Wünsche eines oder beider Partner oder auf einen emotionalen Bruch innerhalb der Beziehung finden sich nicht. Beide sind auch keine anderen sexuellen Beziehungen eingegangen, obwohl jeder mehrfach die Gelegenheit dazu gehabt hätte. Von einer gewissen Bedeutung sind dagegen die gesundheitlichen Probleme und Krankenhausaufenthalte der Ehefrau, die ihr Körpergefühl nachhaltig veränderten und zu einer Verunsicherung auf beiden Seiten beitrugen.

Obwohl kinderlos praktiziert das Paar eine Art »Familienliebe ohne Leidenschaft«. Mögliche Ursachen hierfür könnten in der beidseitigen Verunsicherung der Partner liegen, die zu einem unangemessen vorsichtigen sexuellen Umgang miteinander geführt haben (»Die Vorsichtigen«) oder in Enttäuschungen, die bisher noch nicht zur Sprache gekommen sind (»Die Enttäuschten«).

Die Teammitglieder des Mannes

Der Stolze

»Ich gebe mir keine Blöße!«

Der Resignierte

»Ich kann eh nichts machen, wenn sie nicht will!«

Der Rücksichtsvolle

»Ich will sie nicht verletzen. Druck ist kein Mittel!«

Der Ärgerliche
»Ewig halt ich das nicht aus!«
Der Begehrliche
»Ich finde sie noch immer sehr attraktiv!«
Der Gekränkte
»Die Zurückweisung von dir kränkt mich!«

Der Ehemann ist sehr stark mit seinen Teammitgliedern aus der ersten Reihe identifiziert. Dazu zählen der Stolze, der Resignierte und der Rücksichtsvolle. Auffällt dabei, dass sich hier Teammitglieder miteinander verbündet haben, die sich unter normalen Umständen nicht besonders nahe stünden und vermutlich rasch aneinander gerieten, wenn sie überhaupt etwas miteinander zu tun haben wollten. Im äußeren Verhalten führt dies dazu, dem Thema sowohl praktisch wie verbal aus dem Weg zu gehen, ohne sich etwas anmerken zu lassen, wodurch er eine gewisse Unabhängigkeit und Souveränität demonstriert. Dafür ist vor allem der Stolze verantwortlich, der in seiner Clique den Ton angibt. Die Souveränität des Ehemannes bricht jedoch immer wieder ein. So stark die Teammitglieder auch sind, schaffen sie es doch nicht gänzlich, die anderen Teammitglieder zu unterdrücken. Allerdings kommen sie dann bei ganz anderen Anlässen heraus und können dadurch zum eigentlichen Konflikt nichts beitragen.

Würde der Ehemann diesen Teammitgliedern mehr Gewicht geben, müsste er sich dem Thema aktiv stellen, egal in welcher Form. Indem er sich darauf einlässt, sein Inneres Team zu erkunden, hat er den ersten Schritt hierzu bereits getan.

Die Teammitglieder der Frau
Die Aufpasserin
»Ich lass es gar nicht erst dazu kommen!«
Die Schuldige
»Es liegt an mir!«
Die Skeptische
»Ich trau ihm nicht zu, dass er mich so anfasst, dass es mir gefällt!«
Die Körperbewusste
»Langsam bekomme ich wieder ein Gefühl für meinen Körper!«
Die Lockere

»Mit anderen Männern flirten macht Spaß!«
Die Verwegene
»Tabus gibt es nur im Kopf!«

Die Ehefrau hat ein sehr antagonistisches Inneres Team, das in zwei Lager aufgeteilt ist. In dem einen Lager befinden sich die Aufpasserin, die Schuldige und die Skeptische. Ähnlich wie bei ihrem Mann handelt es sich hier um einen bunten Haufen recht unterschiedlicher Teammitglieder. Ihre Rolle ist es, die Antagonisten in den Untergrund zu drängen und so der Frau zu helfen, ihr Vermeidungsverhalten gegen die eigenen gegensätzlichen Impulse aufrechtzuerhalten. Obwohl die Körperbewusste, die Lockere und die Verwegene ein sehr starkes Team sein könnten, wenn sie enger zusammenrücken würden, sind sie es nicht. Dazu bräuchten sie die Erlaubnis der Teammitglieder aus der ersten Reihe und diese kann wiederum nur die Teamchefin bewirken. Während sich die Lockere hin und wieder mit einem unverfänglichen Flirt mit einem männlichen Kollegen ausleben kann, gehen die Körperbewusste und die Verwegene leer aus.

Die Beziehungsdynamik im Licht des Inneren Teams
Das Legen der beschrifteten Karteikarten stellvertretend für die inneren Teammitglieder ergibt folgende Beziehungsdynamik:
Die Interaktionsphase
Diese beginnt mit der Aufpasserin: »Meine Aufgabe ist es zu gucken, dass hier nichts läuft … Und schließlich gibt es immer etwas zu tun!«. Daraufhin meldet sich der Stolze und sagt: »Glaubst du, du kannst mir damit imponieren? Es geht auch ohne Sex. Du schadest dir ja nur selber.« Dies bringt die Schuldige auf den Plan, die einzulenken versucht und an das Herz des Stolzen appelliert: »Ich weiß, dass es an mir liegt. Ich bringe es nicht!« Dies ist das Stichwort für den Rücksichtsvollen: »Ich möchte keinen Druck ausüben. Du musst es selber wollen!« Darauf meldet sich die Skeptische zu Wort: »Das klingt ja gut, aber ich weiß gar nicht, ob das mit uns so klappen kann. Früher ging auch manches schief!« Das bringt den Resignierten auf den Plan: »Das spielt doch eh keine Rolle, es geht doch eh immer nach deinem Kopf. Damit habe ich mich schon lange abgefunden!« Daraufhin geht der Ärgerliche dazwischen: »Das passt mir gar nicht, dass du resignierst. Ich mach das nicht

Der Gekränkte

Der Begehrliche

Der Ärgerliche
Der Resignierte

Der Rücksichtsvolle
Der Stolze

——— Kontaktlinie ———

Die Aufpasserin

Die Schuldige Die Skeptische

Die Lockere

Die Körperbewusste

Die Verwegene

mehr lange mit!« Von dieser kraftvollen Äußerung fühlt sich die Körperbewusste angesprochen und antwortet dem Ärgerlichen: Da könnten wir uns ja zusammentun: du hast die Nase voll und ich habe inzwischen herausgefunden, was mir gut tut!« Hier scheint sich eine mögliche Allianz anzubahnen.

Als Nächstes meldet sich der Begehrer und sagt. »Ich finde dich immer noch attraktiv. Leider komme ich hier überhaupt nicht zum Zug!« Darauf sagt die Lockere: »Es geht nix über einen guten Flirt!« Und die Verwegene ergänzt: »Wenn du wüsstest, was ich mir in meiner Phantasie so alles ausmale!« Zum Schluss meldet sich der Gekränkte, wobei es dem Ehemann nach den vorangegangenen Wortmeldungen sichtbar schwer fällt, noch in dessen Schuhe zu schlüpfen.

In der Identifizierung mit den einzelnen Teammitgliedern werden erste Ansatzpunkte parteiübergreifender Bündnisse deutlich. Die Ehepartner fühlen sich nach anfänglichen Ängsten erleichtert, dass nun alle Aspekte auf dem Tisch liegen, ohne dass einer von ihnen sich bloßgestellt fühlt. Die Energie, die bisher dafür verwendet wurde, bestimmten Teammitgliedern das Wort zu verbieten, kann jetzt in die Suche nach Lösungen fließen. Beide haben Neues voneinander erfahren.

Auch die eine oder andere »Fehlbesetzung« wird deutlich. Von Fehlbesetzungen lässt sich dann sprechen, wenn Teammitglieder auf den Plan treten, die in situationsunangemessener Weise dazwischenfunken. So macht die Äußerung des Resignierten deutlich, dass es zwischen den Ehepartnern offensichtlich eine schon länger bestehende Schieflage zwischen Durchsetzung und Anpassung (Jellouschek) gibt, die mit dem Thema Sexualität nur teilweise oder auch gar nichts zu tun hat. Auch bei der Schuldigen handelt es sich ebenfalls um eine Fehlbesetzung.

Lösungsschritte

Zuerst reflektieren die Partner gemeinsam mit dem Therapeuten den bisherigen Prozess. Die dabei angesprochenen Gefühle und Gedanken wurden bereits dargestellt.
Der weitere Prozess besteht in den folgenden Schritten:

Innere Ratsversammlung

Die Partner setzen sich in die Mitte ihrer Spielfeldhälfte, so dass sie alle Karten im Blick haben. Die Aufgabe besteht jetzt darin, aus der Position des Teamchefs zu allen Teammitgliedern Kontakt herzustellen und sich derer gewahr zu werden.

Dialog der Antagonisten

Hier wird zum einen ein Dialog zwischen dem Ärgerlichen und dem Resignierten angeregt mit der Idee, dass beide aufeinander zugehen oder sich zumindest tolerieren, zum anderen einen Dialog zwischen der Skeptikerin und der Körperbewussten mit demselben Ziel.

Integration der Außenseiter

In jedem Team gibt es Außenseiter, deren Existenzberechtigung infrage steht, weil die Teamchefs mit dem entsprechenden Gegenspieler überidentifiziert sind. Dies betrifft den Begehrer und den Gekränkten auf Seiten des Mannes sowie die Körperbewusste und die Verwegene auf Seiten der Frau.

Ziel dabei ist, diesen zu mehr Geltung zu verhelfen, allerdings nicht ohne die Teammitglieder zu übersehen, die als Gefängniswärter bisher dafür gesorgt haben, dass sie kein Unwesen stiften.

Für den Mann bedeutet dies mit dem Stolzen Kontakt aufzunehmen und ihn zu fragen, was er gegen den Begehrer oder den Gekränkten vorzubringen hat und wovor er den Mann schützen will, wenn er diesen Teammitgliedern den Mund verbieten will. Für die Frau wiederum besteht der Schritt darin, mit der Aufpasserin Kontakt herzustellen und auch diese nach ihren Motiven zu fragen, die ihrem Verhalten zugrunde liegen. Beide Male kommt es dabei nicht so sehr darauf an, eine schlüssige Antwort von den Partnern zu erhalten, als vielmehr die Idee zu säen, dass auch bislang abgelehnte oder verdrängte Teile einen wichtigen Beitrag leisten und dafür eine Würdigung brauchen.

Veränderte Teamaufstellung

Nun werden die Partner gebeten, solche Veränderungen in ihren Mannschaftsaufstellungen vorzunehmen, hinter der möglichst alle stehen können. Daraufhin stellt die Ehefrau die Körperbewusste und die Lockere neben die Aufpasserin, die dadurch ihrem Namen besser gerecht wird und im Ernstfall eingreifen könnte. Die Schuldige wird an die Außenlinie gelegt, die Skeptische rückt weiter nach hinten. Die Verwegene stellt sich hinter die Aufpasserin.

Der Mann legt den Resignierten an die Außenlinie. An der Kontaktlinie stehen jetzt der Rücksichtsvolle und der Begehrer. Der Stolze rückt etwas in die zweite Reihe, kann aber, wenn Not am Mann ist, jederzeit auf den Plan treten. Der Gekränkte rückt ebenfalls mehr in Sichtweite des Rücksichtsvollen und des Begehrers. Der Ärgerliche steht im hinteren Feld in Warteposition, ist aber mit seinem Anliegen durch die neuen Teammitglieder an der Kontaktlinie gut vertreten.

Verlangsamung

Die Partner werden anschließend gebeten, jetzt nichts zu überstürzen. Diese Intervention hat zum Ziel, Reaktionen eines oder beider Partner, die anschließend möglicherweise bereut werden, vorzubeugen.

Verstärkung vorhandener Bewegungen

Nachdem die Partner von einer sichtbaren Entspannung zwischen ihnen berichten und sich eine Wiederaufnahme ihrer sexuellen Beziehung wünschen, aber unsicher sind, wie sie dabei vorgehen sollen, schlägt der

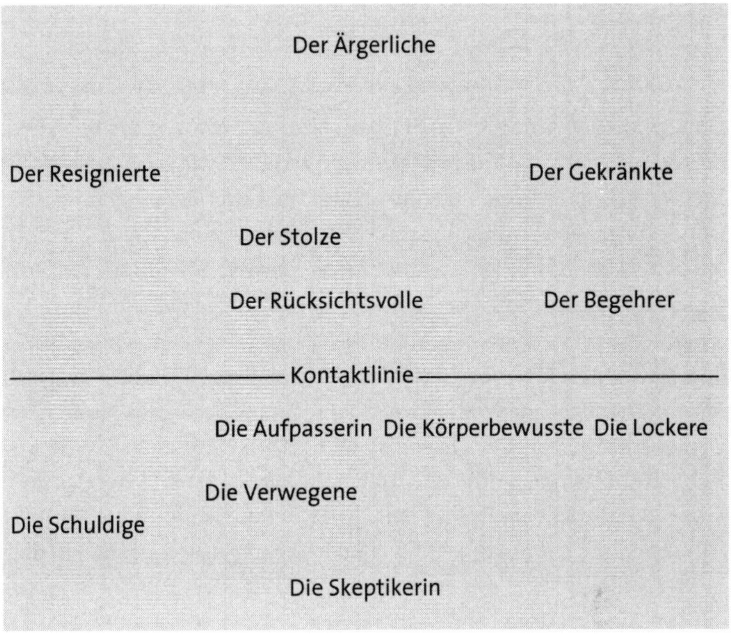

Therapeut ihnen vor, für die nächsten zwei Wochen eine bestimmte Teamaufstellung zu wählen, diese jedoch dem anderen nicht mitzuteilen. Jeder soll dann ganz bei sich bleiben und sich entsprechend seiner inneren Mannschaftsaufstellung verhalten. Sie sollen sich vorstellen, dass sie auf einer Bühne agieren, bei dem jeder nur seine Rolle kenne, und beide sich in der Kunst der Improvisation üben.

Beide werden dann gebeten, ihre Teamaufstellung auf einem Blatt Papier aufzumalen und das Ergebnis in ein Kuvert zu stecken und dieses zu verschließen. Jeder entscheidet dann hinterher, was damit passiert. Ob die Partner es öffnen oder nicht, ob sie einander informieren oder nicht, bestimmen diese selber. Beide schmunzeln bei diesem Vorschlag. Nachdem die Partner ihre Zettel ausgefüllt und in das Kuvert gesteckt haben, wird die Stunde beendet.

14 Tage später berichten beide, dass sie auf Initiative der Frau miteinander geschlafen hätten und dass es erstaunlicherweise nach so langer Zeit problemlos gewesen sei. Ihre »Regieanweisungen« wollen sie vorerst in ihren Kuverts stecken lassen. Übereinstimmend sagen beide: Ein Anfang ist gemacht.

Nachwort

Ausgehend von der systemischen Sichtweise menschlicher Systeme und eines zirkulären Modells von Paarbeziehungen lohnt sich der Blick über den eigenen Tellerrand auf andere therapeutische Vorgehensweisen und Methoden. Für ebenso lohnend halte ich auch den Blick zurück zu den Wurzeln der Familientherapie mit ihrem breiten Repertoire an erlebnisaktivierenden Techniken und Methoden. Sowohl das eine als auch das andere kann Schritte auf ein neues Terrain ermöglichen.

Indem wir schulenübergreifender denken und handeln als bisher können wir unsere therapeutische Wirksamkeit erhöhen und damit Paaren ein Therapieangebot machen, das präzis auf sie zugeschnitten ist.

Die heutige Forschung legt uns Therapeuten vor allem nahe, uns den Selbstheilungskräften unserer Klienten und Patienten und ihrer sozialen Systeme zuzuwenden. Partnerschaft und Ehe stellen für diese zweifelsohne nach wie vor eines, wenn nicht das wichtigste, soziale System dar.

Wesentliche Voraussetzung neben der konkreten Einbeziehung des sozialen Systems des Klienten ist, dass wir Therapeuten auf die Ressourcen, die generative Selbstheilungskraft und Kreativität unserer Klienten wirklich vertrauen. Mit K. Grawe (1998) und anderen Autoren bin ich der Auffassung, dass die Ressourcenaktivierung eine wesentliche Voraussetzung dafür ist, dass psychotherapeutische Interventionen wirken können. Je mehr es uns in der Therapie gelingt, Ressourcen zu aktivieren und Kontroll- und Selbstwirksamkeitserfahrungen zu stärken, desto stärker können diese Einfluss auf das Verhalten und Erleben gewinnen.

Die hohe Bedeutung der therapeutischen Beziehung und des Arbeitsbündnisses für das Therapieergebnis sind unbestritten. Aber wie der Einsatz bestimmter Methoden sind sie kein Selbstzweck. Wir sollten beide Aspekte vor allem als eine stützende Struktur für die Veränderungs- und Selbstheilungsfähigkeiten der Partner verstehen.

Diesen Überlegungen sollte auch in der Ausbildung mehr als bisher Rechnung getragen werden. Dadurch, dass Paartherapeuten ihre Sprache als vielstimmiges Instrument einzusetzen lernen, mit der sie Töne erzeugen, die berühren und bewegen. Und dadurch, dass sie ihren therapeutischen Fundus um nichtsprachliche und expressive Interventionen erweitern. Dies sollte drittens durch die Schulung von Körpersprache, Rhetorik, Präsentation und Dramaturgie ergänzt werden.

Literatur

Allende, I. (1998). Aphrodite. Eine Feier der Sinne. Frankfurt am Main: Suhrkamp

Andolfi, M. (1982): Familientherapie. Das systemische Modell und seine Anwendung. Freiburg: Lambertus

Arbeitskreis für katholische Familienbildung (Hrsg.) (1989). Lebenswege. Bonn

Bader, E. & Pearson, P. T. (1988): In quest of the mythical mate. New York: Brunner & Mazel

Bodenmann, G. (1996): Freiburger Stresspräventionstraining für Paare. Institut für Familienforschung und -beratung der Universität Fribourg

Bodenmann, G. (2001). Stress und Partnerschaft. Bern: Huber

Bodenmann, G. (2002). Beziehungskrisen. Bern: Huber

Bossemeyer, C. (2004): Team-Dialog: Eine Methode für die Beziehungsklärung in Partnerschaften. In: von Thun, S. & Stegemann, W. (Hrsg): Das innere Team in Aktion. Praktische Arbeit mit dem Modell. Reinbeck b. Hamburg: Rowohlt

Clement, U. (2004). Systemische Sexualtherapie. Stuttgart: Klett-Cotta

Cöllen, M. (2003). Lieben, Streiten und Versöhnen. Stuttgart: Klett-Cotta

Cropley, A. (1998): Kreativität und Kreativitätsförderung. In: Rost, D. H.: Handwörterbuch Pädagogische Psychologie. Weinheim: Psychologie Verlags Union

Dilts, R. (1989): Strukturen subjektiver Erfahrung. Paderborn: Junfermann

Duhl, B., Kantor, D., Duhl, F. (1973): Learning, Space and Action in Family Therapy: A Primer of Sculpture. In: Bloch, D. (Hrsg.): Techniques of Family Psychotherapy. New York: Grune & Stratton.

Engl, J. & Thurmaier, F. (1995). Wie redest du mit mir? Freiburg im Breisgau: Herder

Foertsch, D. (2004): Ich zeige dir, was du nicht siehst. Skulpturen in der systemischen Therapie. Kontext. Zeitschrift für systemische Therapie und Familientherapie, Bd. 35, Heft 3, S. 236–246

Geuter, U. (2002): Heilung in Trance. Psychologie Heute 5

Glöckner, A. (1999). Lieber Vater, liebe Mutter … Sich von den Schatten der Kindheit befreien. Freiburg im Breisgau: Herder

Görlitz, G. (1998). Körper und Gefühl in der Psychotherapie – Aufbauübungen. Stuttgart: Klett-Cotta

Görlitz, G. (1998). Körper und Gefühl in der Psychotherapie – Basisübungen. Stuttgart: Klett-Cotta

Görlitz, G. (2001): Körper und Gefühl in der Psychotherapie. Stuttgart: Klett-Cotta

Gottman, J. M. & Silver, N. (2000). Die sieben Geheimnisse der glücklichen Ehe. München: Ullstein

Grawe, K. (1998): Psychologische Therapie. Göttingen: Hogrefe

Hackl, M. (2000). Time Line, die neue Therapie zur Heilung von Traumata und körperlichen Beschwerden. Kreuzlingen/München: Hugendubel

Hess, Th. (2003). Lehrbuch für die systemische Arbeit mit Paaren. Heidelberg: Carl-Auer-Systeme

Hesse, P. U. (2000). Teilearbeit: Konzepte von Multiplizität in ausgewählten Bereichen moderner Psychotherapie. Heidelberg: Carl-Auer-Systeme

Hippler, B. (2000): Wieder lieben können. In: Sulz, S. (Hrsg.): Paartherapien. München: CIP-Medien

Hötker-Ponath, G. (2009). Trennung und Scheidung. Prozessbegleitende Interventionen in Beratung und Therapie. Stuttgart: Klett-Cotta

Hüther, G. (2004). Die Macht der inneren Bilder. Wie Visionen das Gehirn, den Menschen und die Welt verändern. Göttingen: Vandenhoek & Ruprecht

Jacobson, N. S. & Christensen, A. (1996): Integrative behavioral couple Therapy. New York: Norton

Jaeggi, E. (2002). Liebe lieber ungewöhnlich. München: dtv

James, T. & Woodsmall, W. (1994). Time-Line. NLP-Konzepte zur Grundstruktur der Persönlichkeit. Paderborn: Junfermann

Jellouschek, H. (1995). Warum hast du mir das angetan? Untreue als Chance. München: Piper

Jellouschek, H. (2004): Liebe auf Dauer. Die Kunst, ein Paar zu bleiben. Stuttgart: Kreuz

Jellouschek, H. (2005). Die Paartherapie. Stuttgart: Kreuz

Kaiser Rekkas, A. (1998). Klinische Hypnose und Hypnotherapie. Heidelberg: Carl-Auer-Systeme

Kanfer, F. H., Reinecker, H., Schmelzer D. (2000): Selbstmanagement-

Therapie. Ein Lehrbuch für die klinische Praxis. Berlin, Heidelberg, New York: Springer

Kast, V. (1994). Vater-Töchter Mutter-Söhne. Wege zur eigenen Identität aus Vater- und Mutterkomplexen. Stuttgart: Kreuz

Kast, V. (1996): Vom Sinn der Angst. Freiburg: Herder

Kast, V. (2004): Schlüssel zu den Lebensthemen. Konflikte anders sehen. Freiburg: Herder

Klemenz, B. (2003): Ressourcenorientierte Diagnostik und Intervention bei Kindern und Jugendlichen. Tübingen: dgvt

Lämmle, B. (1995) Familienbande. Ein Bund fürs Leben. München: Mosaik

Lee, J. A. (1988): Love-Styles. In: Sternberg, R. J. & Barnes, M. L. (Hrsg.): The psychology of Love. New Haven: Yale University Press

Levine, R. (1998). Eine Landkarte der Zeit. München: Piper

Mary, M. (2004). Mythos Liebe. Bergisch Gladbach: Lübbe

Mary, M. (2008): Erlebte Beratung mit Paaren. Stuttgart: Klett-Cotta

Maurer, W.-J. (2005): Eine Liebesbeziehung ist kein Tauschhandel: Naturarzt 11, S. 35–37

Michalko, M. (1998). Cracking Creativity. The secrets of creative genius. Berkeley: Ten Speed Press

Mills, & Crowley (1996): Therapeutische Metaphern für Kinder und das Kind in uns. Heidelberg: Carl-Auer-Systeme

Minuchin, S., Lee, W. Y. & Simon G. M. (1998). Supervision und familientherapeutisches Können. Freiburg im Breisgau: Lambertus

Nemetschek, P. (2000). »Wenn ich mal groß bin!« Alltagstrance und familientherapeutisches Arbeiten mit Kindern und Eltern. In: Holtz, K. L. et al. (Hrsg.). Neugierig aufs Großwerden. Praxis der Hypnotherapie mit Kindern und Jugendlichen. Heidelberg: Carl-Auer-Systeme

Onken, J. (1999). Die Kirschen in Nachbars Garten. Von den Ursachen fürs Fremdgehen und den Bedingungen fürs Daheimbleiben. München: Goldmann

Papp, P., Silverstein, O., Carter J. (1973): Family Sculpting in Preventive Work with »Well Families«. Family Process, 12, S. 197–212

Papp, P. (1985). Kurztherapie mit Paargruppen in: Zeitschrift für systemische Therapie, Heft 2, S. 218–230

Papp, P. (1989): Die Veränderung des Familiensystems. Stuttgart: Klett-Cotta

Papp, P. (1985): Kurztherapie mit Paargruppen. Zeitschrift für systemische Therapie. Heft 8, Jg. 2, S. 218–230

Revenstorf, D. (1999). Wenn das Glück zum Unglück wird. Psychologie der Paarbeziehung. München: C. H. Beck

Revenstorf, D. & Zeyer, R. (1977). Hypnose lernen. Heidelberg: Carl-Auer-Systeme

Roediger, E. & Jacob, G. (Hrsg.) (2011): Fortschritte der Schematherapie. Göttingen: Hogrefe

Sager, C. J. (1976): Marriage contracts and couple therapy. New York: Brunner & Mazel

Satir, V. (2007): Selbstwert und Kommunikation. 18. Aufl. Stuttgart: Klett-Cotta

Satir, V. (2004). Kommunikation Selbstwert Kongruenz. Paderborn: Junfermann

Schindler, L., Hahlweg, K., Revenstorf, D. (1998): Partnerschaftsprobleme: Diagnose und Therapie. Berlin, Heidelberg, New York: Springer

Schindler, H. (2002): Erlebnisintensive Methoden in der systemischen Einzeltherapie Familiendynamik Heft 4, S. 468–487

Schlippe, A. v. & Theiling, S. (2002). Chronische Erkrankung des Kindes- und Jugendalters. Ein Beitrag zur systemischen Familienmedizin. In: Wirsching, M. & Scheib, P.: Paar- und Familientherapie. Berlin, Heidelberg, New York: Springer

Schmidt, G. (2000). »Wahrgebungen« aus der »inneren« und »äußeren Welt« des Therapeuten und ihre Nutzung für therapeutische zieldienliche Kooperation. In: Familiendynamik, Heft 2, S. 178–188

Schnarch, D. (2004): Der Weg zur Intimität. »sexual crucible« – Im Schmelztiegel der Sexualität. Familiendynamik 2, S. 101–120

Schnarch, D. (2006). Die Psychologie sexueller Leidenschaft. Stuttgart: Klett-Cotta

Schülein, J. A. (1994): Zur Entwicklung der Elternrolle in modernen Gesellschaften. Psychosozial, 58, S. 89–101

Schulz von Thun, F. (1981): Miteinander reden 1. Reinbek b. Hamburg: Rowohlt

Schulz von Thun, F. (1988): Miteinander reden: Störungen und Klärungen: Reinbek b. Hamburg: Rowohlt

Schulz von Thun, F. (1998). Miteinander reden 3. Das Innere Team und situationsgerechte Kommunikation. Reinbek bei Hamburg: Rowohlt

Schulz v. Thun, F. & Stegemann, W. (Hrsg.) (2004). Das Innere Team in Aktion. Praktische Arbeit mit dem Modell. Reinbek bei Hamburg: Rowohlt

Schwartz, R. C. (2007). Systemische Therapie mit der Inneren Familie. 5. Aufl. Stuttgart: Klett-Cotta

Schweitzer, J. & Weber, G. (1982). Beziehung als Metapher: Die Familienskulptur als diagnostische, therapeutische und Ausbildungstechnik. In: Familiendynamik, Heft 2, S. 113–128

Shorr, J. E. (1981). Psychoimagination. Hamburg: Iskopress

Stammer, H., Verres, R. & Wischmann, T. (2004). Paarberatung und -therapie bei unerfülltem Kinderwunsch. Göttingen: Hogrefe

Stiemerling, D. (2002). Sehnsuchtsprogramm Liebe. Zur Psychologie der zentralen Beziehungswünsche. Stuttgart: Klett-Cotta

Sulz Serge, K. D. (Hrsg.) (2000). Paartherapien. Von unglücklichen Verstrickungen zu befreiter Beziehung, München: CIP-Medien

Tillmetz, E. (2000). Familienaufstellungen. Sich selbst verstehen – die eigenen Wurzeln entdecken. Stuttgart: Kreuz

Thomann, C., Prior, C. (2007): Klärungshife 3. Das Praxisbuch. Reinbek b. Hamburg: Rowohlt

von Sydow, K. (2005): Willkommen im Club! Psychologie Heute, Juni, S. 20–25

Wäschle, R. (2003): Der therapeutische Umgang mit der Ambivalenzphase. Unveröffentliches Manuskript

Weber, R. (1985). Grundkonzepte und Therapiestrategien in der systemischen Therapie. In: Enke, H. (Hrsg.). Perspektiven der Psychotherapieforschung. Freiburg im Breisgau: Hochschulverlag

Weber, R. (1995). Stieffamilien. In: Scheidung ohne Richter. Reinbek bei Hamburg: Rowohlt

Weber, R. (2003). Familientherapeutisches Arbeiten in der institutionellen Beratung. In: Fokus Beratung. S. 57–63

Weber, R. (2004). Erlebnisorientierte Methoden in der systemischen Paartherapie. In: Blickpunkt EFL-Beratung. S. 52–59

Weber, R.(2007): Wenn die Liebe Hilfe braucht. Stuttgart: Klett-Cotta

Welter-Enderlin, R. (1996). Deine Liebe ist nicht meine Liebe. Partnerprobleme und Lösungsmodelle aus systemischer Sicht. Freiburg im Breisgau: Herder

Welter-Enderlin, R. & Jellouschek H. (2002) Systemische Paartherapie – ein integratives Konzept. In: Wirsching, M. & Scheib, P. (Hrsg.): Paar- und Familientherapie. Berlin, Heidelberg, New York: Springer

White, M. (2010): Landkarten der narrativen Therapie. Heidelberg: Carl-Auer

Wienand, A. (2004): Zur Verwendung der systemischen Familienskulptur in der Arbeitsweise von Peggy Papp, Virginia Satir sowie Fred und Bunny Duhl. Zeitschrift für systemische Therapie und Beratung, Heft 3, S. 155–169

Willi, J. (1975): Die Zweierbeziehung. Reinbek b. Hamburg: Rowohlt

Willi, J. (1991): Was hält Paare zusammen? Reinbek b. Hamburg: Rowohlt

Willi, J. (1996): Ökologische Psychotherapie. Göttingen: Hogrefe

Willi, J. (2002). Psychologie der Liebe. Persönliche Entwicklung durch Partnerbeziehungen. Stuttgart: Klett-Cotta

Wirsching, M. & Scheib, P. (Hrsg.) (2002). Paar- und Familientherapie. Berlin, Heidelberg, New York: Springer